蒋小玲 王雯 主编

内科

医嘱速查手册

NEIKE YIZHU
SUCHA SHOUCE

第2版

U0201973

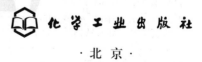

化学工业出版社

·北京·

初入临床的医师开医嘱时往往不知道怎么开，或开不全面。本书列出内科常见疾病的医嘱及特殊情况下的医嘱，并采用注的形式对医嘱中重要检查、治疗及注意事项、其他可选方案等内容进行详细讲解，可以帮助年轻医师弥补这些不足。病种全面，包括分期、分型、并发症、合并症的医嘱；医嘱内容丰富，介绍常规检查、特殊检查、常规治疗、替代方案及其他可选药物。采用真实医嘱格式，简洁，内容一目了然。

本书适合低年资内科医师、研究生、实习医师阅读参考。

图书在版编目（CIP）数据

内科医嘱速查手册/蒋小玲，王雯主编．—2 版．—北京：化学工业出版社，2013.1（2024.11重印）
ISBN 978-7-122-15945-8

Ⅰ.①内… Ⅱ.①蒋…②王… Ⅲ.①内科-医嘱-手册
Ⅳ.①R5-62

中国版本图书馆 CIP 数据核字（2012）第 287237 号

责任编辑：戴小玲	文字编辑：王新辉
责任校对：边　涛	装帧设计：史利平

出版发行：化学工业出版社（北京市东城区青年湖南街 13 号
邮政编码 100011）
印　　装：大厂回族自治县聚鑫印刷有限责任公司
787mm×1092mm　1/32　印张 16　字数 450 千字
2024 年 11 月北京第 2 版第 20 次印刷

购书咨询：010-64518888
售后服务：010-64518899
网　　址：http://www.cip.com.cn

凡购买本书，如有缺损质量问题，本社销售中心负责调换。

定　价：49.00 元

版权所有　违者必究

编写人员名单

主　编　　蒋小玲　王　雯

副主编　　王　蓉　林庆安

编　者　　（按姓氏笔画排序）

王　雯　　王　蓉　　王　颖

王丽萍　　田　红　　刘海云

佘　晖　　林庆安　　林海谅

林敏瑜　　陈　霖　　郑景涛

俞晓岚　　徐　静　　翁碧海

曹小织　　商永华　　蒋小玲

董　芳　　程云帆　　蔡国恩

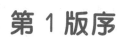

第1版序

　　我毕业后做住院医师时遇见的第一个病人是风湿热患者，问完病史，作好体检，回到办公室却开不出一个完整的医嘱来，因为我只知道风湿病要用阿司匹林，但医嘱总不能只开一个药啊！后来，在上级医师的指导下，我又开出了胃黏膜保护药等辅助药物及必要的检查项目。可见一个医学生要将学到的知识付之实践，开出正确的治病救人的医嘱还须不断磨炼。医师犹如战场上的指挥官，要在正确判断的基础上做出果断的决策（开医嘱），并在实践中不断修订，直至取得胜利（疾病痊愈）。从此不难看出医嘱在医疗过程中的重要性，它既是对疾病斗争的命令，也是衡量医术水平的标杆，更是上级医师查房的重要环节。

　　廾好医嘱首先要对疾病做出正确诊断，对药物性能要完全理解，对各种检查的临床意义要十分熟悉，因而对一个从学校毕业不久的低年资医师来说并非易事。蒋小玲、王雯教授结合其二十几年的临床经验，针对低年资医师这方面经验的不足编写了《内科医嘱速查手册》。我十分荣幸有机会先行阅读，认为本书不失为一部十分有益的工具书。首先，它涵盖了内科临床上的常见疾病；其次，抛开了一般手册对疾病的详细描述，而直截了当地讲述如何开医嘱，把基本诊疗方案和护理方案列入长期医嘱，辅助检查和特殊处理列入临时医嘱；最后，给众多的低年资住院医师带来便利，只要知道是什么病，参考本书就能迅速、正确开出合理的医嘱。

　　为规范疾病的诊疗流程，卫生部正在逐步制定各个疾病的《临床路径标准住院流程》，并要求2010年在全国100个医院试行，《临床路径标准住院流程》就是要规范疾病的诊断和治疗标准，其中规范医嘱是此流程的重要组成部分，本书的出版，无疑对执行卫生部的《临床路径标准住院流程》有很大的帮助。

当然，因为疾病发生、发展是千变万化的，本书中对各种疾病治疗医嘱所罗列的药物、检查项目，在治疗中必须个体化，根据病情进行选择。随着对疾病认识的深化和新药的不断涌现，应不断修订本书，以适应医学迅速发展的需要，力求使本书成为医学科技图书中的精品。

许国铭
中华医学会内科学分会常委
2009 年 12 月于第二军医大学长海医院

第 2 版前言

本书自 2010 年出版至今已有三个年头，这三年来，我们从各种渠道获得的对本书的反馈意见，不论是赞赏的还是提出宝贵建议的，均表达了广大读者对本书的厚爱。当听到许多刚刚步入临床工作岗位的年轻医师们说他们常把这本书揣在白大褂口袋里当做工作中常备的工具书时，我们深感欣慰，同时也感到肩负的重任。制定医嘱是临床诊疗工作中的关键环节，也是评价医疗质量的重要依据。如今，医学科学正迅猛发展，大量新理论、新技术、新药物不断涌现，因此，我们的医嘱编写工作也必将与时俱进。我们根据收集到的各种资料和建议，与各位编委们针对各个章节的特点进行了具体磋商，为本书的再版做了充分的酝酿和前期工作。

新版《内科医嘱速查手册》依然保留首版的诸多优点，注重内科临床的真实性和实用性，具有实战性和查阅方便的特点，强调内科临床医师认识和处理内科临床疾病的思维方式及具体方法。本书仍然按系统分为十章，包括了内科各个系统（含神经内科系统）疾病以及传染病和中毒性疾病等，在内容方面，根据对首版的反馈意见，结合本学科的最新进展，我们对各个章节均做了不同程度的调整，尤其是对呼吸系统做了较大的改动，以期更加完善。另外，根据卫生部医疗改革工作精神，新版还针对临床常见的几种疾病增加了"临床路径"的编写，这些多为当前国际或国内专家达成共识的并已在国内许多医院试点成功的较为成熟的路径。

由于疾病的治疗存在个体化差异，所以本书只能作为借鉴，而不能成为顶礼膜拜的"圣旨"或生搬硬套的"模具"，希望年轻医师们在处理临床疾病时以本书为参考，根据具体情况制定出最合理有效的医嘱。希望读者朋友们能够一如既往地喜爱这本书并多提宝贵意见，也希望这本书能够见证更多年轻医师的成长道路。

编者
2013 年 1 月

第 1 版前言

医嘱是医师为病人制订各种诊疗的具体措施,而医嘱单是医师拟订诊疗计划的记录和护士完成诊疗计划核查的依据,是临床诊疗工作中的关键环节。在目前我国临床医师的培养模式下,那些刚刚走出医科大学校门步入临床工作岗位的年轻医师们面对形形色色、错综复杂的疾病常常感到无所适从;他们深切地体会到做一名临床医师不能只掌握教科书上的医学理论,更重要的是要具备在医学理论指导下处理疾病的具体措施的能力。简单地说,就是要学会"开医嘱"。《内科医嘱速查手册》正是基于年轻医师们的这种迫切需求而编写的,它为临床低年资住院医师和实习医师提供了一个从理论到实践的"快速通道"。

本书的编写按临床低年资住院医师和实习医师的培养目标,力求体现内科医师临床实战场景和临床思维能力,注重内科临床的真实性和实用性,具有实战性和查阅方便的特点,强调内科临床医师认识和处理内科疾病的临床思维方式及具体方法,并应用这些理论、方法分析和处理与内科疾病有关的问题。

本书按系统分为十个章节,包括了内科各个系统疾病以及传染病和中毒性疾病等。每个系统所收编的病种较为全面,且均为需要住院治疗的疾病。本书的编者均为"三级甲等"医院的资深内科专家,他们的临床经验丰富,在各自专业领域中有很深造诣,不但有适用于大多数病人的常用医嘱,还列出许多适用于具体情况或特殊情况下的医嘱，尤其重视老年患者与普通成年患者的区别，医嘱内容也力求"新"、"全"、"实"。但由于疾病的个体化差异，希望年轻医师们在处理临床疾病时不要生搬硬套本书中的医嘱，而应以本书为借鉴，根据具体情况制订出最合理有效的医嘱。

如今医学科学正处于日新月异、飞速发展的时代，随着对疾病更加深入的了解，随着新药物、新技术的不断出现，因此，本书的局限性也在所难免，希望读者朋友们多提宝贵意见。希望这本书能成为年轻医师朋友们成长过程中的良师益友。

编者
2009 年 12 月

目录

第四章　泌尿系统疾病　146

第一章　呼吸系统疾病

一、急性上呼吸道感染

长 期 医 嘱	临 时 医 嘱
内科护理常规	血常规
二级护理	胸部 X 线检查
或 三级护理	咽拭子细菌培养＋药物敏
普通饮食	感试验
或 半流质饮食	物理降温(冰敷、乙醇擦浴)
疏风解毒胶囊　2.08g po tid❶	对乙酰氨基酚(扑热息痛)
或 感冒冲剂　10g po tid	0.5g po prn
或 银翘散　1 包 po tid	
甘草合剂　10ml po tid❷	
或 右美沙芬　15～30mg po tid	
维生素 C　200mg po tid	
复合维生素 B　2 片 po tid	
氯苯那敏　4mg po tid❸	
酚麻美敏片(泰诺)　1～2 片 po tid	
新康泰克　1 片 po tid	
氨苄西林　0.5g po tid❹(需皮试)	
或 头孢拉定　0.5g po bid	
或 罗红霉素　0.15g po bid	
或 左旋氧氟沙星　0.2g po bid	
5%葡萄糖氯化钠注射液 　(5%GNS)　500～1000ml 　或 林格液　500～1000ml 　iv gtt qd❺	

❶ 急性上呼吸道感染多数是由病毒引起，目前尚无特效的抗病毒药物，而病毒感染大多有自限性，故对一般患者不需要应用抗病毒药物。中药制剂有一定的防治效果，可考虑选用。

❷ 镇咳药：根据患者症状，干咳可用右美沙芬或中药镇咳药。

❸ 抗组胺药：氯苯那敏和伪麻黄碱类药缓解鼻黏膜充血，市售感冒药常为抗组胺合剂或（和）镇咳祛痰剂的合剂（如泰诺、新康泰克等）。

❹ 急性上呼吸道感染可由细菌引起，如细菌性咽炎、扁桃体炎、鼻窦炎、中耳炎，表现为高热、脓性分泌物、脓痰等，血常规白细胞及中性粒细胞升高并核左移等，此时可采用抗菌药物治疗，可选用青霉素类（需做青霉素皮试）、第一代头孢菌素类、大环内酯类、氟喹诺酮类等。轻症者口服，重症者宜静脉滴注。

❺ 高热、出汗多时应适当补充水分、电解质和维生素 C 等。

二、急性气管-支气管炎

长 期 医 嘱	临 时 医 嘱
内科护理常规	血常规
二级护理	胸部 X 线检查
或 三级护理	咽拭子培养＋药物敏感试验
普通饮食	痰涂片革兰染色、培养＋药物
或 半流质饮食	敏感试验
羟氨苄西林　0.5g po tid❶（需皮试）	青霉素皮试
或 头孢拉定　0.5g po tid	物理降温（冰敷、乙醇擦浴）❸
或 头孢克洛　0.25g po tid	对乙酰氨基酚（扑热息痛）
或 罗红霉素　0.15g po bid	0.5g po prn❸
或 左氧氟沙星　0.2g po bid	5%GNS　500～1000ml iv gtt
或 左氧氟沙星　0.2g　iv gtt	或 林格液　500ml iv gtt❸
5%葡萄糖液(GS)　250ml　bid	
氨茶碱　0.1g po tid❷	
或 多索茶碱　0.2g po bid	
或 丙卡特罗（美普清）　25～50μg	
po bid	

续表

长　期　医　嘱	临　时　医　嘱
或 特布他林（博利康尼）　2.5mg po tid	
0.2％溴己新溶液　2ml inhal bid❹ 　或 氨溴索注射液　15～30mg inhal bid	
溴己新　8～16mg po tid 　或 盐酸氨溴索　30mg po tid 　或 标准桃金娘油　300mg po bid	
复合维生素B　2 片 po tid	
咳必清　25mg po tid❺ 　或 右美沙芬　30mg po tid 　或 复方甘草合剂　10ml po tid	
氯苯那敏　4mg po tid❻ 　或 氯雷他啶　10mg po qd 　或 西替利嗪　10mg po qn	

❶ 如出现发热、脓痰、重症咳嗽时应使用抗菌药物，可选用青霉素类（需做青霉素皮试）或大环内酯类、氟喹诺酮类或第一、第二代头孢菌素类。当有病原菌阳性结果时再根据药物敏感试验适当调整。轻症一般口服用药，病情较重时，肌注或静脉滴注用药为宜。

❷ 对症治疗气道痉挛时可选用茶碱类或 β_2 肾上腺素能受体激动药。

❸ 高热时应物理降温，必要时应用解热镇痛药。注意补充液体。

❹ 痰不易咳出时，可超声雾化吸入化痰药。

❺ 用于干咳或刺激性咳嗽明显者。严重咳嗽影响睡眠及休息时可临时口服可待因 30mg，但有排痰障碍者禁用。

❻ 卡他症状明显者可加抗组胺药。

三、社区获得性肺炎

长 期 医 嘱	临 时 医 嘱
内科护理常规	血常规
一级护理	肝功能、肾功能
或 二级护理	痰涂片革兰染色
半流质饮食	痰细菌培养及药物敏感试验
吸氧　prn	支气管镜检查　prn
盐酸氨溴索　30mg po tid	动脉血气分析　prn
氨苄西林/舒巴坦　2.25g　⎫ 生理盐水（NS）　100ml　⎭ iv gtt q8h	胸部 X 线检查（正侧位片）
或 头孢呋辛　0.75g　⎫ 　　NS　100ml　⎭ iv gtt q8h	胸部 CT 检查　prn
或 左氧氟沙星　0.5～0.75g　⎫ iv gtt 　　5%GS　250ml　⎭ qd	青霉素皮试
或 莫西沙星　400mg iv gtt qd	心电图
或 头孢曲松　2.0g　⎫ 　　NS　100ml　⎭ iv gtt qd	
或 头孢噻肟　2.0g　⎫ 　　NS　100ml　⎭ iv gtt q12h	
或 加用阿奇霉素　0.5g　⎫ 　　5%GS　250ml　⎭ iv gtt qd	
维生素 C　0.2g po tid	

注：1. 评估特定病原体的危险因素，入院尽快（4～8h 内）给予抗生素。

2. 药物选择：根据《社区获得性肺炎诊断和治疗指南》（中华医学会呼吸病学分会，2006），选择下列方案的一种。

a. 静脉注射第二代头孢菌素类，单用或联用静脉注射大环内酯类；

b. 静脉注射喹诺酮类；

c. 静脉注射 β-内酰胺类/β-内酰胺酶抑制药（如阿莫西林/克拉维酸、氨苄西林/舒巴坦），单用或联用静脉注射大环内酯类；

　　d. 头孢噻肟、头孢曲松单用或联用大环内酯类。

　　3. 初始治疗第 2～3 天检查及评估

　　a. 评价初始治疗反应，明显改善或稳定者维持原有治疗，无改善者 72h 后再评估；恶化但没有达到重症肺炎标准者，进行复查或进一步检查并评估；

　　b. 有病原学依据时，根据药物敏感试验结果和结合临床用药历史和治疗反应进行综合评估，调整抗菌药物。

　　4. 初始治疗第 4～5 天检查及评估

　　a. 评价治疗反应，明显改善者维持原有治疗，能够口服药物及胃肠道功能正常者，改用口服药物序贯治疗；

　　b. 无改善或恶化，没有达到重症肺炎标准者，进行复查或进一步检查并评估；根据药物敏感试验结果和或结合临床用药经验及治疗反应进行综合评估，调整抗菌药物。

　　5. 对症支持治疗：退热、止咳化痰、吸氧。

　　6. 合并胸腔积液可抽液治疗。

社区获得性肺炎临床路径

　　一、社区获得性肺炎临床路径标准住院流程

　　（1）适用对象　第一诊断为社区获得性肺炎（非重症）（ICD-10 J13-J15，J18）。

　　（2）诊断依据　根据《临床诊疗指南呼吸病分册》（中华医学会，人民卫生出版社）、《社区获得性肺炎诊断和治疗指南》(中华医学会呼吸病学分会，2006)：

　　① 临床表现：咳嗽、咳痰，或原有呼吸道疾病症状加重，并出现脓性痰，伴或不伴胸痛；

　　② 发热；

　　③ 肺实变体征和（或）闻及湿性啰音；

　　④ 白细胞数量 $>10\times10^9/L$ 或 $<4\times10^9/L$，伴或不伴细胞核左移；

　　⑤ 胸部影像学检查显示片状、斑片状浸润性阴影或间质性改变。

　　以上 1～4 项中任何 1 项加第 5 项，并除外肺部其他疾病后，可建立临床诊断。

(3) 治疗方案的选择　根据《临床诊疗指南呼吸病分册》(中华医学会，人民卫生出版社)、《社区获得性肺炎诊断和治疗指南》(中华医学会呼吸病学分会，2006)：

① 支持、对症治疗；

② 经验性抗菌治疗；

③ 根据病原学检查及治疗反应调整抗菌治疗用药。

(4) 标准住院日为 7～10 天。

(5) 进入路径标准

① 第一诊断必须符合 ICD-10 社区获得性肺炎疾病编码 (ICD-10 J13-J15，J18)；

② 当患者同时具有其他疾病诊断时，但在治疗期间不需要特殊处理也不影响第一诊断的临床路径流程实施时，可以进入路径。

③ 根据《社区获得性肺炎诊断和治疗指南》，满足入住普通病房治疗标准，无重症肺炎表现者，进入路径。

满足下列标准之一，尤其是两种或两种以上条件并存时，建议进入普通病房。

① 年龄≥65 岁。

② 存在以下基础疾病或相关因素之一：慢性阻塞性肺疾病；糖尿病；慢性心、肾功能不全；恶性实体肿瘤或血液病；获得性免疫缺陷综合征 (AIDS)；吸入性肺炎或存在容易发生吸入的因素；近 1 年内曾因 CAP 住院；精神状态异常；脾切除术后；器官移植术后；慢性酗酒或营养不良；长期应用免疫抑制药。

③ 存在以下异常体征之一：呼吸频率≥30 次/min；脉搏≥120 次/min；动脉收缩压<90mmHg (1mmHg = 0.133kPa)；体温≥40℃或<35℃；意识障碍；存在肺外感染病灶，如败血症、脑膜炎。

④ 存在以下实验室和影像学异常之一：白细胞>20×10^9/L或<4×10^9/L，或中性粒细胞计数<1×10^9/L；呼吸空气时PaO_2<60mmHg，PaO_2/FiO_2<300，或$PaCO_2$>50mmHg；血肌酐 (SCr)>106μmol/L 或血尿素氮 (BUN)>7.1mmol/L；血红蛋

白＜90g/L 或血细胞比容（HCT）＜30％；血浆白蛋白＜25g/L；有脓毒血症或弥散性血管内凝血（DIC）的证据，如血培养阳性、代谢性酸中毒、凝血酶原时间（PT）和部分凝血活酶时间（APTT）延长、血小板减少；胸部 X 线片显示病变累及 1 个肺叶以上、出现空洞、病灶迅速扩散或出现胸腔积液。

（6）入院 1 天　所必须的检查项目：

① 立即送检痰涂片、痰培养和痰找抗酸菌检查；

② 血常规、尿常规、粪常规；

③ 肝肾功能、电解质、血糖、凝血功能、D-二聚体、体表血氧饱和度；

④ 胸部 X 线摄片、心电图。

根据患者情况进行血气分析、肺 CT、胸水 B 超探查和定位等。

（7）治疗方案

① 评估特定病原体的危险因素，入院尽快（4～8h 内）给予抗生素。

② 药物选择：根据《社区获得性肺炎诊断和治疗指南》（中华医学会呼吸病学分会，2006），选择下列方案的一种。

a. 静脉注射第二代头孢菌素类，单用或联用静脉注射大环内酯类；

b. 静脉注射喹诺酮类；

c. 静脉注射 β-内酰胺类/β-内酰胺酶抑制药（如阿莫西林/克拉维酸、氨苄西林/舒巴坦），单用或联用静脉注射大环内酯类；

d. 头孢噻肟、头孢曲松单用或联用注射大环内酯类。

（8）初始治疗第 2～3 天检查及评估

① 评价初始治疗反应，明显改善或稳定者维持原有治疗，无改善者 72h 后再评估；恶化但没有达到重症肺炎标准者，进行复查或进一步检查并评估。

② 有病原学依据时，根据药物敏感试验结果和结合临床用药历史及治疗反应进行综合评估，调整抗菌药物。

（9）初始治疗第 4～5 天检查及评估

① 评价治疗反应，明显改善者维持原有治疗，能够口服药物及胃肠道功能正常者，改用口服药物序贯治疗；

② 无改善或恶化，没有达到重症肺炎标准者，进行复查或进一步检查并评估；根据药物敏感试验结果和或结合临床用药经验及治疗反应进行综合评估，调整抗菌药物。

(10) 对症支持治疗 退热、止咳化痰、吸氧。

(11) 合并胸腔积液可抽液治疗。

(12) 出院标准

① 症状好转，体温正常超过72h；

② 生命体征平稳，可以接受口服药物治疗；

③ 肺部病灶基本吸收，血常规基本正常。

(13) 有无变异及原因分析

① 患者有影响本病治疗效果的合并症，需要进行相关诊断和治疗，延长住院时间者；

② 病情较重，符合重症肺炎标准，需要转ICU治疗者，转入相应路径；

③ 常规治疗肺炎没有好转，符合难治性肺炎条件者，转入相应路径；

④ 如果肺炎有好转，但不符合出院标准，分析原因，属变异因素者，记录变异原因，退出本路径。

二、社区获得性肺炎临床路径表单

适用对象：第一诊断为社区获得性肺炎

患者姓名： 性别： 年龄： 门诊号： 住院号：

住院日期： 年 月 日 出院日期： 年 月 日

标准住院日：7～10天

时间	住院第1天	住院第2天	住院第3天
主要诊疗工作	□ 询问病史及体格检查 □ 进行病情初步评估,决定是否需要入ICU治疗	□ 上级医师查房明确诊断及鉴别诊断 □ 根据初步的检查结果进行病情评估,决定继续普通	□ 上级医师查房 □ 评价初始治疗反应 □ 明显改善者维持原有治疗

续表

时间	住院第 1 天	住院第 2 天	住院第 3 天
主要诊疗工作	□ 评估特定病原体的危险因素,进行初始经验性抗感染 □ 上级医师查房与评估 □ 签署医保同意书、自费用品协议书、胸腔穿刺同意书(合并胸腔积液且能穿刺者)	病房治疗或入 ICU 治疗	□ 稳定但无改善,可以在密切观察下维持原有治疗 □ 恶化:重复评估病情严重程度,判断是否需要入住 ICU
重点医嘱	**长期医嘱** □ 呼吸内科护理常规 □ 二级护理 □ 普食 □ 抗生素 □ 祛痰剂 □ 吸氧(必要时) **临时医嘱** □ 急送痰涂片、痰培养＋药物敏感试验,血培养＋药物敏感试验 □ 血、尿、粪常规 □ 肝肾功能、电解质、血糖、凝血功能、D-二聚体 □ 胸部 X 线片、心电图 □ 血气分析、肺CT、胸水 B 超(必要时) □ 对症处理	**长期医嘱** □ 维持开始的长期医嘱,除非出现药物不良反应,否则不调整抗菌药物用药 □ 注意维持水电解质平衡 **临时医嘱** □ 对症处理	**长期医嘱** □ 调整抗菌药物(必要时) □ 注意维持水电解质平衡 **临时医嘱** □ 血常规 □ 胸部 X 线片(无效或病情进展者) □ 对症处理 □ 病情进展者,根据临床需要考虑下列检查:血培养、支气管镜检查,深部取痰或(和)支气管肺泡灌洗检查;特殊病原体检查等

续表

时间	住院第1天	住院第2天	住院第3天
护理工作	☐ 入院护理评估 ☐ 用药指导 ☐ 进行戒烟、戒酒的建议和教育（吸烟、酗酒患者）	☐ 针对性健康教育（疾病知识、饮食、功能锻炼） ☐ 观察患者一般情况 ☐ 注意痰液变化 ☐ 观察疗效	☐ 观察患者一般情况 ☐ 注意痰液的色、质、量变化 ☐ 观察疗效、各种药物的作用和副作用
病情变异记录	☐ 无　☐ 有,原因:	☐ 无　☐ 有,原因:	☐ 无　☐ 有,原因:

护士签名	白班	小夜班	大夜班	白班	小夜班	大夜班	白班	小夜班	大夜班
护士签名									
医师签名									

日期	住院第4～5天	住院第7～10天（出院日）
主要诊疗工作	☐ 上级医师查房 ☐ 评价治疗反应:明显改善者维持原有治疗,能够口服药物及胃肠道功能正常者,改用口服药物序贯治疗 ☐ 无效或恶化:进行病情评估,继续普通病房治疗或入ICU治疗,排除其他疾病	☐ 上级医师查房,进行病情评估,判断是否符合出院标准 ☐ 符合出院标准:完成出院记录、病案首页、出院证明书等,向患者交代出院后的注意事项,如出院后的用药,有需要返院复诊者,安排复诊的时间、地点等 ☐ 肺炎没有好转:退出本路径,按照难治性肺炎处理 ☐ 肺炎有好转,但不符合出院标准:分析原因,属变异因素者,记录变异原因,退出本路径

续表

日期	住院第 4～5 天	住院第 7～10 天（出院日）
重点医嘱	**长期医嘱** □ 调整抗菌药物(无效或恶化者) □ 注意维持水电解质平衡 **临时医嘱** □ 血常规 □ 胸部 X 线片(无效或病情进展者) □ 根据第 2 次检查结果复查 □ 对症处理 □ 病情进展者根据需要考虑其他特殊检查	**出院医嘱** □ 出院带药 □ 口服抗生素 □ 对症处理药物:如祛痰剂、止咳药物等 □ 无效者转入难治性肺炎的路径 □ 如果肺炎有好转,但不符合出院标准出院,属变异因素者,退出本路径。分析和记录变异原因
主要护理工作	□ 观察患者一般情况 □ 针对性健康教育 □ 注意痰液变化 □ 观察疗效	□ 指导患者办理出院手续 □ 出院指导(少到公共场所、避免着凉、按时服药、锻炼身体) □ 再次进行戒烟的建议和教育(吸烟患者)
病情变异记录	□ 无　□ 有,原因:	□ 无　□ 有,原因:
护士签名	白班　小夜班　大夜班	白班　小夜班　大夜班
医师签名		

四、肺炎球菌肺炎(合并感染性休克)

长 期 医 嘱	临 时 医 嘱
内科护理常规	血常规
一级护理	肝肾功能
或 二级护理	痰涂片革兰染色❶
半流质饮食	痰细菌培养及药物敏感试验❷
吸氧　prn	支气管镜检查　prn❸
盐酸氨溴索　30mg tid po	动脉血气分析
	胸部 X 线检查
青霉素　80 万 U im bid(需皮试)❹	胸部 CT 检查　prn
或 青霉素　480 万 U ⎫ 　　　 NS　150ml ⎭ iv gtt q12h	中心静脉压监测　prn
	青霉素皮试
或 头孢哌酮/舒巴坦　2g ⎫ 　　　 NS　100ml ⎭ iv gtt q12h	右旋糖酐-40(低分子右旋糖酐)　500ml iv gtt❻
或 左氧氟沙星　0.5～ ⎫ 　　　　　 0.75g ⎪ 　　　 5%GS　250ml ⎭ iv gtt qd	5%GS 或 NS　500ml ⎫ 间羟胺(阿拉明) ⎪ 　　 15～100mg ⎭ iv gtt qd
或 莫西沙星　400mg iv gtt qd	
或 阿奇霉素　0.5g ⎫ 　　　 5%GS　250ml ⎭ iv gtt qd	5%GS　200～300ml ⎫ 多巴胺　20mg ⎭ iv gtt qd❼
克林霉素　0.6g ⎫ 5%GS　250ml ⎭ iv gtt q12h❺	呼吸机辅助呼吸(必要时)
或 万古霉素　1g ⎫ 　　　 NS 250ml ⎭ iv gtt q12h	
维生素 C　0.2g tid po	
氢化可的松　200mg ⎫ 5%GS　250ml ⎭ iv gtt qd～q12h❽	
或 地塞米松　10～20mg iv qd	
或 甲泼尼龙　40～80mg ⎫ 　　　 NS　250ml ⎭ iv gtt qd	

❶ 痰涂片及荚膜染色镜检，可见革兰染色阳性双球菌，2～3次痰检为同一细菌有意义。

❷ 痰细菌加药物敏感试验可确定菌属并指导抗生素使用。脓胸者应做胸腔积液菌培养。

❸ 重症或疑难者行支气管镜检查时，可行下呼吸道直接采样做病原学诊断。

❹ 抗感染首选青霉素，轻症肌注、中重症静脉滴注。亦可选用第一、第二代头孢菌素，4～6g/d，分 2 次静脉滴注。青霉素过敏者，可选用左氧氟沙星或大环内酯类红霉素或阿奇霉素。抗感染疗程一般为 5～7 天，或热退后 3 天停药。对有支气管扩张、慢性支气管炎等慢性肺部基础病的年老体弱患者，可停用静脉用药后改为口服，适当维持多日。应在抗菌药物治疗前，做痰细菌培养加药物敏感试验，以明确病原菌，进一步指导选用抗菌药物。

❺ 耐青霉素肺炎链球菌感染者可选用克林霉素或万古霉素或头孢曲松或替卡西林/棒酸、阿莫西林/棒酸等。

❻ 感染性休克时需纠正循环障碍：补充血容量可视具体情况选用右旋糖酐-40、平衡盐溶液、全血、血浆等。最好做中心静脉压监测再决定用量，原则是缺多少，补多少，注意预防肺水肿、脑水肿发生。以维持收缩压 90～100mmHg，脉压差大于 30mmHg，尿量大于 30ml/h，中心静脉压 4.4～7.4mmHg。

❼ 感染性休克时血管活性物质的应用：输液中加入血管活性药以维持收缩压 90～100mmHg，升高血压的同时保证和调节组织血流灌注。紧急情况下可先静脉推注间羟胺（阿拉明）0.5～5mg后静脉滴注维持。血管扩张药多巴胺作用于 β_1 受体，加强心肌收缩力，增高心排血量，一般剂量不影响心率；作用于 α 受体，可选择性地收缩皮肤、骨骼肌血管；作用于多巴胺受体，可舒张内脏血管；小剂量 0.5～2μg/(kg·min)、中剂量 2～10μg/(kg·min)（主要直接兴奋 β_1 受体），大剂量 10μg/(kg·min)（主要兴奋 α 受体，减少肾血流，收缩压、舒张压均升高），一般以 20mg 加入 5%GS 200～300ml 静脉滴注，开始每分钟 20 滴左右（75～100μg/min），以后可视血压情况加快滴速或加大浓度，最大剂量不得≥500μg/min。

❽ 糖皮质激素具有抗炎作用，可以抑制多种炎症反应，其抗

毒作用可提高机体的应激能力，改善全身中毒症，在使用足量抗生素基础上可应用。一般应用 3～5 天。病情好转立即停药。

注：1. 临床表现为高热或体温不升、血压下降、四肢厥冷、多汗、口唇发绀、皮肤黏膜出血点，以及累及多脏器、多系统功能受损的相应表现，要考虑并发败血症、感染性休克。

2. 病情危重时，要密切观察病情，纠正水、电解质和酸碱失衡。代谢性酸中毒最为常见，可适当补充 5%碳酸氢钠，并维持钾、钠、氯等的正常水平。

3. 控制感染方面除应用大剂量青霉素外，可联合用药，兼顾革兰阳性和阴性细菌，如第三代头孢菌素联合阿米卡星或氟喹诺酮类。出现心力衰竭时及时给予利尿及强心药。

五、葡萄球菌肺炎

长 期 医 嘱	临 时 医 嘱
内科护理常规	血常规
一级护理❶	肝功能、肾功能
或 二级护理	动脉血气分析　prn
普通饮食	血细菌培养、药物敏感试
或 半流质饮食	验　prn
吸氧（必要时）	痰细菌培养及药物敏感
青霉素　80 万 U im qid（皮试）❷	试验
或 青霉素　1000 万 U ⎬ iv gtt q12h 　　NS　150ml	青霉素皮试
	胸部 X 线检查
或 头孢哌酮/舒巴坦　2g ⎬ iv gtt q12h 　　NS　100ml	
或 苯唑西林　1g im qid（皮试）	
或 邻氯西林　1.0g im qid（皮试）	
或 5%GS　250ml ⎬ iv gtt 　　左氧氟沙星　0.5～0.75g ⎬ qd	
或 莫西沙星　400mg iv gtt qd	
或 5%GS　250ml ⎬ iv gtt qd 　　阿奇霉素　0.5g	

续表

长 期 医 嘱	临 时 医 嘱
或 5%GS　250ml 　克林霉素　0.6g ┃ iv gtt q12h	
或 NS 250ml 　万古霉素　1g ┃ iv gtt q12h	
溴己新　8～16mg po tid 或 氨溴索　30～60mg po tid	

❶ 金黄色葡萄球菌肺炎或耐甲氧西林金葡菌感染应床边隔离。

❷ 社区感染的金黄色葡萄球菌通常仍可选用青霉素治疗，但一般应大于常规剂量，轻症者用 320 万 U/d，重症者用 1000 万～2000 万 U/d，分 4 次肌注或静脉滴注。近些年来，出现了耐甲氧西林金葡菌株（MRSA），尤其是院内感染更为多见，此时应选用第三代头孢菌素（如头孢噻吩、头孢哌酮）与氨基糖苷类（如阿米卡星）或氟喹诺酮类（如环丙沙星、左氧氟沙星等）联用。万古霉素对 MRSA 疗效优，目前尚未发现耐药株，应作为首选，但有耳毒性和轻微肾毒性，重症感染以静脉滴注为宜。此外，还可选用替考拉宁、利奈唑胺。

注：1. 金黄色葡萄球菌肺炎的疗程，无并发症者至少 2 周，有空洞性病灶或脓胸者疗程需 4～6 周，继发心内膜炎（静脉吸毒常见）者疗程需 6 周甚至更长。

2. 住院患者一旦发生金黄色葡萄球菌肺炎应当隔离，医护人员诊查患者要洗手并严格器械消毒，预防交叉感染。

3. 其他治疗见肺炎球菌肺炎。

六、肺炎克雷伯杆菌肺炎

长 期 医 嘱	临 时 医 嘱
内科护理常规	血常规
二级护理❶	肾功能
吸氧（必要时）	肝功能

续表

长 期 医 嘱	临 时 医 嘱
半流质饮食	血电解质
阿米卡星　0.4～0.8g ┃ iv gtt qd 5%GS　250ml 　或 阿米卡星　0.4～0.8g/d im bid	痰细菌培养及药物敏感试验 动脉血气分析(必要时) 胸部 X 线检查
头孢拉定　4.0～6.0g ┃ iv gtt 5%GS　100ml ┃ bid～qid 　或 哌拉西林　4.0～6.0g ┃ iv gtt 　　5%GS　100ml ┃ bid～qid 哌拉西林　2.0g❷ im bid～qid 　或 替卡拉林　4.0～6.0g ┃ iv gtt 　　5%GS　100ml ┃ bid～qid	
氨溴索　30～60mg po tid	

❶ 卧床、保温、保持气道通畅，痰液黏稠时给予雾化，营养支持，输新鲜血浆、全血、白蛋白。

❷ 头孢菌素过敏者可用哌拉西林。

注：抗感染治疗原则如下。

(1) 轻症或院外感染

a. 首选氨基糖苷类：阿米卡星 0.6～0.8g，分次肌注或静滴。

b. 半合成青霉素：哌拉西林（氧哌嗪青霉素）4～6g/d，分 2～4 次静滴；或替卡西林 4～6g/d，分 2～4 次静滴。

(2) 重症或院内感染　第二代头孢菌素；第三代头孢菌素＋氨基糖苷类；哌拉西林＋氨基糖苷类；氨曲南、亚胺培南。

(3) 耐药难治者　第二代头孢菌素＋氨基糖苷类；或＋妥布霉素；或＋氟喹诺酮。必要时可与氨曲南、亚胺培南联用。

(4) 产 ESBLs 菌株感染者　首选碳青霉烯类（亚胺培南和美罗培南）和氟喹诺酮类。其他头霉素（头孢美唑或头孢西丁）β-内酰胺类与 β-内酰胺酶抑制药的复合制剂。

七、铜绿假单胞菌肺炎

长 期 医 嘱	临 时 医 嘱
内科护理常规	血常规
一级护理	肝功能
或 二级护理	肾功能
普通饮食	血清钠、钾、氯检查
或 半流质饮食	动脉血气分析　prn
吸氧　prn	痰真菌培养及药物敏感试验
头孢他啶　1.0～2.0g ╎iv gtt q4h 5%GS　100ml	痰细菌培养及药物敏感试验
或 头孢哌酮　2.0g ╎iv gtt 　　5%GS　100ml ╎q12～8h	胸部 X 线检查
或 头孢吡肟　2.g ╎iv gtt 　　5%GS　100ml ╎q12～8h	
或 头孢哌酮/舒巴坦　2.g ╎iv gtt 　　5%GS　100ml ╎q12～8h	
或 亚胺培南　1g ╎iv gtt 　　5%GS　100ml ╎q12～8h	
或 美罗培南　2.g ╎iv gtt 　　5%GS　100ml ╎q12～8h	
氨溴索　30mg po tid	
左氧氟沙星　0.2～0.3g ╎iv gtt bid 5%GS　250ml	
或 环丙沙星　200ml iv gtt qd	
阿米卡星　0.4g ╎iv gtt qd 5%GS　250ml	

注：1. 抗感染治疗：初步可根据病情及经验用药，再按药物敏感试验结果调整。必要时依据药物敏感试验联用。目前对铜绿假单胞菌有效的抗菌药物有如下几类。

（1）β-内酰胺类　抗菌活性较高的有第三代头孢菌素头孢他

啶、头孢哌酮及第四代头孢菌素头孢吡肟及哌拉西林（氧哌嗪青霉素）、亚胺培南-西司他丁钠、美罗培南。

（2）β-内酰胺类药物与β-内酰胺酶抑制药的复合物　如头孢哌酮/舒巴坦、哌拉西林/他唑巴坦。

（3）氨基糖苷类　抗菌活性较好的有阿米卡星、妥布霉素。

（4）氟喹诺酮类　环丙沙星、左旋氧氟沙星。

2. 支持治疗、氧疗、并发症治疗。

八、流感嗜血杆菌肺炎

长　期　医　嘱	临　时　医　嘱
内科护理常规	血常规
一级护理	肝功能
或 二级护理	肾功能
普通饮食	血清钠、钾、氯检查
或 半流质饮食	痰真菌培养及药物敏感试验
吸氧　prn	动脉血气分析　prn
氨苄西林（皮试）　2～3g　iv gtt	胸部 X 线检查
5%GS　250ml　　　　　q6h	青霉素皮试
或 头孢他啶　1.0～2.0g　iv gtt	
5%GS　100ml　　　q12h	
或 头孢曲松　2.0g　iv gtt	
5%GS　100ml　　q12～8h	
或 替卡拉林/克拉维酸	
3.2g　　　　　iv gtt	
5%GS　100ml　q12～8h	
或 左氧氟沙星　0.2g　iv gtt	
5%GS　250ml　　　q12h	
或 环丙沙星　200ml iv gtt qd	
或 莫西沙星　0.4g iv gtt qd	
或 罗红霉素　150mg po bid	
或 克拉霉素　250mg po bid	
氨溴索　30mg po tid	

注：1. 抗生素使用原则

a. 首选头孢噻肟、头孢曲松或其他第二、第三代头孢菌素。

b. 喹诺酮类、碳青霉烯类、复方甲基异噁唑。

c. β-内酰胺类药物与β-内酰胺酶抑制药的复合物（如替卡拉林/克拉维敏，每次3.2g，每天3～4次，静滴）。

d. 对青霉素不敏感者可用氨苄西林6～12g/d，每天2～3次，静滴；或羟氨苄西林1.5～3g，每天3次，静滴。

e. 轻中度感染者，新型大环内酯类，克拉霉素每次0.25g，每天2次。

2. 对症治疗　退热，吸氧，维持水和电解质平衡。

九、军团菌肺炎

长 期 医 嘱	临 时 医 嘱
内科护理常规	血常规
一级护理	肝功能、肾功能
半流质饮食	血清钾、钠、氯检查❶
吸氧　　prn	痰细菌培养及药物敏感试验
红霉素　0.25～0.5g 5%GS　250ml ｝iv gtt q6h	动脉血气分析　　prn
	胸部 X 线检查
或 利福平　0.45～0.6g po qd 或 莫西沙星　400mg po 或 iv gtt qd	支气管抽吸物(或胸液、支气管肺泡灌洗液)革兰染色
	军团菌抗体检测❷
氨溴索　30mg po tid	血沉❶

❶ 白细胞增多、血沉增快、低钠血症常见。

❷ 双份血清测定，急性期与恢复期血清抗体滴度4倍或以上增高，可作为军团菌病的诊断依据。单份血清抗体滴度增高可疑军团菌肺炎。

注：1. 红霉素为军团菌肺炎的首选用药，2～4g/d，至少3周。中度或重度患者开始静脉给药，好转后改口服。克拉霉素、阿奇霉素对军团菌肺炎也有良好的疗效，而副作用较红霉素轻，临床可以选用。青霉素类、头孢菌素类、氨基糖苷类等对本病无效。氟喹诺酮类环丙沙星400mg，每12h 1次，左氧氟沙星400mg或莫西沙星400mg，每

天1次，静滴或口服。利福平600mg/d与红霉素或环丙沙星联用。

2. 疗程一般2～3周，初始5～7天宜静脉滴注，病情缓解后改为口服。对免疫功能低下患者及出现肺空洞、肺脓肿患者，疗程应不少于3～4周。

3. 其他治疗，如止咳、化痰等对症治疗。

十、肺炎支原体肺炎

长 期 医 嘱	临 时 医 嘱
内科护理常规	血常规
二级护理	痰肺炎支原体抗原检测
或 三级护理	血冷凝集试验
普通饮食	血清支原体IgM抗体检测
红霉素　0.5g po q6h	胸部X线检查
或 克拉霉素　0.5g po bid	
或 罗红霉素　0.15g po bid	
或 阿奇霉素　0.5g po qd❶	
氨溴索　30mg po tid	

❶ 第1天0.5g，后4天0.25g，每天1次。

注：红霉素是肺炎支原体治疗的首选药物，0.5g，每天3～4次，或克拉霉素0.5g，每天2次；10～14天。或使用其他新型大环内酯类，如罗红霉素0.15g，每天2次；阿奇霉素；此外，氟喹诺酮类药疗效较好，且副作用较红霉素轻，临床可考虑选用，如左氧氟沙星0.3～0.5g，每天1次。

十一、肺炎衣原体肺炎

长 期 医 嘱	临 时 医 嘱
内科护理常规	血常规
二级护理	胸部X线检查
或 三级护理	支气管分泌物(或支气管肺泡灌洗液)衣原体分离

续表

长 期 医 嘱	临 时 医 嘱
普通饮食	衣原体单克隆免疫荧光抗体染色
红霉素　0.5g po q6h 　或 克拉霉素　0.5g po bid 　或 阿奇霉素　0.5g po qd 　或 罗红霉素　0.15g po bid❶	聚合酶链反应（PCR）衣原体DNA检测
	血清衣原体 IgM、IgG 抗体测定
或 左氧氟沙星　0.2g ｜iv gtt 　　5%GS　100ml ｜q12h	
氨溴索　30mg po tid	

❶ 首剂 0.5g 以后 0.25g，每天 1 次。

注：1. 抗生素的应用原则

a. 首选四环素族或大环内酯类。多西环素首剂 0.2g，以后 0.1g，每天 2 次；或红霉素 0.5g，每天 4 次，口服。共 21 天。

b. 克拉霉素 0.5g，每天 2 次，共 21 天；阿奇霉素，首剂 0.5g，以后减为 0.25g，每天 1 次；罗红霉素每次 0.15g，每天 2 次，口服。

c. 氟喹诺酮类可选用氧氟沙星、左氧氟沙星。疗程 2～3 周。

2. 隔离，对症。

3. 并发症治疗。

十二、病毒性肺炎

长 期 医 嘱	临 时 医 嘱
内科护理常规	血常规
二级护理 　或 三级护理	胸部 X 线检查
	支气管分泌物病毒培养分离
普通饮食	免疫荧光病毒抗原检测
吸氧　　prn	酶联免疫吸附试验（ELISA）
5%GS　250ml ｜iv gtt 利巴韦林❶　300～500mg｜bid	酶标组化病原抗原检测

续表

长 期 医 嘱	临 时 医 嘱
或 阿昔洛韦❷ 250mg 5%GS 250ml ｜ iv gtt tid	
或 更昔洛韦❸ 250mg 5%GS 250ml ｜ iv gtt bid	
或 阿糖胞苷❹ 250mg 5%GS 250ml ｜ iv gtt bid	
或 金刚烷胺❺ 100mg po bid～tid	
维生素 C 2g 5%GS 250ml ｜ iv gtt qd	
氨溴索 30mg po tid	

❶ 利巴韦林（病毒唑）：具有广谱抗病毒作用，可用于呼吸道合胞病毒、腺病毒、副流感病毒、流感病毒等，应早期应用。口服100～200mg，每天3次；肌注或静脉滴注10～15mg/(kg·d)，每天2次；亦可50～100mg加入10～20ml生理盐水中超声雾化吸入，连用5～7天。

❷ 阿昔洛韦（无环鸟苷）：也是广谱、强效和起效快的抗病毒药，主要用于疱疹病毒、水痘病毒性肺炎。尤其适用于免疫缺陷或免疫抑制者如器官移植术后，用法：5mg/kg，静脉滴注，每天3次，连用7天。

❸ 更昔洛韦：抗病毒作用比阿昔洛韦更强更广谱，主要用于骨髓移植患者7.5～10mg/(kg·d)，静脉注射，持续20天；AIDS患者的巨细胞病毒性肺炎5mg/kg，静脉注射，每天2次，连用2～3周；实体器官移植者使用更昔洛韦5～10mg/(kg·d)，静脉注射，连用10～20天。

❹ 阿糖胞苷：主要用于疱疹病毒、水痘病毒及巨细胞病毒性肺炎，5～15mg/kg，静滴。

❺ 金刚烷胺（金刚胺）：为人工合成胺类抗病毒药，可阻止病毒进入人体细胞及有退热作用，常用于流感病毒等感染，成人剂量每次100mg，每天2～3次，连用3～5天。

注：1. 一般治疗：保证热量、给予足量维生素、维持水电解质

平衡。

2. 对症治疗：降温、止咳、祛痰、平喘。

十三、肺念珠菌病

长　期　医　嘱	临　时　医　嘱
内科护理常规	血常规
二级护理	肝功能
或 三级护理	肾功能
普通饮食	痰涂片找真菌
或 半流质饮食	痰培养＋药物敏感试验❶
氟康唑　0.2g po qd	3%过氧化氢溶液(双氧水)　漱口
氟康唑　0.4g ｜ iv gtt qd NS　100ml ｜	胸部 X 线检查
或 两性霉素 B 40mg ｜ iv gtt qd 　5%GS　1000ml ｜	纤维支气管镜检查❷

❶ 诊断肺念珠菌病要求连续 3 次以上痰培养白色念珠菌生长，且要排除寄生于咽喉的污染菌。因此，留痰标本应先用 3%过氧化氢溶液（双氧水）漱口，弃前两口痰后取痰标本并立即送检。

❷ 经支气管镜肺活检，肺组织标本伊红（HE）或过碘酸雪夫（PAS）染色发现真菌是诊断的金标准。

注：1. 基础病治疗：首先应去除病因，减少广谱抗生素、糖皮质激素、免疫抑制药等的用量，去除体内留置导管，对粒细胞减少者采用升白细胞治疗。

2. 抗真菌治疗：氟康唑对白色念珠菌有效，可口服或静脉滴注。用量为 400mg/d，但克柔念珠菌、平滑念珠菌对氟康唑天然耐药。危重、进展的肺念珠菌感染，以两性霉素 B 为首选。一般为 0.5mg/(kg·d)，静脉滴注，也可雾化。疗程 2～4 周。两性霉素 B 疗效虽好，但毒性作用大，表现为肝肾损害、心律失常、头痛、消化道不适、寒战、发热等，目前有两性霉素脂质体。还有新药伏立康唑、卡泊芬净或米卡芬净，必要时可选用。

3. 合并有细菌感染时，应选用敏感的抗生素治疗。

十四、肺曲菌病

长 期 医 嘱	临 时 医 嘱
内科护理常规	血常规
二级护理	肝功能
或 三级护理	肾功能
普通饮食	血清 IgE 测定
或 半流质饮食	血嗜酸性粒细胞绝对值计数
两性霉素 B 1～40mg❶ 5%GS 1000ml ｝iv gtt qd	曲菌特异性沉淀素测定
	纤维支气管镜
或 氟胞嘧啶(S-FC) 1g po q6h	胸部 X 线检查
或 伏立康唑❷ 400mg iv gtt q12h	胸部 CT
或 伊曲康唑❸ 200mg po q12h	半乳甘露聚糖试验(GM 试验)❹
或 米卡芬净 150mg iv gtt qd	1,3-β-D-葡聚糖抗原检测(G 试验)❺
	真菌 DNA 的 PCR 分析

❶ 为侵入性肺曲菌病 (IPA) 的首选,剂量 1.0～1.5mg/(kg·d),总量 30～40mg/kg。

❷ 伏立康唑适用于侵入性曲真菌病等严重耐真菌病,可口服或静脉给药。首次 400mg,每天 2 次。24h 后改 200mg,每天 2 次,口服。

❸ 伊曲康唑 200mg/d 逐渐增至 400mg/d,分 1～2 次服用;也可 600mg/d,4 天后改 200mg/d,分 2 次口服。

❹ 半乳甘露聚糖试验 (GM 试验) 可检测曲霉菌属细胞壁上的特异性抗原,特异性较高。

❺ 1,3-β-D-葡聚糖抗原检测 (G 试验) 用于确诊或很可能的患者,特异性高达 95%。隐球菌感染多阴性。

注:1. 肺曲菌病临床上分为曲菌球、变态反应性支气管肺曲菌病 (ABPA) 和侵入性肺曲菌病 (IPA) 三种常见的类型。

2. 痰培养曲菌一般无临床意义,从支气管深部取痰获阳性结果,结合临床资料,如原有免疫抑制患者,常可作出诊断。活体组织学或组织培养有助诊断。

3. 侵入性肺曲菌病（IPA）治疗

a. 首选两性霉素 B；

b. 亦可合用利福平，600mg/d，空腹一次口服；

c. 或氟胞嘧啶；

d. 伊曲康唑，用法同前；

e. 还可选用新药米卡芬净治疗。

4. 变态反应性支气管肺曲菌病（ABPA）口服泼尼松 0.5mg/（kg·d），2 周后改为隔日 1 次。至少维持 3 个月。也可联用两性霉素 B 5mg 加入生理盐水 10ml 雾化吸入，每天 2 次，疗程需 1 个月。或行支气管镜冲洗。

5. 手术治疗

a. 肺曲菌球因抗真菌药物治疗无效，应争取手术治疗。

b. 反复大咯血合并感染时应考虑手术切除病灶。

6. 合并有细菌感染时，应选用敏感的抗生素治疗。

十五、肺隐球菌病

长 期 医 嘱	临 时 医 嘱
内科护理常规	血常规
二级护理 　或 三级护理	肝肾功能
	胸部 X 线检查
普通饮食 　或 半流质饮食	胸部 CT
	纤维支气管镜刷检墨汁涂片或培养
氟康唑　0.4～0.6g iv gtt qd 　或 伊曲康唑　0.2g po qd 　或 两性霉素 B　1～40mg | iv gtt 　　5%GS　1000ml　　| qd 　或 氟胞嘧啶(S-FC)　1g po q6h	痰、胸液、脑脊液墨汁涂片或培养
	血清隐球菌抗原检测

注：1. 免疫机制健全者、无播散证据者可不必治疗。

2. 播散性肺隐球菌病或虽病变局限于肺部但宿主免疫抑制者需立即治疗。两性霉素 B 联合氟胞嘧啶，疗程 3～6 周，视病情可延长 2～3 个月或更长。

　　3. 必要时可手术切除。

　　4. 如合并脑膜炎时做相应处理。

十六、放射性肺炎

长 期 医 嘱	临 时 医 嘱
内科护理常规	血常规
二级护理	血沉
或 三级护理	血清癌胚抗原（CEA）、CA125、
普通饮食	CA199、CA153
或 半流质饮食	痰细菌培养、药物敏感试验
吸氧　　prn	胸部 X 线检查
左氧氟沙星　0.5g iv gtt qd	胸部 CT
茶碱缓释片　0.2g po bid	
氨溴索　30mg po tid	
泼尼松　10mg po tid	

　　注：1. 对症治疗，继发感染时给予抗生素。

　　2. 泼尼松开始 30～40mg/d，分 3～4 次口服，以后逐渐减量至 10mg 维持，用 3～4 周。

　　3. 放疗时发生放射性肺炎时应停止放疗。

十七、吸入性肺炎

长 期 医 嘱		临 时 医 嘱
内科护理常规❶		血常规
一级护理		痰细菌培养及药物敏感试验
鼻饲❷		痰厌氧菌培养
病重（危）通知		胸部 X 线检查
吸氧		胸部 CT
甲泼尼龙　40～80mg	iv gtt qd❸	纤维支气管镜
NS　　250ml		气管插管或气管切开（必要时）

续表

长 期 医 嘱	临 时 医 嘱
甲硝唑 0.4g iv gtt qd 　或 替硝唑 0.8g iv gtt qd	
克林霉素 0.6～1.8g ┐ NS 250ml ┘iv gtt qd 　或 莫西沙星 0.4g iv gtt qd 　或 头孢他啶 1.0～2.0g ┐iv gtt 　5%GS 100ml ┘q4h 　或 头孢哌酮 2.0g ┐iv gtt 　5%GS 100ml ┘q12～8h 　或 头孢吡肟 2.0g ┐iv gtt 　5%GS 100ml ┘q12～8h 　或 头孢哌酮/ ┐ 　舒巴坦 2.0g ├iv gtt 　5%GS 100ml ┘q12～8h 　或 亚胺培南 1.0g ┐iv gtt 　5%GS 100ml ┘q12～8h 　或 美罗培南 2.0g ┐iv gtt 　5%GS 100ml ┘q12～8h 　或 万古霉素 1.0g ┐iv gtt q12h 　5%GS 100ml ┘	

❶ 最主要的措施是防止食物或胃内容物吸入。昏迷者取侧卧位或头低位。

❷ 尽早鼻饲，必要时气管插管或气管切开。

❸ 应用糖皮质激素。有人认为吸入 12h 内应大量使用并持续 3～4 天。

注：1. 去除病因。

2. 病原菌治疗，如铜绿假单胞菌感染，可选用哌拉西林、头孢他啶、头孢哌酮、头孢吡肟、环丙沙星或美罗培南或亚胺培南；金黄色葡萄球菌感染时选用万古霉素。

3. 对症治疗。

十八、肺脓肿

长 期 医 嘱	临 时 医 嘱
内科护理常规	血常规
一级护理	肝功能
或 二级护理	肾功能
病重通知	痰细菌培养及药物敏感试验
半流质饮食	痰厌氧菌培养
体位引流	血细菌培养及药物敏感试验
甲硝唑❶　　0.5g iv gtt q8h	胸部 X 线检查
或 替硝唑　0.8g iv gtt qd	胸部 CT 检查
克林霉素　0.6～1.2g ⎫ NS　250ml ⎭ iv gtt qd	纤维支气管镜灌洗❶
或 莫西沙星　0.4g iv gtt qd	心电图
或 万古霉素　1.0g ⎫ 　　NS　100ml ⎭ iv gtt bid	

❶ 肺脓肿多有厌氧菌感染，甲硝唑可抗厌氧菌感染。

注：1. **抗菌药物治疗**　吸入性肺脓肿多有厌氧菌感染，可选用青霉素、克林霉素、甲硝唑，或 β-内酰胺/内酰胺酶抑制药加甲硝唑或克林霉素。血源性肺脓肿以金黄色葡萄球菌多见，可用耐酶青霉素或第一代头孢菌素。若为耐药金黄色葡萄球菌（MRSA）时需用万古霉素。总疗程一般为 6～10 周，或直至临床症状完全消失，X 线摄片显示脓腔及炎症病变完全消散，仅残留条索状纤维阴影为止。

2. **痰液引流**　患者一般情况好且发热不高时，脓肿部位处于高处，在患部轻拍，每天 2～3 次，每次 10～15min，以利于痰液引流。身体虚弱脓液多者应慎重以免窒息。也可经纤维支气管镜吸引冲洗。

3. 肺脓肿病程超过 3 个月，脓肿较大或表现为厚壁空洞，且有致命性大咯血以及伴有脓胸、支气管胸膜瘘经抽吸、冲洗疗效不佳时，均应考虑外科手术治疗。

十九、支气管扩张合并感染

长 期 医 嘱	临 时 医 嘱
内科护理常规	血常规
一级护理	肝肾功能
病重通知(若大咯血)	痰细菌培养及药物敏感试验
半流质饮食	痰找抗酸杆菌
或　普食	痰找瘤细胞
体位引流❶	胸部 X 线检查
吸氧　　prn	胸部薄层 CT 扫描
卡巴克络(肾上腺素色腙)片　10mg	纤维支气管镜检查
po tid	心电图
或 巴曲酶(立止血)　1kU iv 或	外科会诊❸
im q12h(有咯血时)	
盐酸氨溴索　30mg po tid	
或 标准桃金娘油(吉诺通)	
300mg po tid	
或 羧甲司坦(化痰片)　500mg	
po tid	
头孢他啶　1.0g ⎤ iv gtt q6h❷	
5%GS　100ml ⎦	
或 阿奇霉素　0.5g ⎤ iv gtt qd	
5%GS　500ml ⎦	
或 莫西沙星　400mg iv gtt qd	
甲硝唑　0.2～0.4g po tid❷	
或 甲硝唑　500mg iv gtt q8～12h	

❶ 体位引流：根据病变部位采用不同体位，原则上患肺位置抬高，引流支气管开口朝下，每天 2～3 次，每次 15～20min。也可支气管镜吸引。痰液较黏稠时可应用祛痰药。

❷ 感染治疗：急性加重期，宜应用有效的抗菌药物控制感染，如含酶抑制药的广谱青霉素、第二代或第三代头孢菌素、氟喹诺酮类、大环内酯类。轻症可口服或肌注，重症则需静脉滴注。重症特

别是假单胞菌感染，治疗常需联合用药，如第三代头孢菌素联合氨基糖苷类。合并厌氧菌感染联合应用甲硝唑，可口服 0.2～0.4g，3次/天，静脉给药剂量为 500mg 每 8～12h 静脉滴注 1 次。孕妇禁用氨基糖苷类（如阿米卡星、依替米星）因动物试验中有致突变作用。

❸ 手术治疗：反复感染或大咯血患者，心肺功能允许时，如病变局限于一叶或一侧肺，应考虑手术治疗。

注：1. 经纤维支气管镜用生理盐水冲洗吸痰后，病变局部可注入抗感染药物。

2. 支气管扩张并发大咯血的治疗见咯血的相关内容。

二十、肺结核

长 期 医 嘱	临 时 医 嘱
内科护理常规	血常规
一级护理	肝功能
或 二级护理	肾功能
半流质饮食	血沉
异烟肼　0.3g po qd	痰涂片找结核杆菌　　qd×3 次
利福平　0.45g po qd	纯蛋白衍化物（PPD）试验
吡嗪酰胺　0.50g po tid	纤维支气管镜检查（必要时）
乙胺丁醇　0.75g po qd	胸部 X 线检查
泼尼松　15～20mg po tid～qid❶	胸部 CT（必要时）
	血清抗结核抗体检查
	外科会诊❷

❶ 糖皮质激素适用于干酪性肺炎、急性粟粒性肺结核、胸膜炎有大量胸腔积液、结核性脑膜炎及高热等严重结核中毒症状者，应在抗结核治疗的同时加用糖皮质激素，如泼尼松，症状减轻后，逐步减量，共 6～8 周。

❷ 大于 3cm 的结核球，长期治疗未能实现痰菌转阴者，可考虑手术。

注：1. 2HRZE/4HR：即强化期 2 个月。每天给异烟肼（H）、利福平（R）、吡嗪酰胺（Z）、乙胺丁醇（E）；继续期 4 个月，每天给

异烟肼、利福平。

2. $2HRZE/4H_3R_3$：即强化期 2 个月，继续期 4 个月，隔日给异烟肼、利福平，但量应加大。

3. $2H_3R_3Z_3E_3/4H_3R_3$：即强化期 2 个月，隔日 1 次；继续期 4 个月，隔日给异烟肼、利福平。

4. 如患者治疗至 5 个月末，痰菌仍阳性，而第 6 个月末痰菌开始转阴，应延长 2 个月继续化疗方案，第 8 个月末痰菌仍阴，则停止治疗。

5. 复治肺结核的治疗。复治指初治失败的患者；规则用药满疗程后痰菌又复阳的患者；不规律化疗超过 1 个月的患者；慢性排菌患者。复治方案：强化期 3 个月/巩固期 5 个月。常用方案：a. $2SHRZE/1HRZE/5HRE$；b. $2SHRZE/HRZE/5H_3R_3E$；c. $2S_3HRZE/1H_3R_3Z_3E_3/5H_3R_3E_3$。

6. 用抗结核药期间，应每 1～2 周复查肝、肾功能及血细胞。

二十一、结核性胸膜炎

长 期 医 嘱	临 时 医 嘱
内科护理常规	血常规
一级护理	肝肾功能
或 二级护理	血沉
半流质饮食	痰涂片找结核杆菌　qd×3 次
异烟肼　0.3g po qd	纯蛋白衍化物（PPD）试验
利福平　0.45g po qd	胸部 X 线检查
吡嗪酰胺　0.5g po tid	纤维支气管镜检查（必要时）
乙胺丁醇　0.75g po qd	胸部 B 超
对乙酰氨基酚（扑热息痛）	胸腔穿刺❸
0.5g po prn❶	胸膜活检及病理检查
泼尼松　30mg po qd❷	胸腔积液常规、生化、乳酸脱氢酶（LDH）、腺苷脱氢酶（ADA）、癌胚抗原（CEA），胸水查结核杆菌及结核杆菌 DNA
	外科会诊❹

❶ 有发热、疼痛等症状者可行退热、止痛等对症治疗。

❷ 诊断明确、结核症状重、胸液渗出较多时，在抗结核治疗的同时可加用糖皮质激素（如泼尼松），一般 6 周左右。

❸ 胸腔穿刺抽液每次不超过 1000ml。发生胸膜反应时立即停止操作，给予吸氧、皮下注射 0.1％肾上腺素 0.5ml 等处理。

❹ 支气管胸膜瘘、结核性慢性脓胸时需考虑外科手术。

注：1. 营养差时行营养支持等一般治疗。

2. 抗结核治疗参照肺结核。

二十二、慢性阻塞性肺疾病

长 期 医 嘱	临 时 医 嘱
内科护理常规	血常规
一级护理	肝功能
或 二级护理	肾功能及电解质
半流质饮食	胸部 X 线检查
病重	肺功能检查
吸氧❶	痰细菌培养及药物敏感试验
心电监护	血气分析
盐酸氨溴索　30mg po tid	超声心动图
或 羟甲基半胱氨酸　500mg po tid	肺 CT（必要时）
茶碱缓释片　0.2g po bid	
噻托溴铵吸入剂　18μg inhal qd	
或 沙美特罗氟替卡松（舒利迭）	
吸入剂　50/500μg 1 喷 bid	
头孢他啶　2.0g 5％GS　100ml ┃ iv gtt q12～8h	
或 头孢哌酮　2.0g ┃ iv gtt 　　5％GS　100ml ┃ q12～8h	
或 亚胺培南　1.0g ┃ iv gtt 　　5％GS　100ml ┃ q12～8h	
或 美罗培南　2.0g ┃ iv gtt 　　5％GS　100ml ┃ q12～8h	

续表

长 期 医 嘱	临 时 医 嘱
或 莫西沙星　0.4g iv gtt qd 或 左氧氟沙星　0.5g ⎫ 　　　NS　250ml ⎬ iv gtt qd	

❶ 吸氧必须低流量，氧浓度<35%（氧浓度＝21+4×氧流量氧浓度）。因为高浓度吸氧抑制患者通气，加重二氧化碳潴留。

注：1. 稳定期治疗

（1）药物治疗

a. 抗菌药物：稳定期不预防用药，发生感染时可选用氨苄西林、阿莫西林及其酶抑制药复合制剂、头孢菌素、喹诺酮类或新大环内酯类抗生素。

b. 祛痰剂：口服盐酸氨溴索 30mg，每天 3 次，或羟甲基半胱氨酸 500mg，每天 3 次。

c. 支气管扩张药：β 受体激动药、抗胆碱药及甲基黄嘌呤类。联合使用比单用效果好。β 受体激动药沙丁胺醇和特布他林每次 100～200μg（每揿 100μg），8～12 揿/d。长效 β 受体激动药沙美特罗和福莫特罗，吸入后持续 12h 以上。抗胆碱药能药物溴化异丙托品 40～80μg（每揿 20μg），每天 3～4 次，持续时间长，30～90min 达最大效果，持续 4～6h。溴化异丙托品被推荐为持续有症状的肺气肿患者长期治疗一线用药。长效抗胆碱药能药物噻托溴铵半衰期长效果较异丙托品好。甲基黄嘌呤类也可长期应用，缓释或控释茶碱 0.2g，每天 2 次，口服。长效 β 受体激动药和长效抗胆碱药较短效制剂有效。

d. 糖皮质激素：稳定期不主张口服糖皮质激素，吸入激素联合长效 β 受体激动药在中度以上患者可改善肺功能，减少急性发作次数。

e. 疫苗和免疫调节药：可防止患者急性加重。

（2）氧疗　家庭氧疗每天 15h，吸氧浓度<30% 或吸氧流量 3L/min 以下。

（3）营养支持　每日总热量为 30kcal/kg，可用葡萄糖、氨基酸、脂肪乳静滴。

（4）康复治疗　包括体育锻炼、呼吸锻炼、呼吸肌锻炼及心理治疗。

（5）手术治疗　肺减容术、肺移植术。

2. 加重期治疗　支气管扩张药吸入、抗感染治疗、口服或静脉应用激素、静脉应用茶碱、有酸血症或呼吸衰竭者应合理使用机械通气。

二十三、支气管哮喘

（一）轻度持续发作

长　期　医　嘱	临　时　医　嘱
内科护理常规	血常规
三级护理	胸部 X 线检查 　或 胸部 CT 检查
普通饮食	血钾、钠、氯测定
吸氧	肺功能检查
测定呼气流速峰值　bid	痰培养及药物敏感试验
二丙酸倍氯米松气雾剂　$200\sim300\mu g$ 　喷吸 bid 　或 布地奈德气雾剂　$200\sim300\mu g$ 　　喷吸 bid～tid 　或 丙酸氟替卡松　$100\sim250\mu g$ 喷 　　吸 bid	
富马酸福莫特罗　$9\mu g$ 喷吸 bid	
茶碱缓释片　0.2g po bid 　或 盐酸班布特罗　$10\sim20mg$ po qn	
沙丁胺醇雾化溶液　$200\mu g$ inhal 　20min bid～tid 　或 特布他林雾化溶液　2ml inhal 　　20min bid～tid	
布地奈德（丁地去炎松）雾化溶液 　2ml inhal 20min bid～tid	
孟鲁司特　10mg po qn	
盐酸氨溴索　30mg po tid	

（二）中度持续发作

长 期 医 嘱	临 时 医 嘱
内科护理常规	胸部 X 线检查 　或 胸部 CT 检查
二级护理	血气分析
半流质饮食 　或 普通饮食	血钾、钠、氯测定
半卧位	5%GS　100ml ⎫ 氨茶碱　250mg ⎬ iv gtt 　或 多索茶碱　200mg ⎫ 　5%GS/NS　100ml ⎬ iv gtt
测定呼气流速峰值　bid	
吸氧	
二丙酸倍氯米松气雾剂　400～600μg 　喷吸 bid 　或 布地奈德（丁地去炎松）气雾剂 　　400～600μg 喷吸 bid 　或 丙酸氟替卡松　250～500μg 　　喷吸 bid	痰细菌培养及药物敏感试验
茶碱缓释片　0.2g po bid	
富马酸福莫特罗　9μg 喷吸 bid 　或 沙美特罗替卡松粉　50/250μg 　　inhal bid 　或 布地奈德福莫特罗　160/4.5μg 　　inhal bid～qid（必要时） 　或 盐酸班布特罗　10～20mg po qn	
盐酸氨溴索　30mg po tid	
孟鲁司特钠　10mg po qn	
沙丁胺醇雾化溶液　2ml inhal 20min 　bid～tid 　或 特布他林雾化溶液　2ml inhal 　　20min bid～tid	
布地奈德（丁地去炎松）雾化溶液 　2ml inhal 20min bid～tid	

(三) 重度持续发作

长 期 医 嘱	临 时 医 嘱
内科护理常规	血常规
一级护理	血气分析
病重	血钾、钠、氯测定
半流质饮食	肝功能、肾功能
半卧位	胸部 X 线摄片(床边)
心电、血氧饱和度监测(必要时)	痰细菌培养及药物敏感试验
吸氧❶	机械通气及气管镜介入(必要时)
记 24h 出入量	心电图

二丙酸倍氯米松气雾剂 400~600μg 喷吸 bid
  或 布地奈德(丁地去炎松)气雾剂 400~600mg 喷吸 bid
  或 氟替卡松 500~1000μg 喷吸 bid	

茶碱缓释片 0.2g po bid	

富马酸福莫特罗 9μg 喷吸 bid
  或 沙美特罗替卡松粉 50/250μg inhal bid
  或 布地奈德福莫特罗 160/4.5μg inhal bid 或 bid~qid(必要时)
  或 盐酸班布特罗 10~20mg po qn	

沙丁胺醇雾化溶液 2ml inhal 20min tid~qid 或 特布他林雾化溶液 2ml inhal 20min tid~qid	
异丙托溴胺雾化溶液 2ml inhal 20min tid~qid 或 布地奈德(丁地去炎松)雾化溶液 2ml inhal 20min tid~qid	

续表

长 期 医 嘱	临 时 医 嘱
泼尼松龙　80～160mg 5%GS　250ml ｜ iv gtt bid❷	
5%GS　100ml 氨茶碱　250mg 或 多索茶碱　200mg ｜ iv gtt qd❸	
头孢他啶　1.0g 5%GS　100ml ｜ iv gtt q6h 　或 阿奇霉素　0.5g 　　5%GS　500ml ｜ iv gtt qd 　或 莫西沙星　400mg iv gtt qd	
盐酸氨溴索　30mg po tid	
孟鲁司特钠　10mg po qn	

❶ 氧疗：一般吸入氧浓度 25%～40%，如果低氧血症明显，且 $PaCO_2<35mmHg$，则可面罩给氧；若出现意识改变或静默肺（即气道完全陷闭没有哮鸣音的状态），应及时气管插管呼吸机支持，气管镜介入抢救。

❷ 糖皮质激素：常用甲泼尼龙 80～160mg 静脉注射，每 12h 1次，若病情缓解，3 天内改为 8～16mg 口服，每天 2 次，并过渡至吸入用药。

❸ 氨茶碱静脉滴注或静脉注射：血浆茶碱浓度<5mg/L，可给予负荷量氨茶碱（5mg/kg），用 5% 葡萄糖溶液 20～40ml 稀释后缓慢静注；如果血浆茶碱浓度已达 10～15mg/L，又未用缓释或控释长效茶碱者按 0.7mg/(kg·h) 的维持量氨茶碱静滴。

注：1. 各级治疗中除了每日吸入激素外，需要时可快速吸入 β_2 受体激动药，但每天吸入次数不应多于 3～4 次。其他可选择的缓解药：吸入抗胆碱能药物、短效 β_2 受体激动药，如口服或静脉用短效茶碱。间歇发作哮喘，但发生严重急性加重者，应按中度持续

患者处理。

2. 重度或危重度哮喘发作危险性很大，要注意根据失水和心脏情况补液，静脉给等渗液体 2000～3000ml/d。维持水电解质平衡，避免严重的酸中毒：若 pH<7.25，应适量补碱，5％碳酸氢钠毫升数＝［正常 BE(mmol/L)－测得 BE(mmol/L)］×体重（kg）×0.4（正常 BE 以－3mmol/L 计）。

3. 注意防治呼吸道感染及采用祛除痰液雾化治疗。

二十四、自发性气胸

长 期 医 嘱	临 时 医 嘱
内科护理常规	血常规
一级护理 　或 二级护理	肝肾功能
	心电图
半流质饮食	胸部 X 线检查
病重通知❶	胸腔穿刺 　或 胸腔闭式引流
吸氧	可待因　30mg po prn
卧床休息	
左氧氟沙星　0.4g iv gtt 或 po qd 或 头孢唑林　3g ⎱ iv gtt bid 　　NS　100ml ⎰	

❶ 并发呼吸衰竭时下病重通知。

注：1. 一般治疗　卧床休息、镇咳、止痛、通便。

2. 氧疗　促使氧从气胸气体向血中转移，有利于肺复张。

3. 排气疗法

(1) 张力性气胸经胸腔闭式引流仍不能复张者，可加负压吸引排气。

(2) 血气胸如活动性出血应剖胸结扎血管，出血性休克应按此处理。

(3) 反复气胸，可行支气管封堵术。

(4) 反复气胸、慢性气胸不能复张者可行外科手术。

（5）肺萎缩小于20％不伴有呼吸困难者可不排气。

4. 注意呼吸道感染的控制和基础疾病的治疗。

二十五、原发性支气管肺癌

长 期 医 嘱	临 时 医 嘱
内科护理常规	血常规
一级护理 　或 二级护理	肝功能
	肾功能
半流质饮食	血清 CEA
吸氧（必要时）	血清 CA199、CA153、CA125 等 肿瘤标志物
氨溴索　30mg po tid	
卡巴克络（安络血）　10mg po 　tid（必要时）	痰找瘤细胞　qd×3 次
	胸部 X 线检查
	胸部、脑部、肾上腺 CT 检查
	支气管镜检查 　或 CT 导向肺穿刺活检
	骨 ECT 扫描
	肝、胆、胰、脾 B 超检查

　　注：1. 肺癌的治疗应根据癌细胞组织学分类、部位、有无转移及全身状况，合理选择手术、化疗、局部治疗等，具体方案请参考《肿瘤内科医嘱速查手册》。

　　2. 合并细菌感染时，选用敏感抗菌药物。

　　3. 合并胸腔积液时，应抽排胸腔积液，可注入化疗药物或生物调变剂。

　　4. 免疫增强剂可作为术后、化疗、放疗的辅助治疗；或选用中医中药。

　　5. 生物靶向治疗适用于特殊人群，如吉非替尼及厄罗替尼对东方女性、不吸烟、腺癌或肺泡细胞癌、表皮生长因子受体（EGFR）高表达患者疗效较好。

二十六、胸膜间皮瘤

长 期 医 嘱	临 时 医 嘱
内科护理常规	血常规
二级护理	肝功能、肾功能
或 三级护理	尿常规
半流质饮食	胸部 CT
或 普食	胸腔穿刺
NS　500ml iv gtt qd❶	胸膜活检及病理检查
顺铂　60mg/（m^2·d）　iv gtt d1,d2 5%GS　500ml　　　（连用 21d）	胸腔积液常规、生化、LDH、ADA、CEA
多柔比星（阿霉素，ADM） 　40mg/m^2　　iv d3❶ NS　40ml　　（连用 21d）	胸水脱落细胞检查 胸腔镜检查
或 培美曲塞　500mg/m^2　iv gtt d1 　　NS　250ml　　（连用 21d）❷	外科会诊❹
甲氧氯普胺　10mg iv qd～tid❸ 　或 盐酸格拉司琼　3mg iv qd～bid 　或 盐酸雷莫司琼　0.3mg iv qd	

❶ 化疗对本病有一定疗效。多柔比星是一线治疗药物，其次为顺铂（PDD）、丝裂霉素、环磷酰胺、5-氮胞苷、甲氨蝶呤、氟尿嘧啶。各种以多柔比星为主的联合化疗方案，总有效率 20%～44%，并有长期生存的报道。其中较好的为多柔比星加 PDD 方案，每 4 周为 1 个疗程。

❷ 培美曲塞（Pemetrexed，Alimta）是一个全新的多靶点抗叶酸药，Ⅲ期临床研究，证实了培美曲塞加顺铂联合化疗明显改善了客观缓解率，疾病无进展时间及中位生存期也明显延长，确立了此方案在该病治疗中的标准方案地位。补充叶酸和维生素 B_{12} 可明显减少其毒性作用而不影响疗效。

❸ 化疗呕吐时使用。

❹ 局限性胸膜间皮瘤，首选手术切除。

注：1. 弥漫性胸膜间皮瘤伴大量胸腔积液，抽液后胸腔内注入抗癌药或行人工胸膜粘连术。再联合化疗。

2. 加强支持对症治疗及其他综合治疗，包括免疫治疗。

二十七、弥漫性间质性肺病

长 期 医 嘱	临 时 医 嘱
内科护理常规	血常规
一级护理	肝功能
或 二级护理	肾功能
半流质饮食	血沉
吸氧　prn	血清免疫球蛋白、抗核抗体、免
茶碱缓释片　0.2g po bid	疫复合物
泼尼松　10～20mg po tid❶	类风湿因子
氨溴索　30mg po tid	血气分析
环磷酰胺（CTX）　100～150mg	胸部 X 线检查
po qd❷	胸部 CT（高分辨）检查
或 环磷酰胺　400mg iv qw	肺功能检查
或 环磷酰胺　200mg iv q2d	经支气管镜肺活检或经皮肺活检
甲氨蝶呤 10mg po qw	支气管肺泡灌洗术
	胸腔镜肺活检（必要时）

❶ 皮质激素治疗为主要治疗措施，但其疗效个体差异很大，15%～30%患者症状有所改善，约 40%主观有效。治疗方案：泼尼松 1mg/(kg·d)，每天 1 次，维持 6～8 周，病情稳定后每 1～2 周逐渐减少 5mg，直至维持量 0.25mg/(kg·d)，至少维持 1 年。如减量过程中病情反复，宜再次加大剂量以控制病情，若仍有效可维持治疗 2 年，部分患者可能需终身治疗。老年人、发绀、杵状指、低氧血症、胸部 X 线片示广泛纤维化蜂窝肺者，宜对症治疗、吸氧，不推荐糖皮质激素治疗。

❷ 糖皮质激素治疗 2～3 周，如无病情改善的客观根据，即应迅速减至维持量，联用免疫抑制药，或单独应用后者。可供选用的药物有环磷酰胺或甲氨蝶呤。继续用药应以白细胞总数不低于 $4×10^9/L$ 作

为参考指标，疗程视病变反应而定，环磷酰胺总用量可用至 8～12g。

注：1. 需尽可能找出并去除致病因素。

2. 其他对症治疗包括加强止咳、祛痰、及时控制继发性肺部感染等，用法见肺炎球菌肺炎。

二十八、肺栓塞

长 期 医 嘱	临 时 医 嘱
内科护理常规	血常规
一级护理	肝功能
或 二级护理	肾功能、电解质
半流质饮食	乳酸脱氢酶、肌酸激酶
吸氧	凝血象全套
或 无创面罩通气	D-二聚体
病重通知	血气分析
或 病危通知	心电图
心电监护	超声心动图
血流动力学监测	胸部 CT 增强
肝素　5000IU(80IU/kg) iv	CT-肺动脉造影(CT-PA)
续 肝素　18IU/(kg·h) iv gtt❶	肺动脉造影(必要时)
华法林　1mg po tid❶	肺通气/灌注显像
尿激酶(UK)　4400IU/kg iv(10min)❷	下肢深静脉彩超
续 UK　2200IU/(kg·h) iv gtt (12h)❷	气管插管人工通气(必要时)
或 UK　20000IU/kg iv gtt(2h)❷	外科会诊(必要时)
或 重组组织型纤溶酶原激活剂(rt-PA) 50～100mg iv gtt (2h)	
或 链激酶(SK)　250000IU iv (30min)	
续 SK　100000IU/h iv gtt (24h)	

❶ 抗凝治疗：无肺动脉高压的小块肺栓塞，常用肝素 5000IU (80IU/kg) 静注后，以后 18IU/(kg·h) 静滴维持，根据凝血酶原时间调整，华法林为口服抗凝血药，至少与肝素重叠 4～5 天，在

肝素应用 1～3 天即可口服华法林 3.0～5.0mg/d，当患者部分凝血活酶时间（APTT）为正常对照的 1.5～2.5 倍时，即可停用肝素，改为单用华法林口服，疗程至少 3～6 个月。对于栓子来源不明的首发病例，需至少给予 6 个月的抗凝。对癌症、抗心磷脂抗体综合征、抗凝血酶Ⅲ缺乏、复发性静脉血栓栓塞症（VTE）、易栓症等，抗凝治疗要达 12 个月或以上，甚至终生抗凝。妊娠期间禁用华法林，可用肝素或低分子量肝素治疗。

❷ 溶栓治疗：用于大面积肺栓塞，伴休克和低血压、右心室功能不全者。溶栓最佳时间 14 天内。可选用尿激酶（UK）负荷量 4400IU/kg，静脉注射 10min，随后 2200IU/(kg·h)，持续 12h，或 20000IU/kg 持续静滴 2h。重组组织型纤溶酶原激活剂（rt-PA）50～100mg，持续静滴 2h；链激酶（SK）负荷量 250000IU 静注 30min，随后 100000IU/h 持续静滴 24h。

注：1. 肺栓塞为严重急症，需积极治疗，维持水电解质酸碱平衡及生命体征，并针对休克、心力衰竭、心律失常、疼痛等进行相应治疗。

2. 严重血液动力学损害或溶栓禁忌的大块肺栓塞可手术。

二十九、肺嗜酸粒细胞浸润症

长　期　医　嘱	临　时　医　嘱
内科护理常规	血常规
一级护理	血嗜酸粒细胞计数
或　二级护理	血沉
半流质饮食	血晚上查微丝蚴
吸氧（必要时）	血 IgE、IgM、IgG
茶碱缓释片　0.2g po bid	粪查虫卵
甲泼尼龙　60～120mg po q6h❶	血气分析
或　泼尼松　10～15mg po tid❶	胸部 X 线检查
乙胺嗪　30～40mg po tid❷	肺功能检查
	痰真菌培养
	痰曲菌菌丝
	血清曲菌沉淀抗体测定

❶ 急性肺嗜酸粒细胞浸润症首选肾上腺皮质激素。常用甲泼尼龙 60～120mg/6h，症状控制后改为泼尼松 40～60mg/d，口服，2～4 周，随后减量停药。慢性肺嗜酸粒细胞浸润症泼尼松 30～40mg/d，疗程 6～12 个月。少数患者需长期维持，一般泼尼松 2.5～10mg/d。

❷ 热带性肺嗜酸粒细胞浸润症与丝虫感染密切关系，乙胺嗪（海群生）为本症首选，6～8mg/(kg·d)，分 3 次，口服，持续 3 周。症状复发可提高乙胺嗪剂量和延长疗程，8～12mg/(kg·d)，3～4 周。乙胺嗪无效者可选用卡巴肿、亚乙酰拉肿。

注：1. 单纯型肺嗜酸粒细胞浸润症一般不需要治疗，药物引起者应立即停药。寄生虫引起者可予驱虫，症状反复发作者可使用肾上腺皮质激素。

2. 哮喘型肺嗜酸粒细胞浸润症或称变态反应性肺曲霉菌病治疗参见肺曲霉菌病。

3. 肺变应性肉芽肿、血管炎与本病相似，泼尼松 40～60mg/d，症状控制后逐渐减量维持至少 1 年。

4. 吸入激素可控制症状并减少激素用量。控制不满意者，可给予大剂量甲泼尼龙冲击，或硫唑嘌呤、环磷酰胺。

三十、结节病

长 期 医 嘱	临 时 医 嘱
内科护理常规	血常规
二级护理	肝肾功能及电解质
或 三级护理	血清蛋白电泳
半流质饮食	血钙、血尿酸、血碱性磷酸酶、
泼尼松　10～20mg po tid❶	血清血管紧张素
硫唑嘌呤　50～200mg po qd（或	结节病抗原(Kveim)试验
分 2 次)❷	纤维支气管镜肺活检
或 甲氨蝶呤　10～25mg po qw❷	支气管肺泡灌洗液
或 环磷酰胺　50～150mg po qd❷	CT(或 B 超)导向下经皮肺活检(必要时)

续表

长 期 医 嘱	临 时 医 嘱
	开胸肺活检及纵隔淋巴结活检(必要时)
	胸部 X 线检查
	胸部 CT(必要时)
	^{67}镓(^{67}Ga)肺扫描
	浅表淋巴结活检
	血清血管紧张素测定
	结核菌素试验
	肺功能测定
	外科会诊(必要时)

❶ 糖皮质激素初始量泼尼松 20～40mg/d，合并心脏或神经病变者应提高剂量。使用 4～6 周后应逐步减量至 15～30mg/d，维持量为 5～10mg/d，维持 1 年以上。主要应复查胸部 X 线检查、活性血管紧张素转化酶（sACE）、肺功能等以明确疗效，吸入激素在防治进行性肺损伤的疗效尚不肯定，有待继续临床观察。

❷ 糖皮质激素无效时则应停药，并选用免疫抑制药如甲氨蝶呤、硫唑嘌呤，难治者可用环磷酰胺口服或静脉注射。此外，羟氯喹 200～400mg/d 及苯丁酸氮芥 2～8mg/d 均可应用于结节病。

注：1. 结节病对维生素 D 特别敏感，可引起高血钙和高尿钙，应列为禁忌。

2. 晚期重度结节病而致心肺功能衰竭者，采用心肺移植治疗。

三十一、睡眠呼吸暂停综合征

长 期 医 嘱	临 时 医 嘱
内科护理常规	血常规
二级护理	血生化全套
或 三级护理	胸部 CT 检查
半流质饮食	鼻咽部及口咽部 CT 检查

长 期 医 嘱	临 时 医 嘱
或 普食	心电图检查
氨茶碱 0.1g po tid	肺功能检查
或 多索茶碱 0.2g po tid	多导睡眠图检查
乙酰唑胺 0.25g po qd~bid❶	耳鼻喉科会诊❷
	口腔科会诊❸
	持续气管内正压通气(CPAP)治疗❹

❶ 作为呼吸兴奋药的安宫黄体酮、乙酰唑胺等，以及改变睡眠结构的普罗替林、氯西咪嗪等药物已试用于临床，但疗效尚不确定。

❷ 轻、中度患者可请耳鼻喉科会诊，是否能行咽成形手术，治疗机制是通过手术、激光或射频消融的方法切除咽部软组织，扩大咽腔而起治疗作用。

❸ 口腔矫正治疗：通过矫正器使下颌前移，从而扩大咽腔，减轻阻塞达到效果，适合轻、中度有下颌后缩的患者。

❹ 持续气管内正压通气（CPAP）治疗：是目前最常用的治疗方法，适合中、重度患者。

注：一般治疗包括减肥、戒烟酒、侧卧位入眠等。

三十二、呼吸衰竭（急性呼吸衰竭、慢性呼吸衰竭急性加重）

长 期 医 嘱	临 时 医 嘱
内科护理常规	血常规
一级护理	胸部 X 线摄片
半流质饮食	痰细菌培养及药物敏感试验
半卧位	肺功能检查
病重通知	心电图
或 病危通知	动脉血气分析
心电、血氧饱和度监测	肝肾功能及电解质

续表

长 期 医 嘱	临 时 医 嘱
吸氧❶	氨茶碱　250mg 或 多索茶碱　200mg ┃ iv gtt qd 5%GS　100ml
记24h出入量	
沙丁胺醇雾化溶液　2ml inhal 　tid～qid	尼可刹米　5～10支 ┃ 5%GS　500ml ┃ iv gtt❸ qd
或 特布他林雾化溶液　2ml 　　inhal tid～qid	洛贝林　3～10mg ih/im❸ iv（慢） 　或 洛贝林　3～6mg iv（慢）
或 异丙托溴铵吸入剂　1支 　　inhal tid～qid	纳洛酮　0.4～0.8mg iv gtt q4～6h
盐酸氨溴索　30mg po tid 　或 标准桃金娘油（吉诺通） 　　300mg po tid	或 纳洛酮　4～8mg ┃ iv gtt 　　5%GS　250ml ┃
	机械通气辅助呼吸（必要时）
或 羧甲司坦（化痰片） 　　500mg po tid	纤维支气管镜介入吸痰（必要时）
头孢他啶　1.0g ┃ iv gtt q6h❷ 5%GS　100ml ┃	
或 阿奇霉素　0.5g ┃ iv gtt 　　5%GS　500ml ┃ qd	
或 莫西沙星　400mg iv gtt qd	

❶ 急性呼吸衰竭严重缺氧时予高浓度吸氧（＞35%），待病情稳定后将吸氧浓度调至可纠正缺氧的最低水平。超过24h的长时间高浓度给氧（＞60%）可致氧中毒和急性呼吸窘迫综合征的发生。Ⅱ型呼吸衰竭时因通气不足，氧疗过度可抑制通气，导致$PaCO_2$进一步升高，应予低浓度吸氧（1～2L/min）（＜35%），使PaO_2维持在60mmHg左右。

❷ 抗感染治疗：慢性呼吸衰竭急性加重是临床最为常见的呼吸衰竭类型，诱发因素主要为肺部感染。即使非感染因素诱发，呼吸衰竭也会很快发生继发性肺部感染，尤其是实行人工通气者，因此积极防治是重要措施之一，一般选用广谱高效的第三代头孢菌素〔如头孢曲松、头孢他啶（后者尤适用于铜绿假单胞菌感

染)]，以及氟喹诺酮类［如左氧氟沙星或莫西沙星、哌拉西林(氧哌嗪青霉素)]，或加β-内酰胺酶抑制药［如哌拉西林/他唑巴坦(特治星)等]。

❸ 呼吸衰竭时应用呼吸兴奋的药主要作用为兴奋呼吸中枢，增加呼吸频率，以改善肺泡通气量，因此需要在气道已解痉通畅的基础上应用。呼吸兴奋药一般作用短暂，耐药发生较快，副作用有惊厥、血压升高、呼吸肌疲劳、机体耗氧量增加等。因此，必须维持应用，做到用量合理，防止盲目加大剂量，对已有呼吸肌疲劳者尤应小心慎用。主要应用于嗜睡、昏迷等此类患者，尤其适用于呼吸中枢抑制药(如安眠药中毒)所致的呼吸衰竭。尼可刹米能直接兴奋呼吸中枢，也可刺激颈动脉体和主动脉体化学感受器，反射性地兴奋呼吸中枢，使呼吸加深加快，并提高呼吸中枢对二氧化碳的敏感性，临床应用最广，对肺心病呼吸衰竭和吗啡引起的呼吸抑制效果尤好，最宜静脉注射，成人每次 $0.25 \sim 0.5g$，可据病情再用。洛贝林对呼吸中枢无直接兴奋作用，具有烟碱样作用，可刺激颈动脉体和主动脉体感受器，反射性兴奋呼吸中枢，成人每次 $3 \sim 10mg$，皮下或肌内注射，亦可 $3 \sim 6mg$ 缓慢静脉注射，必要时每隔 $30min$ 给药 1 次。

注：1. 维持水、电解质和酸碱平衡，监测肾功能、电解质和血气分析。根据心肺功能状态"量出为入"，适量补充，纠正酸碱失衡。呼吸性酸中毒合并代谢性酸中毒若 $pH < 7.25$，应补充碱，5%碳酸氢钠 (ml) ＝［正常 HCO_3^- (mmol/L) －测得 HCO_3^- (mmol/L)］× $0.5 \times$ 体重 (kg)，或一次先给予 5%碳酸氢钠 $100 \sim 150ml$ 静脉滴注，使其升高至 7.25 左右即可。不宜急于将 pH 值调至正常范围，以免加重二氧化碳潴留。代谢性碱中毒时，当 $pH > 7.45$，而且 $PaCO_2 < 60mmHg$ 时，可考虑使用碳酸苷酶抑制药，如乙酰唑胺(醋氮酰胺) $0.25g$，口服，每天 $1 \sim 2$ 次。

2. 通畅呼吸道：呼吸衰竭时，必须尽快保持呼吸道通畅，祛痰可口服和结合雾化吸入，解除气道痉挛除用茶碱、肾上腺素能受体激动药外，可联合应用糖皮质激素，尤其支气管哮喘者，如甲泼尼龙 $0.5mg/kg$ 静脉注射，q6h，或地塞米松 $5 \sim 10mg$ 静脉推注，q6~8h，症状缓解后酌情减量至停药，不可骤然停药，以免病情反复。

　　3. 注意基础疾病的治疗及其他器官的保护，防治并发症。

三十三、咯血

长 期 医 嘱	临 时 医 嘱
内科护理常规	血常规、血型、血交叉
一级护理	肝肾功能
病重通知(若大咯血)	地西泮　10mg im❷
半流质饮食	可待因 15～30mg❸
或 普食	纤维支气管镜
患侧卧位❶	支气管动脉造影＋栓塞❹
吸氧(必要时)	外科会诊
地西泮　2.5mg po tid❷	
垂体后叶素(血管加压素)❶ 　5～10U ┤iv (5～ 5%GS　20～40ml ┤10min)	
续 血管加压素　10～20U ┤iv gtt 　　5%GS　500ml ┤(持续)	
卡巴克络(肾上腺素色腙)片　10mg po 　tid	
巴曲酶(立止血)　1kU iv 或 im q8～12h	
普鲁卡因　150～300mg ┤iv gtt 5%GS　500ml ┤qd～bid❺	
或 普鲁卡因　50mg ┤iv q8～12h 　　5%GS　40ml ┤	
酚妥拉明　10mg ┤iv gtt qd❻ 5%GS　500ml ┤	
5%GS　250ml ┤iv gtt bid❼ 氨基己酸(EACA)　6.0g ┤	

续表

长 期 医 嘱		临 时 医 嘱
或 氨甲苯酸（PAMBA） 　　200mg 5％GS　250ml	iv gtt bid	

❶ 大咯血一般应采取患侧卧位，以减少出血，避免出血流向健侧。

❷ 对烦躁不安、无呼吸功能不全者，可口服地西泮 2.5mg，每天 3 次，或地西泮 10mg 肌注。

❸ 剧咳者可给予可待因 15～30mg，口服，应注意中枢镇咳药具有抑制呼吸中枢而不利于排痰的副作用。

❹ 血管加压素（脑垂体后叶素）用法：5～10U 加入 5％GS 20～40ml 中缓慢静脉注射（5～10 min），继以 10～20U 加 5％GS 500ml 静脉滴注维持。一日最大量有用至 40～60U。由于可致毛细血管和小动脉收缩，降低肺循环压力，有显著的止血效果，但不适用于高血压、心脏病、肺心病、心力衰竭、孕妇等患者。

❺ 普鲁卡因可扩张血管而降低肺循环压力，用于垂体后叶素禁忌者，用前需皮试。

❻ 酚妥拉明可降低全身血管阻力，使回心血量减少，肺内血流向躯体而起"内放血"作用；其血管扩张作用，可降低肺动脉压和肺毛细血管楔压，减少肺血流，一般连用 5～7 天。

❼ 氨基己酸（EACA）和氨甲苯酸（PAMBA）可抑制纤维蛋白溶解而止血，效果不如上述药物显著。

❽ 若大咯血内科非手术治疗无效，不适合手术或不愿意手术者，可行支气管动脉栓塞止血。

注：1. 咯血是支气管扩张的常见症状，少量咯血一般不致严重后果，大咯血则可威胁生命、窒息致死。大咯血很难有一个量的绝对规定，一般认为，每天咯血量＜100ml 时为小量咯血，每天咯血量≥500ml 则为大咯血，介于两者之间则为中量咯血。也有认为，凡是威胁生命的咯血则可视为"大咯血"，因此建议一次咯血量＞100ml 时，或一日咯血量≥300ml 则为大咯血。

2. 咯血伴感染、休克等其他情况时应给以抗感染、抗休克等相应治疗。

3. 大咯血内科治疗效果不佳患者,应考虑手术治疗。

三十四、肺不张

长 期 医 嘱	临 时 医 嘱
内科护理常规	血常规
一级护理	肝功能
或 二级护理	肾功能
半流质饮食	胸部 X 线检查
病重通知❶	胸部 CT 检查
吸氧	心电图
	痰细菌培养及药物敏感试验
	痰找抗酸杆菌 3 次
	痰脱落细胞 3 次
	支气管镜检查
	血沉
	结核菌素试验

❶ 有呼吸困难或呼吸衰竭时应下病重通知。

注:1. 治疗原则 病因治疗;抗感染治疗;必要时介入或手术治疗。

2. 病因治疗

(1) 痰栓所致肺不张 应有效地湿化呼吸道,配合体位引流和深呼吸,促使分泌物排出,促进肺叶扩张。如果无效,可行支气管镜下吸引。

(2) 异物引起的肺不张 通过气管取出异物。

(3) 血凝块引起的肺不张 除全身使用止血药物外,可行支气管镜检查,既可明确出血部位,也可进行治疗。发现无活动出血可轻柔操作下予以吸出,解除阻塞。对有活动出血者,可局部用止血药物。

（4）胸腹手术后发生的肺不张　鼓励患者咳嗽、深呼吸、协助翻身、拍背，既可预防，亦可用于肺不张的治疗。

（5）肿瘤引起的肺不张　可化疗、放疗或手术切除。也可局部放置气道内支架。

3. 肺不张合并感染应及时应用抗菌药物。

第二章　循环系统疾病

一、心脏骤停

长 期 医 嘱	临 时 医 嘱
内科护理常规	血常规
一级护理	肾功能＋血电解质
病危通知	肝功能、血脂检测
心电、血压、氧饱和度监护	心电图
吸氧	心肺复苏(CPR)❶
气管插管	气管插管
呼吸机辅助呼吸(潮气量 6～7ml/kg 或 500～600ml)	电除颤❷
	肾上腺素　1mg iv
	或 肾上腺素　1mg　气管内注入(3～5min 可重复) NS　10ml
	胺碘酮　150mg iv (10min 内推完) 5%GS　20ml
	胺碘酮　300mg iv gtt (1.0mg/min 共 6h,0.5mg/min 维持 18h) 5%GS　250ml
	NS　50～100ml iv❸ 25%硫酸镁　1～2g
	10%葡萄糖酸钙　5～20ml iv❹ NS　20ml
	动脉血气监测
	起搏治疗❺

❶ 心肺复苏（CPR）包括开通气道（A）、人工呼吸（B）和胸外按压（C）。

A. 开通气道采用仰头抬颏法，颈部外伤采用托颌法；

B. 人工呼吸时每次持续吹气时间 1s 以上，2 次人工通气后即胸外按压；

C. 无论单人或双人按压比例均为 30∶2，以双掌根按压，幅度为 3～5cm，频率 100 次/min。

❷ 电除颤：双向波电除颤可以选择 150～200J，单向波选择 360J，一次电击无效应继续胸外按压和人工通气，5 个周期的 CPR 后再次分析心律，必要时再次除颤。

❸ 用于尖端扭转型室性心动过速、低镁血症、心室扑动和心室颤动者。

❹ 用于高钾血症触发的心室颤动。

❺ 起搏治疗：对于有症状的心动过缓，尤其是高度房室传导阻滞发生在希氏束以下。

注：缓慢型心律失常、心室停顿多与低血容量、低氧、心脏压塞、张力性气胸、药物过量、高钾血症有关，应设法起搏，并给予相应治疗。

二、心源性休克

长 期 医 嘱	临 时 医 嘱	
内科护理常规	血常规	
一级护理	血生化全套	
病危通知	心电图	
心电、血压、氧饱和度监护	心脏彩超（床边）	
吸氧	胸部正位片（床边）	
中心静脉置管	心肌酶学	
血流动力学监测	心肌蛋白定量	
	动脉血气分析	
	多巴胺 100mg❶ 5%GS 250ml	iv gtt（根据血液动力学改变，调节剂量）

续表

长 期 医 嘱	临 时 医 嘱	
	多巴酚丁胺 250mg❷	iv gtt
	5%GS 250ml	
	去甲肾上腺素 1mg❸	iv gtt（根据血
	5%GS 100ml	压调节滴速）
	异丙肾上腺素	iv gtt
	0.5～1mg❹	(0.05～0.5µg/min)
	5%GS 250ml	
	10%GS 40ml ❺	iv（缓慢＞10min）
	西地兰 0.4mg	
	5%GS 1000ml	iv gtt（缓慢
	硝普钠 50mg	滴注,避光）❻
	或 5%GS 250ml	iv gtt
	硝酸甘油❼ 5mg	

❶ 多巴胺，低剂量静脉滴注（每分钟 2～5µg/kg）时，以 β 受体为主，使体循环阻力下降；中等剂量滴注（每分钟 5～10µg/kg），激动心脏 β₁ 受体和使交感神经末梢释放去甲肾上腺素，增加心排血量；大剂量滴注（每分钟 10～20µg/kg），进一步增加心排血量。

❷ 初始 2～5µg/kg，根据血液动力学改变调节剂量，最大为 15µg/kg。特别适用于心排血量下降，低血压不严重和前负荷增加的患者。

❸ 去甲肾上腺素是很强的血管升压药，用于严重低血压＜9.3kPa（70mmHg）。

❹ 异丙肾上腺素仅偶用于治疗缓慢型心律失常所致血液动力学障碍，随后用临时起搏代之，密切监测心律和其他副作用。

❺ 快速型心房颤动（房颤）或反复发作室上性心动过速（室上速）时可用洋地黄，如西地兰缓慢静推，必要时 2～4h 再注射 0.2mg。

❻ 心源性休克在心排血量和血压低，肺小动脉嵌入压高，外

周血流灌注不良的情况下,可合用血管扩张药。

❼ 初始 5μg/min,每隔 5~10min 增加 2.5~5μg。初次使用,应平卧,以防止低血压、头痛等不良反应。

注:1. 心源性休克病因较多,病情危重,应积极寻找病因,如急性心肌梗死、病毒性心肌炎,参考下文。

2. 严重二尖瓣狭窄者,可考虑使用洋地黄制剂;急性心脏填塞者,应立即行心包穿刺引流、减压,快速静脉补液;巨大肺动脉栓塞、腹主动脉瘤破裂、急性室间隔穿孔需手术治疗;严重主动脉狭窄先行主动脉球囊扩张术,为择期手术创造条件。

三、高血压危象

长 期 医 嘱	临 时 医 嘱
内科护理常规	血常规、尿常规
一级护理	血电解质、肾功能
低盐、低脂半流质饮食	血脂、血糖检查
病危通知	肾素、血管紧张素Ⅱ、去甲肾上腺素
心电、血压监护	心电图(床边)
吸氧	眼底检查
	胸部 X 线摄片(床边)
	呋塞米　20~40mg iv
	5%GS　250~500ml　iv gtt(根据血 硝酸甘油　5~10mg　压调整滴速)
	或 5%GS　250~500ml　iv gtt(根据血 硝普钠　50~100mg　压调整滴速)

注:1. 高血压危象是高血压急症,需立即降压治疗以防止心脏、脑部、肾脏并发症的产生。首先应恰当确定要达到的降压目标水平,肾功能正常且无心脑血管病变者,血压可降至正常水平;老年人或伴心脏、脑部、肾脏损害者应避免急剧降压。降压的安全水平在 (160~180)/(100~110)mmHg,或者平均动脉压降低20%~25%;起初 48h 的降压,舒张压不低于 100mmHg,收缩压不低于 160mmHg。

2. 高血压脑病时可适当加用脱水剂如甘露醇，有烦躁不安、躁动、抽搐时可肌注地西泮、苯巴比妥钠等。

3. 血压降至接近正常范围后，按原发性高血压治疗。

四、心力衰竭

(一) 轻、中度 (Ⅰ级、Ⅱ级)

长 期 医 嘱	临 时 医 嘱
内科护理常规	血常规
一级护理	血电解质
低盐饮食	肾功能
病重通知	肝功能
吸氧	肌钙蛋白
记 24h 出入量	脑利钠肽(BNP)❹
螺内酯　20mg po qd	心电图
依那普利　5～10mg po qd❶	心脏三位片
或 卡托普利　12.5～25mg po bid	超声心动图
或 贝那普利　10mg po qd	
或 福辛普利　10mg po qd	
或 培哚普利　4mg po qd	
美托洛尔(倍他乐克)　12.5～25mg po bid❷	
或 比索洛尔　2.5～5mg po qd	
或 卡维地洛　3.125～12.5mg po qd	
地高辛　0.125～0.25mg po qd❸	
硝酸异山梨酯❺　5～10mg po tid	

❶ 已证明血管紧张素转化酶抑制药（ACEI）能明显降低心力衰竭的病死率，提高生存质量，若无禁忌证，所有心力衰竭患者均应使用 ACEI，无症状或症状轻微的患者可单用 ACEI，宜从小剂量开始。已有肾功能不全者慎用 ACEI；伴中、重度双侧肾动脉狭窄或孤立性肾动脉狭窄的患者禁用 ACEI。

❷ 已证明β受体阻滞药能明显降低心力衰竭的病死率，提高生

命质量，建议无禁忌证的患者均要使用。但需在病情稳定，无钠水潴留状态下使用。

❸ 洋地黄类药物适合于收缩功能不全为主的心力衰竭、心房颤动伴心室率过速的心力衰竭。舒张功能不全为主的心力衰竭使用洋地黄类药物疗效较差。二尖瓣狭窄伴左心功能不全、肥厚型和梗阻型心肌病伴心力衰竭慎用洋地黄。

❹ B 类利钠肽（BNP）和氨基末端前 B 类利钠肽（NT-proBNP）是目前最常使用的心力衰竭标志物。BNP 的生成在转录水平受室壁张力的调节，心室容量负荷过重可以引起室壁张力的增高。BNP 和NT-proBNP 的释放也随着室壁张力的增高而增多。BNP 和 NT-proBNP 均被用于诊断急性失代偿性心力衰竭，BNP 水平随着心力衰竭程度的加重而升高，通常 BNP＞400pg/ml，可确诊为心力衰竭。见表 2-1。

表 2-1　NT-proBNP 排除/诊断心力衰竭的标准

年龄/岁	NT-proBNP/(pg/mL)	意义
<50	≥450	心力衰竭可能性高
	300～450	心力衰竭可能性较低
	<300	排除心力衰竭可能
50～70	≥900	心力衰竭可能性高
	300～900	心力衰竭可能性较低
	<300	排除心力衰竭可能

❺ 初次使用硝酸酯类，患者应平卧，以防止头痛、低血压等不良反应。

注：1. 病因治疗　可用药物、介入及手术治疗改善心肌缺血；控制血压；心脏瓣膜置换等。另外，应去除诱发因素，控制感染，避免过度体力活动和精神应激，纠正水、电解质和酸碱平衡紊乱，控制钠盐摄入，调整心率及心律失常等。

2. 心力衰竭的治疗原则　降低前后负荷；控制钠水潴留；增加心肌收缩力；尽可能纠治原发病；阻断过度激活的交感肾上腺能和肾素血管紧张素醛固酮系统。

3. 利尿药需间断使用以防止体内水、电解质失衡。

（二）重度（Ⅲ、Ⅳ级）

长 期 医 嘱	临 时 医 嘱
内科护理常规	血常规
一级护理	血电解质
半卧位	肾功能
病危通知	肝功能
吸氧（2～4L/min）	肌钙蛋白、脑利钠肽
持续心电、血压监护	心电图（床边）
记24h出入量	胸部X线摄片（床边）
地高辛　0.125～0.25mg po qd	吗啡　5～10mg iv(可重复)❶
螺内酯　20mg po qd	5%GS　20～40ml ┐ iv（缓慢）
硝酸异山梨酯　10mg po tid	毛花苷C 0.2～0.4mg ┘
依那普利　5～10mg po qd	呋塞米　20～40mg iv st!
或 卡托普利　12.5～25mg	5%GS　250ml ┐ iv gtt
po bid	硝酸甘油❷　　10mg ┘
或 贝那普利　10mg po qd	或 5%GS　250ml ┐ iv gtt
或 福辛普利　10mg po qd	硝普钠❸　25～50mg ┘
或 培哚普利　4mg po qd	

❶ 吗啡是治疗急性肺水肿的有效药物，可予吗啡5～10mg静脉注射，必要时可每15min重复1次，共2～3次。若病情不十分危急，可予5～10mg皮下或肌内注射，每3～4h重复1次。对高龄、支气管哮喘、昏迷、严重肺部病变、呼吸抑制、心动过速或房室传导阻滞者慎用。

❷ 静脉滴注硝酸甘油，起始剂量10μg/min，在密切监测血压的同时每5min增加5～10μg/min，直至症状缓解，或达到200μg/min，或维持收缩压至100mmHg左右。

❸ 对高血压性心脏病引起的肺水肿应用硝普钠静脉滴注效果更好，因为它同时具有扩张动静脉的作用。

注：1. 心力衰竭治疗过程中应严密观察水、电解质平衡情况，特别是长期使用利尿药时。

2. 条件许可，可利用右心漂浮导管血流动力学监测以指导治疗。

3. 使用多巴胺、多巴酚丁胺、米力农等正性肌力药物，一般为3～7天。长期使用会产生快速耐受导致作用减弱，使用这类药物只能改善症状，不改变心力衰竭患者的预后，甚至增加病死率，故不作为首选药。

4. 心力衰竭纠正或改善后按Ⅰ、Ⅱ级心功能治疗。

五、病态窦房结综合征

（一）不伴阿-斯综合征发作

长 期 医 嘱	临 时 医 嘱
内科护理	血沉、抗链球菌溶血素"O"抗体（抗"O"、ASO）
三级护理	
或 二级护理	肾功能、电解质
普通饮食	血脂全套
阿托品 0.3～0.6mg po tid	肝功能
	血清天冬氨酸氨基转移酶（AST）、肌酸激酶（CK）和 LDH 及其同工酶
	肌钙蛋白 T（TnT）、心肌肌钙蛋白I（TnI）测定
	心电图
	24h 动态心电图
	心脏三位片
	超声心动图
	阿托品激发试验
	活动平板运动试验
	食管调搏窦房结功能测定

注：1. 症状不明显者，尽可能暂不用药，尽快进行各项有关检查。

2. 此类患者忌用抑制心率的药物。

3. 如有低心排血量引起的头昏、乏力等症状时，可考虑植入心脏永久起搏器。

（二）伴阿-斯综合征发作

长 期 医 嘱	临 时 医 嘱
内科护理常规	血常规、血沉、抗"O"
一级护理	电解质
普通饮食	凝血酶原（PT）、活化部分凝血酶原
病危通知	时间（APTT）
心电监护	血 AST、CK 和 LDH 及其同工酶
吸氧	TnT、TnI 测定
	肝肾功能
	心脏三位片
	5%GS 500ml 异丙肾上腺素❶ 1~2mg ｜ iv gtt
	临时或永久性心脏起搏器安装术

❶ 异丙肾上腺素对冠心病患者可能加重心肌缺血。异丙肾上腺素静脉滴注速度根据心率调整；有快速型室性异位心律者不宜用异丙肾上腺素，宜紧急安装临时起搏器。

注：1. 病因可去除者或一时无法安装永久性心脏起搏器者需立即给予临时心脏起搏；病因不易去除者需安装永久性埋藏式起搏器。

2. 快-慢综合征患者宜在安装起搏器后使用抗快速型心律失常药物。

六、高危室性期前收缩（早搏）

长 期 医 嘱	临 时 医 嘱	
内科护理常规	血常规	
一级护理	电解质	
半流质饮食	血清游离三碘甲状腺原氨酸	
或 普通饮食	（FT3）、血清游离甲状腺激素	
病重通知	（FT4）、血清促甲状腺激素（TSH）	
或 病危通知	利多卡因 50~100mg iv	
心电监护	5%GS 500ml	iv gtt
吸氧	利多卡因 500mg	（维持）

长 期 医 嘱	临 时 医 嘱
美西律　150～250mg po tid 或 胺碘酮　200mg po tid❶ 或 美托洛尔　25mg po bid 或 比索洛尔　5mg po qd	或 5%GS　20ml ⎤ 　　胺碘酮　50mg ⎦ iv 或 5%GS　100ml ⎤ 　　胺碘酮　150mg ⎦ iv gtt

❶ 急性心肌梗死后的室性早搏也可选用胺碘酮或 β 受体阻滞药，如美托洛尔、比索洛尔。胺碘酮200mg，每天 3 次，1 周后减为 200mg，每天 2 次，用药期间注意胺碘酮心脏外的毒性作用，如甲状腺功能异常、角膜色素沉着、肺纤维化等。

注：1. 高危室性早搏指室性早搏频发＞5 次/min、或成对发生、或多源性、或并行型、或室性早搏有 R on T 现象。这些室性早搏有可能恶化为室性心动过速、心室颤动，一般多见于器质性心脏病患者。

2. 洋地黄中毒引起室性早搏者，立即停用洋地黄制剂，给予氯化钾和苯妥英钠治疗。

3. 同时应针对病因进行治疗。

七、阵发性室上性心动过速

长 期 医 嘱	临 时 医 嘱
内科护理常规	5%GS　20～40ml ⎤ 维拉帕米　5mg ⎦ iv
一级护理	
半流质饮食	或 5%GS　20ml ⎤ 　普罗帕酮　70mg ⎦ iv
心电监护❶	
吸氧	或 5%GS　20～40ml ⎤ 　毛花苷 C❸　0.2～0.4mg ⎦ iv
维拉帕米❷　40～80mg po tid 或 普罗帕酮　0.5g po tid 或 美托洛尔　25～50mg po bid	或 5%GS　20ml ⎤ 　胺碘酮　150mg ⎦ iv 或 经食管调搏超速抑制法

❶ 尤其在毛花苷 C、维拉帕米、普罗帕酮、胺碘酮静脉用药时应进行心电监护。

❷ 不宜与美托洛尔合用。

❸ 为心脏扩大、心力衰竭者首选，发作控制后改为口服地高辛维持。

注：1. 阵发性室上性心动过速发作中止后进一步检查（包括电生理检查）以确定其病因，并可行射频消融术治疗。

2. 阵发性室上性心动过速发作初，可让患者自己试用各种简单的刺激迷走神经的操作如做乏氏动作、按摩颈动脉窦或压迫眼球等终止发作。

3. 预激综合征患者发生旁路正传的阵发性室上性心动过速（QRS 波增宽）时，禁用洋地黄类药物（如毛花苷 C）及维拉帕米。

4. 发作时伴有血流动力学障碍或上述方法无效时，可选用同步直流电复律，能量以 $100\sim200$J 为宜。但洋地黄中毒所致的心动过速以及低血钾患者不宜行电复律治疗。

八、阵发性室性心动过速

长　期　医　嘱	临　时　医　嘱
内科护理常规	血电解质、肝肾功能、血糖、血脂
一级护理	血气分析
半流质饮食	心电图
病危通知	超声心动图
心电监护	24h 动态心电图
血氧饱和度	$5\%\sim10\%$GS　250ml ⎫ iv gtt
持续血压监测	胺碘酮　$300\sim450$mg ⎭
吸氧（流量 $2\sim4$L/min）	或 利多卡因❶　$50\sim100$mg iv
胺碘酮(可达龙)　200mg	或 $5\%\sim10\%$GS　500ml ⎫ iv gtt
po tid	利多卡因　$500\sim$ ⎬（维持 $1\sim$
	1000mg ⎭ 4mg/min）
	或 同步直流电复律　$50\sim100$W·s❷
	或 10%GS　$250\sim500$ml ⎫ iv gtt
	异丙肾上腺素　$0.5\sim1$mg ⎭ qd❸
	或 5%GS　250ml ⎫ iv gtt
	异苯妥英钠　$0.125\sim0.25$mg ⎭ qd❹

❶ 利多卡因的不良反应：眩晕、感觉异常、意识模糊、谵妄、昏迷。利多卡因静脉推注后效果不明显者，2～5min 后可再重复注射。

❷ 持续室性心动过速者应尽早行同步电复律术。但洋地黄中毒引起的室性心动过速宜用苯妥英钠、补钾，不宜进行电复律。

❸ 用于尖端扭转型室性心动过速，同时予以静脉补钾、补镁。

❹ 用于洋地黄中毒引起的室性心动过速，同时补钾。

注：1. 并行心律所致室性心动过速，若心室率不快，不引起明显血流动力学变化者，可不用抗心律失常药物，仅针对病因治疗即可。

2. 积极查找其病因，给予病因治疗。

3. 抗心律失常药物可与埋藏式心室起搏装置合用，治疗复发性室性心动过速。对于无器质性心脏病的特发性单源性室速，导管射频消融根除发作的疗效甚佳。

九、心房颤动（急性发作）

长 期 医 嘱	临 时 医 嘱
内科护理常规	血常规
一级护理	生化全套
普食	心电图
病重通知	胸部正侧位片
吸氧	5%GS　20～40ml　| iv
地高辛　0.125～0.25mg po qd❶	毛花苷 C❷　0.2～0.4mg　（缓慢）
胺碘酮　200mg po tid	或 5%GS　20～40ml　| iv 　维拉帕米　5mg　（缓慢）
阿司匹林肠溶片　75～150mg 　po qd	或 5%GS　20ml 　胺碘酮　150mg　| iv
	或 5%GS　200ml 　胺碘酮　150mg　| iv gtt

❶ 地高辛可减慢快速型房颤的心室率，可作为心功能障碍患者的首选治疗。

❷ 预激综合征伴心房颤动者禁用洋地黄制剂，也不宜用维拉帕米，可用普罗帕酮或胺碘酮静脉注射或滴注。

注：1. 新近发生的持续心房颤动，在排除病态窦房结综合征、慢-快综合征，应考虑进行复律治疗。

2. 伴明显血流动力学改变，如预激综合征并发房颤者，首选电复律。

十、二度Ⅱ型、三度房室传导阻滞

长 期 医 嘱	临 时 医 嘱
内科护理常规	血常规
一级护理	血沉、抗"O"
半流质饮食	血 AST、CK 和 LDH 及其同工酶
病重通知	TnT、TnI 测定
吸氧	心电图
心电监护	超声心电图
	24h 动态心电图
	5%GS　500ml 异丙肾上腺素　1mg ｝iv gtt
	安装临时性心脏起搏器❶ 或 植入永久性心脏起搏器❷

❶ 临时性心脏起搏器治疗指征：心室率缓慢并影响血流动力学状态的Ⅱ～Ⅲ度房室传导阻滞，尤其是阻滞部位在房室束以下，并发生在急性心肌炎、急性心肌梗死或心脏手术损伤时。

❷ 持续高度或Ⅲ度房室传导阻滞伴有心、脑供血不足症状、活动量受限或有过阿-斯综合征发作者，均应考虑采用永久起搏器治疗。

注：1. 除针对病因诊治外，应积极纠正血流动力学异常。

2. 安装起搏器后即可停用异丙肾上腺素。

十一、心律失常射频消融术后

长 期 医 嘱	临 时 医 嘱
内科护理常规	青霉素皮试
一级护理	心电图

续表

长 期 医 嘱	临 时 医 嘱
普通饮食	血 AST、LDH 和 CK 及其同工酶测定
持续心电、血压监护❶	
阿司匹林肠溶片　300mg po qd❷	穿刺口加压包扎,局部沙袋压迫
5%GS　250ml ⎱ iv gtt qd 青霉素　480万U ⎰	手术肢体制动　8～12h❸

❶ 射频消融术后主要观察有无各种心律失常,特别是房室传导阻滞的发生。

❷ 术后口服阿司匹林 300mg,每天 1 次,防止血栓。

❸ 穿刺股静脉者下肢限制活动不超过 6h,穿刺股动脉者下肢限制活动不超过 12h。

十二、心肌病

(一) 扩张型 (伴心功能不全)

长 期 医 嘱	临 时 医 嘱
内科护理常规	血电解质
一级护理	脑利钠肽
低盐普通饮食	血沉、抗"O"、肝肾功能
病重通知	血电解质
记 24h 出入量	心电图
吸氧	超声心动图
地高辛　0.125～0.25mg po qd	心脏三位片
单硝酸异山梨酯　20mg po bid	心肌核素显像(必要时)
或 硝酸异山梨酯　10mg po tid	呋塞米(速尿)　40mg iv st!
依那普利　5～10mg po qd❶	5%GS　20～40ml ⎱ iv❸ 毛花苷丙　0.2～0.4mg ⎰ st!
或 卡托普利　12.5～25mg bid	5%GS　250ml ⎱ iv gtt 硝酸甘油　10mg ⎰
或 贝那普利　10mg po qd	
或 福辛普利　10mg po qd	或 5%GS　250ml ⎱ iv gtt 硝普钠　25mg ⎰
或 培哚普利　4mg po qd	

续表

长 期 医 嘱	临 时 医 嘱
美托洛尔　6.25～12.5mg po bid❷ 　或 卡维地洛　3.125～12.5mg po qd 　或 比索洛尔　5mg po qd	
螺内酯　20mg po qd	
盐酸曲美他嗪(万爽力)　20mg po tid	

❶ 已证明血管紧张素转换酶抑制药在心力衰竭治疗中有益，如无禁忌证或明显副作用，建议常规使用。

❷ β受体阻滞药：注意从小剂量开始试用，如美托洛尔从 6.25mg 开始，缓慢增量至 25～50mg，每天 2 次，注意密切观察病情变化。已证明长期应用有益。

❸ 本病心肌损害广泛，对洋地黄的耐受性差，易致洋地黄过量中毒，在使用过程中，须严格掌握剂量。还可用其他种类的正性肌力药物。

注：1. 扩张型心肌病由于病因不明，主要是对症治疗。心功能不全者，纠正心力衰竭常用强心药、利尿药和血管扩张药。根据病情轻、重选用一种或几种药物合用。

2. 重症晚期，内科治疗无效者考虑心脏移植。

(二) 肥厚型 (伴心功能不全)

长 期 医 嘱	临 时 医 嘱
内科护理常规	血常规、肝功能、肾功能、电解质
一级护理	脑利钠肽
普通饮食 　或 半流质饮食	超声心动图
	心电图
病重通知	心脏三位片
美托洛尔　6.25mg po bid	24h 动态心电图
或 卡维地洛　3.125～ 　　　12.5mg po qd	核素心肌显像及心血池扫描(必要时)
	心导管检查心血管造影(必要时)
或 比索洛尔　2.5mg po qd	呋塞米　20～40mg iv st!

注：1. 有流出道梗阻者禁用或慎用硝酸酯类、洋地黄类药物。

2. 肥厚严重者可介入性治疗、起搏治疗或外科手术治疗。

（三）限制型（伴心功能不全）

长 期 医 嘱	临 时 医 嘱
内科护理常规	血沉、肝肾功能
二级护理	心电图
低盐普通饮食	超声心动图
或 半流质饮食	心脏三位片
氢氯噻嗪　25mg po tid	右心导管检查（必要时）
10%氯化钾　10ml po tid	

注：1. 本病预后较差，只能对症治疗。

2. 代偿期阶段应避免过劳，防止感染。

3. 有水肿、腹水者用利尿药；应用利尿药或血管扩张药时应注意不使心室充盈压下降过多，而影响心功能；伴有快速型心室率的心房颤动者可使用洋地黄类，如地高辛 0.125～0.25mg，每天 1次。为防止栓塞可使用抗凝药。

4. 近年来用手术切除纤维化增厚的心内膜，房室瓣受损者同时进行人造瓣膜置换术。

十三、心绞痛

（一）稳定型

长 期 医 嘱	临 时 医 嘱
内科护理常规	血糖、血脂、肝肾功能
二级护理	PT＋APTT
低脂普通饮食	心电图
吸氧（必要时）	超声心动图
美托洛尔　12.5～50mg po bid	心脏三位片
或 卡维地洛　3.125～12.5mg po qd	24h 动态心动图
或 比索洛尔　5mg po qd	活动平板试验
硝酸异山梨酯　5～20mg po tid	冠状动脉造影

续表

长 期 医 嘱	临 时 医 嘱
或 单硝酸异山梨酯　20mg po bid	硝酸甘油片❶　　0.3～0.6mg
阿司匹林肠溶片　75～150mg po qd	舌下含服
阿托伐他汀　10～20mg po qd	或 硝酸异山梨酯❶　　10mg
或 辛伐他汀　20～40mg po qd	舌下含服
或 氟伐他汀　20～40mg po qd	或 速效救心丸❶　5～20粒
或 普伐他汀　10mg po qd	舌下含服
盐酸曲美他嗪(万爽力)　20mg po tid	

❶ 用于心绞痛急性发作时，无效者5min后再次给药。

注：1. 心绞痛发作时应立即停止活动。

2. 有心功能不全、支气管哮喘及心动过缓者不宜使用β受体阻滞药；长期应用β受体阻滞药者不宜突然停药。

(二) 不稳定型

长 期 医 嘱	临 时 医 嘱
内科护理常规	血常规
一级护理	血脂、血糖、肝肾功能
低脂半流质饮食	血电解质
病重通知	血 AST、CK 和 LDH 及其同
心电监护	工酶
吸氧	TnI、TnT 测定
美托洛尔　12.5～100mg po bid❶	PT＋APTT
或 卡维地洛　3.125～12.5mg po qd	超声心动图
或 比索洛尔　5mg po qd	床边心电图
阿司匹林肠溶片　75～150mg po qd❷	心脏三位片
或 氯吡格雷　75mg po qd	
5%GS　250ml 硝酸甘油　5～10mg ⎰ iv gtt qd 　或 5%GS　250ml 地尔硫䓬　10mg ⎰ iv gtt qd	5%GS　250ml 硝酸甘油　5～10mg ⎰ iv gtt❸ 　或 5%GS　250ml 地尔硫䓬　10mg ⎰ iv gtt

续表

长 期 医 嘱	临 时 医 嘱
肝素　12500IU｜iv（泵入，600～ 　NS　48ml　｜800IU/h）（必要时） 　或 低分子肝素　120IU/kg ih bid	
阿托伐他汀　10～20mg po qd 　或 辛伐他汀　20～40mg po qd 　或 氟伐他汀　20～40mg po qd 　或 普伐他汀　10mg po qd	

❶ 不能耐受硝酸酯类和β受体阻滞药的患者，以及变异型心绞痛患者选用钙通道阻滞药。应优先选择维拉帕米和地尔硫䓬。

❷ 对阿司匹林过敏或胃肠道疾患，不能耐受阿司匹林的患者，应当用氯吡格雷。

❸ 硝酸甘油最常见的副作用为头痛，使用硝酸酯类药必须间歇给药。

注：1. 心绞痛发作频繁严重者，持续静滴硝酸甘油3～5天，停用后可改用长效硝酸盐类药物。

2. 造影：做经皮腔内冠状动脉成形术（PTCA）＋支架置入治疗。

十四、急性心肌梗死

（一）无严重并发症

长 期 医 嘱	临 时 医 嘱
内科护理常规	血常规
一级护理	血 AST、CK 和 LDH 及其同工酶
绝对卧床休息	TnI、TnT 测定
半流质饮食	血沉、肝肾功能
病危通知	血钾、钠、氯测定
或 病重通知	PT＋PTTT
心电、血压、呼吸监护	心电图(床边)
吸氧	胸部 X 线摄片(必要时)(床边)

续表

长 期 医 嘱	临 时 医 嘱
记 24h 出入量	阿司匹林 300mg 嚼服
美托洛尔 12.5~50mg po bid 　或 卡维地洛 3.125~12.5mg 　　po qd 　或 比索洛尔 5mg po qd	氯吡格雷❶ 300mg po
	氯化钠注射液 100ml 尿激酶 150 万 U ｜iv gtt（30min 内滴完）
阿司匹林肠溶片 0.3g po qd	经皮腔内冠状动脉成形术(PTCA) 　或 经皮腔内冠状动脉介入治 　疗(PCI)术(必要时)
单硝酸异山梨酯 20mg po bid	
氯吡格雷 75mg po qd	
阿托伐他汀 10mg po qd 　或 辛伐他汀 10mg po qd	
低分子肝素 120IU/kg ih qd	
果导片 2 片 po qd	

❶ 用于准备急诊做经皮腔内冠状动脉介入治疗（PCI）的患者。

注：1. 急性心肌梗死患者最好住入监护病房，5~7 天病情稳定后可转入普通病房。应密切监护心电、血压、呼吸等变化，密切观察严重并发症的发生，尽量设法缩小梗死范围，保护心脏功能。

2. 急性心肌梗死应及早给予溶栓治疗或 PCI 手术，在 6h 之内效果较好。

3. 全导心电图及心肌酶谱的检测应根据病情需要多次复查，进行动态观察。

4. 有条件者可立即行冠状动脉造影术、PTCA 及支架置入术。

（二）伴有Ⅲ度房室传导阻滞

长 期 医 嘱	临 时 医 嘱
内科护理常规	血常规
一级护理	血生化
绝对卧床休息	心电图
低脂半流质	PT＋PTTT
病危通知	血 AST,CK 和 LDH 及其同工酶

续表

长 期 医 嘱	临 时 医 嘱
吸氧	TnI、TnT 测定
记 24h 出入量	血沉
心电、血压、呼吸监护	心电图（床边）
硝酸异山梨酯　10mg tid	急诊心脏临时起搏术
	氢化可的松❶　200~300mg ⎫ 5%~10%GS　250ml ⎭ iv gtt qd

❶ 用于急诊行心脏临时起搏的同时。

注：严重心动过缓者，一般指心率低于 45 次/min，二度Ⅱ型或高度及完全性房室传导阻滞者，患者可能有阿-斯综合征发作，故对此类患者首先应提高心率、维持足够的心排血量，保证不发生阿-斯综合征。建议急诊行心脏临时起搏。

（三）伴室上性心动过速

长 期 医 嘱	临 时 医 嘱
内科护理常规	血常规
一级护理	血沉
低脂半流质饮食	血生化全套
绝对卧床休息	心电图
病危通知	血 AST、CK 和 LDH 及其同工酶
吸氧	TnI、TnT 测定
心电、血压、呼吸监护	5%GS　100ml ⎫ iv gtt
胺碘酮❶　0.2g po tid	胺碘酮（可达龙）　150mg ⎭

❶ 胺碘酮的不良反应有严重心律失常、甲状腺功能失调、角膜微沉淀、肺纤维化。

注：1. 频发出现或阵发性室上性心动过速，则大多数与不同程度的心力衰竭有关，可静脉应用利尿药；如心肌梗死超过 24h，也可给小量毛花苷 C 或口服地高辛；无心力衰竭者可谨慎试用维拉帕米或 β 受体阻滞药。

2. 若药物治疗无效时，可考虑采用同步直流电复律或人工心脏起搏器复律治疗。

（四）伴低血压或休克

长 期 医 嘱	临 时 医 嘱
内科护理常规	血常规
一级护理 或 特别护理	血沉 血生化全套
绝对卧床休息	心电图（床边）
流质饮食	血 AST、CK 和 LDH 及其同工酶
病危通知	TnI、TnT 测定
吸氧	右心漂浮导管血流动力学监测
心电、血压、呼吸监护	5%GS 500ml
记 24h 出入量	多巴胺❶ 20～80mg $\Big]$ iv gtt st 间羟胺❷ 20～80mg
10%GS 500ml 胰岛素 8～12U 10%氯化钾 15ml $\Big]$ iv gtt qd 三磷腺苷 40mg 辅酶 A 100U 维生素 C 2.0g	主动脉内气囊反搏术（有条件时）
	急诊冠状动脉造影＋PTCA＋支架置入（有条件时）
	呋塞米❸ 20～40mg iv
	5%～10%GS 500ml $\Big]$ iv gtt qd 硝普钠 50mg❹
10%GS 250～500ml $\Big]$ iv gtt qd 氢化可的松 200mg （必要时）	

❶ 多巴胺静脉滴注一般从每分钟 1μg/kg 体重开始，逐渐增加剂量至使收缩压稳定在 80～90mmHg（10.7～12kPa），不应超过每分钟 10mg/kg 体重；常合用间羟胺，用量常少于多巴胺。

❷ 用于血容量补足、血压稳定者，滴注速度每分钟 0.5～1.0mg/kg 体重，缓慢增加滴速直至出现满意血流动力学效应。

❸ 此类患者应尽可能行急诊冠状动脉造影和 PTCA 术，如血流动力学不稳定可以在主动脉内气囊反搏支持下行急诊 PTCA 术＋支架置入术。

❹ 用于肺毛楔嵌压＞20mmHg（2.7kPa）或中心静脉压＞15mmHg（2kPa）者。

注：1. 急性心肌梗死伴休克者需进行血流动力学监测，控制肺

毛楔嵌压在 15～20mmHg（2～2.7kPa），动脉血压维持在 90mmHg（12kPa）左右，脉压差 20mmHg（2.7kPa），心排血量维持在 2.2～3.5L/（m² · min）。

2. 每天补液量应根据血流动力学监测指标或尿量而定。

3. 当肺毛楔嵌压＜15mmHg（2kPa）时，可用右旋糖酐、706代血浆或稀释的白蛋白输注扩充血容量。急性心肌梗死患者可因液体丢失，同时进液量过少，致使血容量不足引起低血压，补充血容量后血压可恢复。

4. 可适当使用一些促进细胞能量代谢的药物，如二磷酸果糖、磷酸肌酸等。

（五）伴心力衰竭

长 期 医 嘱	临 时 医 嘱
内科护理常规	血常规
一级护理	血沉
半卧位	血生化全套
低盐低脂半流质饮食	血 AST、CK 和 LDH 及其同工酶
病危通知	TnI、TnT 测定
吸氧	心电图（床边）
记 24h 出入量	吗啡　3～5mg iv st!❶
心电、血压、呼吸监护	呋塞米　20～40mg iv st!❷
硝酸异山梨酯　10mg po tid	5%GS　20～40ml ⎫ 硝酸甘油❸　5mg ⎭ iv gtt
依那普利　5～10mg po qd	5%～10%GS　200ml ⎫ 硝普钠❹　25mg ⎪ iv gtt 　或 5%GS　250mg iv gtt
或 卡托普利　12.5～25mg po bid	
或 贝那普利　10mg po qd	右心漂浮导管血流动力学监测术
或 福辛普利　10mg po qd	
或 培哚普利　4mg po qd	

❶ 吗啡有呼吸抑制作用，老年患者尤其要小心。

❷ 急性心肌梗死伴心力衰竭者，应首先使用利尿药或血管扩张药。

❸ 开始滴速为 0.33～10μg/min，可逐步增加至 30～50μg/min，并使收缩压保持在 100mmHg。

❹ 用于血压高者，开始滴速为 $10\sim15\mu g/min$，根据血压调节用药速度。

注：主要是治疗急性左心衰竭。有右心衰竭者应慎用利尿药。

急性 ST 段抬高心肌梗死临床路径表单

时间	到达急诊科(0~10min)	到达急诊科(11~30min)
主要诊疗工作	□ 询问病史与体格检查 □ 建立静脉通道 □ 心电和血压监测 □ 描述并评价"18 导联"心电图 □ 开始急救和常规治疗	□ 急请心血管内科二线医师会诊（5min 内到达）：复核诊断、组织急救治疗 □ 迅速评估"溶栓治疗"或"直接 PCI 治疗"的适应证和禁忌证 □ 确定再灌注治疗方案 □ 对拟行"直接 PCI"者，尽快术前准备（药物、实验室检查、交代病情、签署知情同意书、通知术者和导管室、运送准备等） □ 对拟行"溶栓治疗"者，立即准备、签署知情同意书并尽早实施
重点医嘱	□ 描记"18 导联"心电图 □ 卧床、禁活动 □ 吸氧 □ 重症监护(持续心电、血压和血氧饱和度监测等) □ 开始急性心肌梗死急救和"常规治疗"	□ 急性心肌梗死护理常规 □ 特级护理、卧床、禁食 □ 镇静止痛 □ 静脉滴注硝酸甘油 □ 尽快准备和开始急诊"溶栓"治疗 □ 从速准备和开始急诊 PCI 治疗 □ 实验室检查(溶栓或急诊 PCI 前必查项目) □ 建立静脉通道 □ 血清心肌酶学和损伤标志物测定(不必等结果)
主要护理工作	□ 建立静脉通道 □ 给予吸氧 □ 实施重症监护、做好除颤准备 □ 配合急救治疗（静脉/口服给药等）	□ 急性心肌梗死护理常规 □ 完成护理记录 □ 特级护理 □ 观察并记录溶栓治疗过程中的病情变化及救治过程

续表

时间	到达急诊科(0～10min)			到达急诊科(11～30min)		
主要护理工作	□ 静脉抽血准备 □ 完成护理记录 □ 指导家属完成急诊挂号、交费和办理"入院手续"等工作			□ 配合监护和急救治疗 □ 配合急诊 PCI 术前准备 □ 做好急诊 PCI 患者转运准备		
病情变异记录	□ 无　□ 有,原因: 1. 2.			□ 无　□ 有,原因: 1. 2.		
护士签名	白班	小夜班	大夜班	白班	小夜班	大夜班
医师签名						

时间	到达急诊科(31～90min)	住院第 1 天(进入 CCU 24h 内)
主要诊疗工作	□ 做好患者"急诊室⇄导管室⇄CCU"安全转运准备 □ 密切观察并记录溶栓过程中的病情变化和救治情况 □ 尽早运送患者到导管室,实施"直接 PCI"治疗 □ 密切观察并记录"直接 PCI"治疗中的病情变化和救治过程 □ 溶栓或介入治疗后患者安全运送至 CCU 继续治疗 □ 重症监护和救治 □ 若无血运重建疗条件,尽快将患者转运至有血运重建条件的医院	□ 监护、急救和常规药物治疗 □ 密切观察、防治心肌梗死并发症 □ 密切观察和防治溶栓和介入并发症 □ 完成病历书写和病程记录 □ 上级医师查房:诊断、鉴别诊断、危险性分层分析、确定诊疗方案 □ 预防感染(必要时) □ 实验室检查 □ 梗死范围和心功能评价 □ 危险性评估
重点医嘱	□ 急性心肌梗死护理常规 □ 特级护理 □ 密切观察并记录溶栓治疗和直接 PCI 过程中的病情变化和救治过程	**长期医嘱** □ 急性心肌梗死护理常规 □ 特级护理 □ 卧床、吸氧 □ 记录 24h 出入量

续表

时间	到达急诊科(31～90min)	住院第 1 天(进入 CCU 24h 内)
重点医嘱	□ 持续重症监护(持续心电、血压等监测) □ 吸氧 □ 准备溶栓、直接 PCI 治疗中的救治 □ 实施溶栓治疗 □ 实施直接 PCI 治疗	□ 流食或半流食 □ 保持大便通畅 □ 镇静止痛 □ 重症监护(持续心电、血压和血氧饱和度监测等) □ 心肌酶动态监测 □ β受体阻滞药(无禁忌证者常规使用) □ ACEI(不能耐受者可选用 ARB 治疗) □ 硝酸酯类药物 □ 阿司匹林、氯吡格雷联合应用 □ 术后应用低分子肝素 2～8 天 □ 调脂治疗:他汀类药物 **临时医嘱** □病危通知 □ 心电图 □ 感染性疾病筛查 □ 床旁胸部 X 线摄片 □ 床旁超声心动图
主要护理工作	□ 急性心肌梗死护理常规 □ 特级护理、完成护理记录 □ 配合溶栓治疗监护、急救和记录 □ 配合直接 PCI 观察、监护、急救和记录 □ 做好转运回 CCU 的准备	□ 急性心肌梗死护理常规 □ 特级护理、护理记录 □ 实施重症监护 □ 配合急救和治疗 □ 维持静脉通道(包括中心静脉)、静脉和口服给药 □ 抽血化验 □ 执行医嘱和生活护理
病情变异记录	□ 无　□ 有,原因: 1. 2.	□ 无　□ 有,原因: 1. 2.

续表

时间	到达急诊科(31～90min)			住院第1天(进入CCU 24h内)		
护士 签名	白班	白班	小夜班	大夜班	小夜班	大夜班
医师 签名						

注：适用于ST段抬高心肌梗死（STEMI）发病＜12h者，择期PCI患者不适用本流程。

十五、PTCA、冠状动脉内支架置入术后

长 期 医 嘱	临 时 医 嘱
内科护理常规	青霉素皮试
一级护理	穿刺口加压包扎,局部沙袋压迫
半流质饮食	手术肢体制动 8～12h
持续心电、血压监护	血电解质、肝肾功能、血脂
阿司匹林水溶片　300mg po qd❶	血心肌酶谱、肌钙蛋白
氯吡格雷　75mg po qd❷	心电图
阿托伐他汀　10～20mg po qd 　或 辛伐他汀　20～40mg po qd 　或 氟伐他汀　20～40mg po qd 　或 普伐他汀　10mg po qd	凝血象
5%GS　250ml ⎤ 青霉素　480万 U ⎦ iv gtt qd	
肝素钠　5000IU ih qd 　或 低分子肝素钠　5000IU ih qd	

❶ 支架置入术后患者除非有禁忌证，都应服用阿司匹林，3个月后可改为75～150mg，每天1次。

❷ 使用药物支架术后应服用氯吡格雷，服用时间1年。

注：1. 肝素用量根据试管法凝血时间决定，一般控制试管法凝血时间在250～300s，肝素使用3～5天。

2. 因他汀类药物可引起肝功能异常、胸痛，建议定期复查肝功能、心肌酶谱。

十六、病毒性心肌炎（急性期）

长 期 医 嘱	临 时 医 嘱
内科护理常规	血常规
一级护理	血沉、抗"O"
半流质饮食	血 AST、CK 和 LDH 及其同工酶
病重通知	TnI、TnT 测定
卧床休息	血清病毒中和抗体测定
吸氧	心电图
维生素 C　200mg po tid	超声心动图
10%GS　500ml	心脏三位片
辅酶 A　50U	临时起搏器安装术 ❷
三磷腺苷　20mg　⎱iv gtt qd	地塞米松　10mg iv ❸
10%氯化钾　15ml	
胰岛素　8～12U	
肌苷　200mg po tid	
辅酶 Q₁₀　20mg po tid	
盐酸曲美他嗪　20mg po tid	
依那普利　5～10mg po qd ❶ 　或 卡托普利　12.5～25mg po bid 　或 贝那普利　10mg po qd 　或 福辛普利　10mg po qd 　或 培哚普利　4mg po qd	

❶ 血管紧张素转换酶抑制药可减轻心脏前负荷而降低心肌耗氧量，减少氧自由基的产生，从而减少炎症对心肌的损伤作用。

❷ 伴高度或Ⅲ度房室传导阻滞患者可借起搏器度过急性期后而得到恢复。

❸ 肾上腺皮质激素可使严重心律失常（如高度房室传导阻滞）减轻或消除。

注：心肌炎的治疗针对两方面——病毒感染和心肌炎症。对原发病毒感染，近年来提出用干扰素对抗病毒感染，或干扰素诱导剂预防和治疗心肌炎。

十七、急性渗出性心包炎

长 期 医 嘱	临 时 医 嘱
内科护理常规	超声心动图
一级护理	胸部 X 线摄片（后前位、立卧位）
低盐半流质饮食	胸部 CT 检查
病重通知	心电图
吸氧	血沉、肝肾功能
	心包穿刺抽液术
	心包液常规、生化、涂片找抗酸杆菌、细菌培养及药物敏感试验
	结核菌素试验

注：1. 心包穿刺抽液可在超声波定位下进行，抽液可减轻心脏填塞症状，且可帮助确定积液性质。

2. 急性期胸痛明显者可取半卧位或坐位，给予镇痛药。

3. 急性渗出性心包炎以结核可能性最大，抗结核治疗常用链霉素、异烟肼、对氨水杨酸钠，也可用利福平、利福定、乙胺丁醇等（参见肺结核）。

4. 风湿性心包炎应给予水杨酸盐及（或）肾上腺糖皮质激素。

5. 化脓性心包炎应给予足量有效抗生素，抽血做细菌培养及药物敏感试验，并请外科行心包切开引流术。

十八、风湿热

长 期 医 嘱	临 时 医 嘱
内科护理常规	青霉素皮试
一级护理	心电图
普通饮食	心脏常规位 X 线摄片

续表

长 期 医 嘱	临 时 医 嘱
病重通知	超声心动图
卧床休息	抗"O"、血沉
泼尼松 30～50mg po qd	血清黏蛋白
或 地塞米松 4.5～7.5mg po qd	C 反应蛋白
青霉素❶ 80 万～160 万 U im bid	咽拭子培养
或 5%GS 250ml ⎱ iv gtt qd 青霉素 480 万 U ⎰	血清蛋白电泳
或 红霉素❷ 0.5g po qid	测血 AST、CK 与 LDH 及其同工酶

❶ 疗程 2 周。

❷ 用于对青霉素过敏者，疗程 2 周。

注：1. 本医嘱适用于以风湿性心脏炎为主要表现的风湿热。

2. 抗风湿治疗总疗程为 2～3 个月，泼尼松治疗至急性期炎症症状和体征基本消失后（一般需 1～3 周），泼尼松逐渐递减，直减至每天维持量 5～10mg，此时可加用阿司匹林肠溶片防止反跳。严重患者可用氢化可的松 200～300mg 静脉滴注，1 次/日，症状缓解后（3～5 天）改服泼尼松。

3. 舞蹈症（具体参见神经系统疾病中"小舞蹈病"）：患者应检查脑电图，治疗主要应用苯巴比妥 15～30mg，每天 3 次。对不自主运动可用氟哌啶醇，从 1～2mg，每天 3 次开始，渐增至不自主运动被控制为止。

十九、慢性风湿性心脏瓣膜病合并心力衰竭

长 期 医 嘱	临 时 医 嘱
内科护理常规	血沉、抗"O"、黏蛋白
一级护理	血钾、钠、氯测定
低盐半流质饮食	肝、肾功能
病重通知	脑利钠肽
或 病危通知	心脏常规位 X 线摄片

续表

长 期 医 嘱	临 时 医 嘱
记 24h 出入量	超声心动图
心电、血压持续监护	心电图
地高辛　0.125～0.25mg po qd	动脉血气分析 prn
依那普利　5～10mg po qd	呋塞米❶　20～40mg iv st!
或 卡托普利　12.5～25mg po bid	毛花苷 C❷　0.4mg
或 贝那普利　10mg po qd	50％GS　20ml ⎱ iv st!
或 福辛普利　10mg po qd	
或 培哚普利　4mg po qd	

❶ 用于重度心力衰竭患者。

❷ 用于心力衰竭明显或出现快速型心房颤动时，还可用洋地黄类制剂。

注：1. 二尖瓣狭窄合并大咯血可注射地西泮、强力利尿药（如呋塞米等）。

2. 二尖瓣脱垂内科治疗首选 β 受体阻滞药，如美托洛尔。

3. 严重者可考虑外科手术治疗。

二十、感染性心内膜炎

长 期 医 嘱	临 时 医 嘱
内科护理常规	血常规、生化
一级护理	血培养❶及药物敏感试验×3 次
普通饮食	尿常规
病重通知	青霉素皮试
5％GS　250～500ml	超声心动图
青霉素钠　640 万～ ⎱ iv gtt q8h	胸部 X 线摄片
720 万 U	血沉
	类风湿因子(RF)
	肾功能
	心脏常规位 X 线摄片
	血免疫复合物(CIC)

❶ 血培养时注意事项为严格无菌操作，培养基 100ml，发热时取血 4～6 次，每次 10ml，同时做需氧和厌氧培养，必要时做特殊培养，如真菌、立克次体、L 型细菌；已用抗生素者，应在培养基内加入相应制剂破坏抗生素以利于细菌生长。

注：1. 在血培养结果基础上重新选择抗生素，抗生素疗程 4～6 周。

2. 手术指征

a. 药物不能控制感染，尤其是真菌感染；

b. 人造瓣膜术后 60 天内发生感染；

c. 危及生命的栓塞；

d. 感染期出现严重的心脏传导阻滞或心力衰竭不能控制者。

二十一、主动脉夹层

长 期 医 嘱	临 时 医 嘱
内科护理常规	血常规
一级护理	血电解质、肾功能
低盐、低脂半流质	尿常规
病危通知	血脂＋血糖
心电、血压监护	心电图
吸氧	胸部 X 线正位片（床边）
	主动脉彩超
	主动脉 CT 或 MRA
	吗啡 3～5mg NS 5ml ⎫ iv q6～8h 　或 哌替啶（杜冷丁） 50～100mg iv
	普萘洛尔 0.5mg iv❶ 　或 美多洛尔 5mg iv q5min（至产生疗效） 　或 拉贝洛尔 0.5～2mg/（kg·min） iv 　或 艾司洛尔 50～300mg/（kg·min） iv
	地尔硫䓬 0.25mg/kg iv❷ 　或 维拉帕米 0.075～0.1mg/kg iv

续表

长 期 医 嘱	临 时 医 嘱
	硝普钠　100～200mg❸　iv gtt（10～
	5%GS　500ml　　　　　20μg/min）
	或 乌拉地尔　100～400 μg/(kg·min)iv gtt
	（根据血压调整滴数，最大量 150μg/min）

❶ 普萘洛尔 0.5mg 静推后，每 1min 增加 1mg 至总量达 0.15mg/kg。但严重心动过缓、充血性心力衰竭、Ⅱ～Ⅲ度房室传导阻滞和严重支气管痉挛性肺部疾病患者不用 β 受体阻滞药（如普萘洛尔）。

❷ 对 β 受体阻滞药禁忌的患者可选用二线用药，如地尔硫䓬 0.25mg/kg 静推，超过 2min 如无效，15min 后再予 0.35mg/kg；或维拉帕米 0.075～0.1mg/kg 静推，超过 2min 如无效，15min 后再予 2.5～5mg/kg 静推。

❸ 使收缩压维持 100～120mmHg，平均动脉压 60～70mmHg。

注：主动脉夹层是临床急危症，需内外科共同参与处理，病死率高。内科治疗的目的是防止夹层动脉瘤的扩展和再破裂，应迅速降低血压和心率，降低左心室射血速度（dp/dt）至适宜水平，治疗目标值是将收缩压降至 100～120mmHg、心率 60～80 次/min，血压应降至能保持重要脏器（心、脑、肾）灌注的最低水平，避免出现少尿（<25ml/h）、心肌缺血及精神症状等重要脏器灌注不良的症状。

二十二、雷诺病

长 期 医 嘱	临 时 医 嘱
内科护理常规	超声心动图
二级护理	胸部 X 线摄片
普通饮食	心电图检查
硝苯地平❶　　10～20mg po tid	冷水试验❷
或 氨氯地平　5mg po qd	握拳试验❸
或 哌唑嗪　1～3mg po tid	指温恢复时间测定（光电容积描记法）❹
或 盐酸妥拉唑林　25mg po tid	外周大血管超声多普勒检查

❶ 用交感神经阻滞药及其他血管扩张药，以解除血管痉挛，降低周围血管对寒冷刺激的反应。

❷ 冷水试验：将指（趾）浸于4℃左右的冷水中1min，可诱发四肢肢端（主要是手指）对称的间歇发白、发绀等症状。

❸ 握拳试验，即两手握1min后，在弯曲状态下松开手指，也可出现上述症状。

❹ 指温恢复时间测定，即浸冰水20s后，指温恢复正常的平均时间为5~10min，而本病患者常延长至20min以上。

注：1. 避免用收缩血管药物及β受体阻滞药。

2. 手术治疗：适用于病程多年，症状严重，影响工作、生活，药物治疗无效，免疫学检查无异常发现者。

二十三、闭塞性周围动脉粥样硬化

长 期 医 嘱	临 时 医 嘱
内科护理常规	血常规
二级护理	尿常规
低盐、低脂饮食	血肾功能、血电解质
限制体力活动	血脂全套
己酮可可碱 200~400mg po tid	血纤维蛋白原、出血时间、凝血酶原时间
妥拉唑林 25mg po tid	
硝苯地平 10mg po tid	患肢抬高及下垂试验❷
利马前列素 10mg po tid	动脉血管超声彩色多普勒
右旋糖酐-40 500ml iv gtt qd	凝血四项 qd
尿激酶 50万U❶ NS 500ml ‖ iv gtt qd×7d	

❶ 对血管狭窄合并急性动脉闭塞者，可应用尿激酶，并每天监测纤维蛋白原、出血时间和凝血酶原时间。

❷ 患肢抬高及下垂试验：在暖室中，把肢体抬高到水平位以上1~2min，以观察足底面的皮色。正常者足底仍保持粉红色；患者侧支循环不足时，则足底苍白；如果运动后转为苍白，说明病变不太严重。然后令患肢下垂，观察足背静脉充盈时间及足部发红时

间。正常人静脉充盈时间<20s，发红时间<10s。一般认为肢体发红时间在15s内不恢复为中度缺血，30s内不恢复为明显缺血，60s内不恢复为重度缺血。

注：间歇性跛行进一步加重，跛行距离小于100m或出现静息痛或有溃疡形成者，考虑介入或手术治疗。

二十四、深静脉血栓形成

长 期 医 嘱	临 时 医 嘱
内科护理常规	血常规
一级护理	血电解质、肾功能
低盐、低脂半流质	血脂全套
卧床休息	尿常规
抬高患肢	血 D-二聚体测定❶
	髂静脉、下肢静脉超声彩色多普勒
	深静脉造影
	监测国际标准化凝血酶原时间比值（INR）
	肝素　5000～10000IU iv NS　250ml ⎤ 肝素　7500IU ⎦ iv gtt qd×2d 　或 低分子肝素　0.2ml ih（腹壁）q12h
	尿激酶❷　4400IU/kg ⎤ NS　15ml ⎦ iv（10min） 　继 尿激酶　2200 IU/（kg·h）iv gtt（维持12h）
	华法林❸　10mg（d1）po qd 　　　　　5mg（d2）po qd 　　　　　2.5mg po qd（维持）

❶ 血浆 D-二聚体敏感性高而特异性差。急性肺血栓栓塞症（PTE）时升高，若其含量低于 $500\mu g/L$，有重要的排除诊断价值。

酶联免疫吸附法是较为可靠的检测方法。

❷ 溶栓指征：用于新发的大面积髂股静脉深静脉血栓（DVT）。溶栓的绝对禁忌证：活动性内出血，近期自发性颅内出血。相对禁忌：目前有难以控制的重度高血压（＞180mmHg/100mmHg）；血小板计数＜$1.0×10^{10}$/L；凝血酶原时间＜50%，妊娠、细菌性心内膜炎、严重肝肾功能不全、糖尿病出血性视网膜病变、出血性疾病；10天内胃肠道出血；2周内曾行大手术、分娩、器官活检或不能以压迫止血部位的血管穿刺、严重创伤；1个月内的神经外科或眼科手术；2个月内的缺血性脑卒中。

❸ 华法林在用肝素后1周内或与肝素同时开始使用，与肝素重叠用药4～5天，维持INR（国际标准化凝血酶原时间比值）2.0～3.0。急性期抗凝持续6～12个月，复发病例或恶性肿瘤持续时间无限制。

注：1. 深静脉血栓形成病因较复杂，涉及多科如骨科、外科、血液科、肿瘤科等，应积极寻找发病原因。

2. 治疗目的是预防肺栓塞，特别是疗程早期，血栓易脱落。

3. 不宜用抗凝治疗者或血栓进展迅速可行下腔静脉滤器置入。

第三章　消化系统疾病

一、急性胃肠炎

长 期 医 嘱	临 时 医 嘱
消化内科护理常规	粪常规、粪隐血(OB)试验
二级护理	粪细菌培养
或 一级护理	呕吐物常规
暂禁食❶	呕吐物细菌培养
或 流质饮食	血常规
测血压　bid	肝功能、电解质、血糖、肾功能
复方颠茄片❷　1 片 po tid	CO_2 结合力测定
或 阿托品　0.3mg po tid	山莨菪碱❷　10mg im st!
或 山莨菪碱　10mg po tid	盐酸甲氧氯普胺❸　10mg im st!
或 屈他维林　40mg po tid	洛哌丁胺(易蒙停)❹　4mg po st!
蒙脱石散　3g po tid	或 复方地芬诺酯　2 片 po st!
口服补液盐　1 包 po tid	
黄连素(小檗碱)　0.3g po tid	
诺氟沙星　0.2g po tid	
或 左氧氟沙星　0.2g po bid	
或 5%GS　250ml ｜ iv gtt	
左氧氟沙星　200mg ｜ bid	
藿香正气丸　9g po tid	
或 藿香正气水　10ml tid	
肠胃康冲剂　8g po tid	
5%GNS　500～1000ml ｜	
10%氯化钾　10～30ml ｜ iv gtt qd	
维生素 C　2g ｜	
10%GS　1000ml ｜	
10%氯化钾　30ml ｜ iv gtt qd	
维生素 B_6　200mg ｜	

❶ 剧烈呕吐时禁食。

❷ 用于腹痛时。但腹痛诊断不明确前禁用。

❸ 用于呕吐时。肌注后 10～15min 生效。

❹ 用于腹泻严重时。首次剂量加倍，以后每次腹泻服 2mg，至腹泻停止或剂量达 16～20mg/d；若无效，则应停服。

注：注意水电解质、酸碱平衡，给予静脉输液，注意补液速度。血糖异常者适当使用胰岛素。

二、剧烈呕吐

长 期 医 嘱	临 时 医 嘱
消化内科护理常规	血常规
二级护理	电解质、肝功能、肾功能、血糖
禁食	血沉
针灸 qd❶	呕吐物细菌培养、毒物分析❸
甲氧氯普胺　10mg iv qd～tid	胸腹部 X 线透视
或 盐酸格拉司琼　3mg iv qd～bid	消化道钡餐 X 线检查
或 盐酸雷莫司琼　0.3mg iv qd	或 胃镜检查
多潘立酮　10mg po tid	B 型超声肝、胆、胰检查
或 甲氧氯普胺片　5mg po tid	尿妊娠试验
或 莫沙必利　5mg po tid	或 妇科检查(女性)❹
或 伊托必利　50mg po tid	脑脊液检查
维生素 B_6　10mg po tid	眼底检查
奋乃静　2mg po tid❷	神经科会诊
或 氯丙嗪　12.5～25mg po tid	或 耳鼻喉科会诊❺
5%GNS　500ml 10%GS　1000ml 10%氯化钾　40ml ｜ iv gtt qd 维生素 C　1g 维生素 B_6　200mg	东莨菪碱　10mg po❻

❶ 剧烈呕吐者可行针灸治疗，特别是妊娠呕吐。常用穴位有中脘、内关、巨阙、神门、足三里等。

❷ 抗精神病药对神经性呕吐有效，类似的还有氟哌啶醇，也可用于治疗由药物、放疗或尿毒症所致的呕吐。

❸ 疑为食物中毒或服毒者，呕吐物送细菌培养或毒物分析。

❹ 青年妇女原因不明的呕吐，首先要想到妊娠呕吐。

❺ 疑为中枢神经系统疾病、内耳疾病时请神经科、耳鼻喉科会诊。

❻ 抗胆碱能药物东莨菪碱及抗组胺药物（如苯海拉明）等适用于晕动症和前庭功能障碍所致的呕吐。

注：1. 呕吐减轻时进流质或半流质饮食，可给予口服药物。

2. 注意水电解质、酸碱平衡，给予静脉输液。血糖异常者适当使用胰岛素。

三、上消化道出血

（一）非静脉曲张性

长 期 医 嘱	临 时 医 嘱
消化内科护理常规	观察黑粪、呕血的量及性状
一级护理	血常规
或 二级护理	血型、血交叉及备血❷（必要时）
少渣半流质饮食	粪便或呕吐物潜血试验
或 流质饮食	凝血四项
或 禁食（大量出血时）	肝功能、肾功能、电解质
测血压、脉搏 q0.5～4h	CEA、甲胎蛋白（AFP）
病重通知	HBV 及 HCV 抗原抗体系统
或 病危通知	上消化道内镜检查及内镜下止血❸
卧床休息	心电图（床边）
观察消化道出血情况，防止误吸、窒息	输血（必要时❹）
	巴曲酶（立止血） 1kU im 或 iv❺
吸氧（必要时）	选择性腹部血管造影（必要时）❻
记尿量	^{99m}Tc 放射性核素腹部扫描（必要时）
测中心静脉压（必要时）	外科会诊❼
云南白药 0.5g po tid	上消化道钡餐❽

续表

长 期 医 嘱	临 时 医 嘱
去甲肾上腺素　50mg NS(或冰水)　500ml ⎥ 20ml po❶ q4h	
氢氧化铝凝胶　10ml po tid 　或 铝碳酸镁　1000mg po tid	
凝血酶　1000U po q2～6h	
维生素 K₁　10mg im bid	
NS　100ml 奥美拉唑　40mg ⎥ iv gtt bid 　或 NS　100ml 　　泮托拉唑　40mg ⎥ iv gtt bid 　或 NS　250ml 　　西咪替丁　40mg ⎥ iv gtt q8h 　或 NS　250ml 　　法莫替丁　40mg ⎥ iv gtt q8h	

❶ 老年人慎用。

❷ 消化道大出血时最重要的措施为补充血容量、维持正常生命体征。输血指征：大量出血或反复出血不止者；心率＞120 次/min，血红蛋白在 70g/L 以下时；收缩压低于 90mmHg（或低于原血压的 30％以上者）、经补液不上升者。收缩压＜70mmHg 者要快速加压输血。

❸ 内镜下止血可选择喷洒止血药、高频电凝、激光、微波、钛夹止血等。

❹ 经输入悬浮红细胞及补液后血压不能维持，或出血量较大时，应考虑加输血浆或人血白蛋白。

❺ 有脑血栓、冠心病等病史或高凝状态者慎用。

❻ 血管造影指征：原因不明的上消化道出血内镜不能明确病因者；慢性复发性出血、憩室炎、血管异常等。在造影的同时可以灌注缩血管药及栓塞止血。

❼ 外科手术指征：出血后在 24h 内输血 1000ml 以上，仍不能维持生命体征平稳；内科治疗不能控制的出血；胃肿瘤出血。

❽ 用于出血停止后的检查。

注：1. 遇到急性大出血患者，必须迅速建立并保持静脉通道，必要时静脉切开或深静脉置管术，便于快速补充血容量。

2. 严重出血也可应用生长抑素或奥曲肽。具体用法见静脉曲张性上消化道出血。

（二）静脉曲张性

长 期 医 嘱	临 时 医 嘱
消化内科护理常规	观察黑粪、呕血的量及性状
一级护理	血常规
流质饮食	血型、血交叉及备血（必要时）
或 禁食（出血量大时）	粪便或呕吐物潜血试验
测血压、脉搏　q0.5～2h	凝血四项、CEA、AFP
病重通知	肝功能、肾功能、电解质
或 病危通知	HBV 及 HCV 抗原抗体系统
卧床休息	上消化道内镜检查及内镜下止血❹
心电监护	
观察消化道出血情况，防止误吸、窒息	甲氧氯普胺　10mg iv（呕血严重时）
吸氧（必要时）	
记尿量	三腔二囊管压迫止血（必要时）
测中心静脉压（必要时）	输血（必要时）
去甲肾上腺素　50mg　⎫ NS（或冰水）500ml　⎬ 20ml po q4h	心电图（床边）
云南白药　0.5g po tid	肝脏、胆囊、胰脏、脾脏、腹水彩色超声（床边）
氢氧化铝凝胶　10ml po tid	
或 铝碳酸镁　1000mg po tid	或 上腹部 CT 检查
凝血酶　1000U po q2～6h	外科会诊
维生素 K₁　10mg im bid	上消化道钡餐（出血停止后）
NS　100ml　⎫ 奥美拉唑　40mg　⎬ iv gtt bid	
或 NS　100ml　⎫ 　　泮托拉唑　40mg　⎬ iv gtt bid	

续表

长 期 医 嘱	临 时 医 嘱
NS 46ml 生长抑素 3mg ｜ iv（泵入）❶ q12h 或 NS 46ml 奥曲肽 0.3mg ｜ iv（泵入）❷ q12h	
5%GS 100ml 垂体后叶素 24U ｜ iv gtt❸ q2h	

❶ 先静推 250μg，再以 250μg/h 速度静脉泵入。因其半衰期短，间断时间超过 5min，须再次静推负荷量。

❷ 先静推 100μg，再以 25～50μg/h 速度静脉泵入。

❸ 垂体后叶素剂量为 0.2～0.4U/min，因其具有收缩血管的作用，故高血压及冠心病患者忌用。同时给予硝酸甘油静滴或舌下含服可减轻垂体后叶素的副作用。同类者尚有三甘氨酰赖氨酸加压素（特利加压素），副作用较小。

❹ 行内镜下硬化剂注射或套扎治疗。

注：1. 建立静脉通道、迅速补充血容量、维持生命体征为首要措施，方法同非静脉曲张性上消化道出血。

2. 病毒性肝炎后肝硬化所致出血根据肝功能情况酌情使用保肝药，并注意防止肝性脑病发生。

3. 余参见非静脉曲张性上消化道出血。

四、下消化道出血

长 期 医 嘱	临 时 医 嘱
消化内科护理常规	观察便血的量及性状
二级护理 或 一级护理	肛门指诊
	血常规、凝血时间、肝功能、肾功能
少渣半流质饮食 或 流质饮食	大便查阿米巴原虫及细菌培养
或 禁食（出血量大时）	血培养、肥达反应（必要时）❸

续表

长 期 医 嘱		临 时 医 嘱
测血压、脉搏　q0.5～2h		AFP、CEA
记录便血的次数及量		骨髓象检查(必要时)❹
维生素 K₁　10mg im bid		结肠镜检查
去甲肾上腺素　8～16mg NS(或冰水)200ml	保留灌肠❶ qd～bid	上消化道内镜检查(必要时)❺
		血型、血交叉试验及备血(必要时)
云南白药　0.5g po tid		输血(必要时)❻
NS　100ml 凝血酶　1000U	保留灌肠❶ qd～bid	选择性腹部血管造影(必要时)
NS　46ml 生长抑素　3mg	iv(泵入)❷ q12h	99mTc 放射性核素腹部扫描(必要时)❼
或 NS　46ml 　奥曲肽　0.3mg	iv(泵入)❷ q12h	全消化道钡剂造影检查(必要时) 小肠镜或胶囊内镜检查❽
		外科会诊❾

❶ 药物灌肠止血用于左半结肠出血。

❷ 用法见静脉曲张性上消化道出血。

❸ 患者发热疑为伤寒时查血培养及肥达反应。

❹ 临床疑为造血系统疾病时查骨髓象。

❺ 不能排除上消化道病变所致出血时，做上消化道内镜检查。

❻ 明显出血表现可酌情输血，若出现失血性休克应积极输血等抗休克治疗。

❼ 不明原因或出血不止可据条件做核素99mTc 腹部扫描或选择性腹部血管造影〔可做选择性肠系膜上和（或）下动脉造影〕，并可经导管滴注垂体后叶注射液 0.06～0.24U/min，止血效果好，亦可经导管做出血动脉的栓塞治疗。

❽ 小肠病变可行小肠插管钡剂造影X线检查或胶囊内镜检查。

❾ 不能控制的出血应考虑手术治疗，若诊断不明应剖腹探查，可在术中配合结肠镜检查。

注：1. 大出血时需密切观察病情变化，必须迅速建立并保持静脉通道，必要时静脉切开或深静脉置管术，便于快速补充血容量，

维持生命体征。

2. 下消化道出血的出血病灶位于末端回肠及大肠时，通过结肠镜检查通常可以发现；而小肠的绝大部分肠段结肠镜无法检查，位于这些部分的病灶出血需要选择进行全消化道钡剂造影检查（小肠气钡双重造影）、选择性腹部血管造影、^{99m}Tc 放射性核素腹部扫描、胶囊内镜或小肠镜进行诊断。其中选择性腹部血管造影时还可以进行血管栓塞止血治疗。胶囊内镜或小肠镜是近年临床使用的小肠检查手段。

3. 使用所有检查手段均无法明确诊断且治疗效果差时，需进行手术剖腹探查及止血治疗。

五、腹水

长 期 医 嘱	临 时 医 嘱
消化内科护理常规	腹水检查(外观、比重、凝固性、蛋白定性、蛋白定量、细胞计数、分类、找癌细胞、细菌、厌氧菌、结核菌培养及药物敏感试验、淀粉酶、LDH、CEA、AFP)
二级护理 　或 一级护理	
低盐普通饮食 　或 低盐半流质饮食	
	血常规、尿常规、粪常规及 OB 试验
测腹围　qd	肝功能、肾功能、电解质、血沉
测体重　qd	AFP、CEA、BNP、CA199、CA125、前列腺特异性抗原(PSA)
记 24h 出入量	
氢氯噻嗪　25mg po tid 　或 呋塞米　20mg po qd	肝炎病毒抗原抗体系统检查
	胸部 X 线摄片
螺内酯　40mg po tid	ECG 检查
	超声心动图
	腹部 B 超、CT 　或 MRI、PET-CT
	淋巴管造影(必要时)
	剖腹探查(必要时)

注：1. 限制水的摄入量（1000～1500ml/d）。

2. 腹水＞1000ml 可叩出移动性浊音，＜500ml 借超声和腹腔穿刺检出。

3. 漏出液伴低蛋白血症常见于肝硬化，若肝功能正常，应考虑心源性、肾源性或蛋白丢失性胃肠病等病因。

4. 渗出性腹水包括原发性腹膜炎和胃肠穿孔引起的急性化脓性腹膜炎；慢性炎症中以结核性腹膜炎最为多见。恶性肿瘤也为常见原因，以转移性肿瘤为多，男性主要为肝及胃肠道肿瘤，女性以卵巢肿瘤为主，其他尚有淋巴瘤、腹膜间皮瘤等。

5. 腹水性质处于渗出液与漏出液之间，可见于肝硬化腹水伴感染及肿瘤所致腹水。

6. 要辨别真假乳糜性腹水，假乳糜性腹水含多量胆固醇，乙醚试验阴性，常见于恶性肿瘤；真乳糜性腹水乙醚试验阳性，主要见于胸导管损伤、纵隔肿瘤、丝虫病等。肝硬化也会引起乳糜性腹水。

7. 血性腹水除了恶性肿瘤外，也可见于结核性腹膜炎、肝硬化凝血机制异常和反复腹腔穿刺等。

六、黄疸

长期医嘱	临时医嘱
消化内科护理常规	尿胆原、尿胆红素、尿胆素[1]
一级护理	大便中尿胆原测定
或 二级护理	大便隐血试验
低脂饮食	血常规
茴三硫（胆维他）[3]　50mg po tid	淀粉酶、肝功能、肾功能、电解质
或 胆舒胶囊[3]　2片 po tid	凝血四项
熊去氧胆酸　0.1g po tid[3]	吲哚氰绿（ICG）潴留试验
或 鹅去氧胆酸　0.25g po tid[3]	病毒性肝炎抗原抗体系统
考来烯胺　4.0g po tid[4]	抗线粒体抗体（AMA）、抗核抗体（ANA）、抗平滑肌抗体（SMA）、IgG、IgA、IgM
氯苯那敏　4mg po tid	
薄荷炉甘石洗剂　外用 tid	
S-腺苷蛋白氨酸　500mg po tid[4]	AFP、CA199、CEA
	网织红细胞计数[2]
	红细胞脆性试验[2]

续表

长 期 医 嘱	临 时 医 嘱
	Coomb 试验❷
	Ham 试验❷
	尿含铁血黄素测定❷
	肝脏、胆囊、胰脏、脾脏彩超检查 或 腹部 CT 检查 或 MRI
	磁共振成像胆胰管造影（MRCP） 或经内镜逆行胆胰管造影（ERCP）或 经皮肝胆管造影（PTC）
	放射性核素扫描
	腹部平片
	胃肠钡餐 X 线检查
	泼尼松（龙）治疗试验❺ 或 苯巴比妥治疗试验❺
	肝穿刺活检（必要时）
	骨髓穿刺（必要时）❷
	腹腔镜检查（必要时）
	剖腹探查（必要时）❻

❶ 俗称尿三胆，再加上血常规、粪色、粪尿胆原、肝功能的检查，基本上能区分溶血性黄疸、肝细胞性黄疸和梗阻性黄疸。直接胆红素/总胆红素＜0.2 为溶血性黄疸，0.35～0.60 为肝细胞性黄疸或梗阻性黄疸，＞0.60 往往为梗阻性黄疸。

❷ 如疑诊溶血性黄疸可进一步做网织红细胞计数、红细胞脆性试验、Coomb 试验、Ham 试验、尿含铁血黄素测定、骨髓穿刺等。

❸ 完全性胆道梗阻时禁用。

❹ 用于胆汁性肝硬化或肝内胆汁淤积者。

❺ 当肝内、外胆汁淤积性黄疸难以鉴别时，可用泼尼松（龙）治疗试验或苯巴比妥治疗试验。泼尼松（龙）治疗试验：泼尼松 10～15mg，每天 4 次，持续 1 周，观察总胆红素是否下降至原来的 40%～50%，如黄疸消退，则为肝内胆汁淤积性黄疸；否则，为肝外梗阻性

黄疸。苯巴比妥治疗试验：苯巴比妥 30～60mg，每天 3～4 次，持续 1 周，临床意义同前。

❻ 黄疸历时 4～6 周，经各项检查尚不能排除肝外梗阻者，在患者允许情况下，可剖腹探查。

注：1. 按黄疸发生机制可分为溶血性黄疸、肝细胞性黄疸、梗阻性黄疸和先天性非溶血性黄疸四类。诊断不同类型后采取不同治疗。

2. 长期医嘱中的药物治疗是起消炎、利胆、止痒作用，熊去氧胆酸或鹅去氧胆酸有溶解胆固醇结石和利胆作用，溶石用量大且疗程均在半年以上，两者长期服用可出现腹泻、一过性肝功能异常，不宜在重症肝炎、胆道梗阻、肝肾功能不全、肠炎、糖尿病患者中应用，孕妇忌用。

3. 先天性非溶血性黄疸系先天性肝细胞对胆红素摄取、结合、排泄等诸方面障碍而产生黄疸的一组疾病，以非结合胆红素增高或结合胆红素增高为主而分为两大类。总的来说，本组疾病在临床上比较少见，且有些疾病（如重症 Gilbert 综合征、Crigler-Najjar 综合征和 Lucey-Driscoll 综合征）均为非结合胆红素不能转化为结合胆红素而引起高非结合胆红素血症，患者均为新生儿，在出生后 1 年内多死于核黄疸。而成人先天性非溶血性黄疸主要为 Gilbert 综合征及 Dubin-Johnson 综合征和 Rotor 综合征（均为结合胆红素增高型），这些疾病多有家族史，除黄疸外，其他症状和体征也不明显，无需特殊治疗，预后良好。

七、急性腹痛

长 期 医 嘱	临 时 医 嘱
消化内科护理常规	血常规、尿常规、粪常规
一级护理	大便浓缩找虫卵、便隐血试验
禁食（胃肠减压）❶ 或 流质饮食	血淀粉酶、肝功能、肾功能、电解质、血糖
观察腹痛情况	尿酮体
测体温、脉搏、血压　q2～4h	血细胞涂片分析
阿托品　0.5mg po qd～tid❷ 或 山莨菪碱　10mg po tid	胸、腹部 X 线透视或摄片（立、卧位）

续表

长 期 医 嘱	临 时 医 嘱
5%GNS　500ml 10%氯化钾　10ml　iv gtt qd 25%硫酸镁　10ml	心电图 ❹
	肝脏、胆囊、胰脏、脾脏、肾脏、输尿管、膀胱 B 超
NS　100ml　|iv gtt 屈他维林　40~80mg|qd~bid	腹部 CT 检查(必要时)
	尿紫质原测定
肥皂水 　或 123 液灌肠　清洁灌肠 ❸ qd	血铅、尿铅测定 ❺ (必要时)
	直肠指检(必要时)
NS　100ml　| 奥美拉唑　40mg|iv gtt bid	诊断性腹腔穿刺 ❻ (必要时)
或 NS　100ml　| 泮托拉唑　40mg|iv gtt bid	外科会诊、妇科会诊(必要时) ❼
	阿托品　0.5mg im st! 　或 山莨菪碱　10mg im st! 　或 盐酸屈他维林　40mg im st!
甲硝唑　0.5g iv gtt　bid 　或 替硝唑　0.5g iv gtt bid 　或 NS　100ml　| 　　左氧氟沙星　0.2g|iv gtt bid	脑电图(必要时)

❶ 疑为胃肠道穿孔、肠梗阻、急性胰腺炎或胆道感染等应禁食或胃肠减压。

❷ 青光眼或前列腺增生者禁用。

❸ 用于大便不通、腹部症状体征不严重时。

❹ 中老年人剑突下疼痛患者,需常规排除心肌梗死。

❺ 排除铅绞痛。

❻ 疑为异位妊娠(宫外孕)出血、胃肠穿孔、阑尾穿孔等,可行诊断性腹腔穿刺。

❼ 当出现腹膜刺激征、疑为外科疾病或女性疑有异位妊娠、卵巢囊肿蒂扭转、黄体破裂等情况时请相关科会诊。

注:1. 诊断未明确前禁用吗啡、哌替啶等麻醉镇痛药,可酌情给予解痉药。

2. 疑为腹型癫痫时查脑电图。

3. 在伴有休克、腹膜刺激征、肠梗阻、腹腔内出血时应紧急处理,有外科手术指征时应及早手术。

4. 诊断明确后针对原发病治疗,注意维持水、电解质及酸碱平衡。

5. 老年患者重点排除急性化脓性梗阻性胆管炎、肠梗阻。

6. 感染性疾病应及时选用有效抗生素。可选用 β 内酰胺类和(或) 氨基糖苷类加抗厌氧菌药物或喹诺酮类抗生素,或根据细菌培养及药物敏感试验选用。

八、慢性腹痛

长 期 医 嘱	临 时 医 嘱
消化内科护理常规	粪常规、粪隐血、粪集卵、尿常规
三级护理	
或 二级护理	血常规、血沉、AFP、CEA、肝肾功能
软食	
复方颠茄片　1 片 po tid	胃肠钡餐 X 线检查
或 匹维溴铵　50mg po tid	肝脏、胆囊、胰脏、脾脏、肾脏、输尿管、膀胱 B 超
或 奥替溴铵　40mg po bid~tid	
或 马来酸曲美布丁　100mg po tid	或 腹部 CT
或 屈他维林　40mg po tid	胸部 X 线摄片
奥美拉唑　20mg po bid[1]	腹部平片
或 泮托拉唑　40mg po bid	肛门指诊
或 兰索拉唑　15mg po bid	胃镜检查
或 雷贝拉唑　10mg po bid	结肠镜检查
或 埃索美拉唑　20mg po bid	钡灌肠 X 线检查
	全消化道钡餐 X 线检查
	逆行胰胆管造影检查
	小肠镜或胶囊内镜检查
	腹腔镜检查
	妇科会诊(女患者)

[1] 上腹疼痛时可试用。

注：1. 对慢性腹痛患者首先应通过详细询问病史及体格检查获得诊断线索，再酌情进行辅助检查，通过有关检查结果进行诊断与鉴别诊断。

2. 慢性腹痛可能病因众多，应根据腹痛的部位和性质等选择相应检查，如上腹疼痛考虑胃十二指肠疾病时先进行胃镜或胃肠钡餐X线检查；右上腹疼痛考虑肝、胆、胰疾病时首选B超或腹部CT检查，必要时进行逆行胰胆管造影检查；中下腹疼痛伴排便异常或血便、考虑结肠疾病时首选结肠镜检查或钡灌肠X线检查；脐周疼痛可考虑行小肠镜或胶囊内镜检查。如已经进行的辅助检查无法明确诊断，需进一步检查，甚至行腹腔镜检查或剖腹探查。

3. 诊断未明确前，酌情给予对症处理，可给予阿托品、山莨菪碱等解痉药及地西泮、苯巴比妥等镇静药，忌用成瘾性麻醉镇痛药。诊断明确后给予相应治疗。

九、慢性腹泻

长 期 医 嘱	临 时 医 嘱
消化内科护理常规	肉眼观察一次全量大便的性状
三级护理	粪常规、粪隐血试验
或 二级护理	粪查脂肪球
软食	粪查阿米巴原虫
复方地芬诺酯　1~2 片 po tid❶	粪细菌、真菌培养，或厌氧菌培养
或 洛哌丁胺　2mg po tid	
或 消旋卡多曲　50mg po tid	粪浓集孵化(必要时)❺
匹维溴铵　50mg po tid	血清环卵试验(必要时)❻
或 马来酸曲美布丁　100mg po tid	血常规、电解质、肝肾功能、血沉、血糖
地衣芽孢杆菌　0.5g po tid	
或 双歧三联活菌　420mg po tid	CEA、CA199
或 嗜酸性乳杆菌　2 粒 po bid	血淀粉酶
L-谷氨酰胺颗粒　670mg po tid	肛门指诊
肠胃康冲剂　1 包 po tid	B超或CT(肝、胆、胰)
或 补脾益肠丸　4 片 po tid	钡灌肠X线检查

续表

长 期 医 嘱	临 时 医 嘱
氟哌噻吨/美利曲辛　1片 po bid❷	胃镜检查
或 盐酸帕罗西汀　20mg po qd	结肠镜检查
或 多虑平　25mg po tid	血 T_3、T_4、TSH 测定❺（必要
胰酶肠溶片　2片 po tid❸	时）
或 复方消化酶　2粒 po tid	D-木糖吸收试验❼
氟康唑片　150mg po qd❹	BT-PABA❼
5%GNS　500ml 10%GS　1000ml 10%氯化钾　30ml　iv gtt qd 维生素 C　2000mg 维生素 B_6　200mg	

❶ 用于腹泻次数较多时。

❷ 用于精神紧张或焦虑时。

❸ 用于胰源性腹泻。

❹ 用于肠道真菌感染。

❺ 用于怀疑有血吸虫感染者。

❻ 疑有甲状腺功能亢进症（甲亢）者。

❼ 这两个试验用于了解小肠吸收功能和胰腺外分泌功能。当怀疑胰源性腹泻时应检测血淀粉酶，并进行胰腺外分泌功能试验。胰腺外分泌功能试验包括直接刺激试验和间接刺激试验，其中间接刺激试验中的 BT-PABA 试验因无创、简单而应用较广。

注：1. 慢性腹泻必须尽可能明确诊断，针对病因治疗。

2. 长期应用广谱抗生素者，需考虑抗生素相关肠炎。

3. 诊断功能性腹泻应排除器质性病变，如大肠癌、菌痢、慢性血吸虫病、溃疡性结肠炎、憩室炎等；小肠病患，如小肠吸收不良综合征、肠乳糖酶缺乏症、克罗恩病等；消化性溃疡及胰胆疾病；盆腔炎及泌尿生殖道疾患；腹外全身性疾病，如血紫质病、铅中毒等。

4. 营养状态差者可适当补充多种维生素、氨基酸、脂肪乳等。

十、急性腐蚀性胃炎

长 期 医 嘱	临 时 医 嘱
消化内科护理常规	血常规
一级护理	血电解质、肾功能、肝功能检查
禁食❶	呕吐物化学分析
病重通知	腹部平片
测血压、脉搏　q2h	血气分析
10%GS　2000ml 5%GNS　500ml 10%氯化钾　30～40ml　｝iv gtt qd 维生素 C　1g	吗啡❷　10mg ih（必要时） 　或 哌替啶　50mg im（必要时）
	外科会诊
5%GS　250ml　｝iv gtt q12h 左氧氟沙星注射液 　200mg	电子胃镜下食管扩张术（2 周后） 　或 胃造瘘术❸

❶ 一般需禁食，但可饮用牛奶或蛋清。

❷ 剧痛时慎用吗啡止痛，以防掩盖穿孔的表现，如发现穿孔，应立即急诊手术。

❸ 病情好转后可行食管扩张术，以预防食管狭窄；食管严重狭窄不能进食又无法行内镜下治疗者，须做胃造瘘术。

注：此病是由于吞服强酸、强碱或其他腐蚀剂所引起，是一种严重的急性中毒，必须积极抢救。休克时应首先抢救休克。若有继发感染应加强抗感染治疗。如食管和幽门前区有瘢痕性狭窄者，可行手术治疗。

十一、胃食管反流病（GERD）

长 期 医 嘱	临 时 医 嘱
消化内科护理常规	胃镜检查❶
三级护理	食管内压测定
低脂低糖饮食	24h 食管内 pH 测定

续表

长 期 医 嘱	临 时 医 嘱
睡眠时床头抬高 30～40cm	24h 食管胆汁监测仪测定❷
奥美拉唑　20mg po bid	胃肠钡餐 X 线检查
或 泮托拉唑　40mg po bid	食管滴酸试验
或 兰索拉唑　15mg po bid	放射性核素胃食管闪烁显像（GES）
或 雷贝拉唑　10mg po bid	
或 埃索美拉唑　20mg po bid	外科会诊❸
或 西咪替丁　400mg po tid	呼吸科、耳鼻喉科、口腔科会诊❹
或 雷尼替丁　150mg po bid	
或 法莫替丁　20mg po bid	
铝碳酸镁　1g po tid	
硫糖铝　1g po tid	
或 思密达　3g po tid	
甲氧氯普胺　5～10mg po tid	
或 多潘立酮　10mg po tid	
或 莫沙必利　5mg po tid	
或 伊托必利　50mg po tid	

❶ 内镜检查可检出并发的反流性食管炎及排除食管恶性肿瘤。

❷ 主要针对胆汁反流的检测。

❸ 症状严重、内科治疗无效者，或出现严重并发症（如食管狭窄、大出血等情况）需要外科治疗。

❹ 出现食管外症状，如反流性咳嗽、反流性咽炎、反流性哮喘、反流性牙病等可请相关科室会诊。

注：1. 肥胖患者应减轻体重；低脂饮食、少量多餐，忌烟、酒、咖啡等刺激性食物，勿过饱，餐后勿立即躺下或进行弯腰、举重等体力活动。

2. 医嘱中所列举抑酸药物首选质子泵抑制药（PPI）。

3. 诊断程序：根据症状初步诊断→PPI诊断试验→有选择地进行胃镜检查→有选择地进行反流检测。

十二、慢性胃炎

长 期 医 嘱	临 时 医 嘱
消化内科护理常规	粪隐血试验
三级护理	血常规
或 二级护理	肝功能、肾功能
软食❶	CEA
或 半流质饮食	胃镜检查❹
奥美拉唑　20mg po bid	快速尿素酶试验
或 泮托拉唑　40mg po bid	^{13}C 或 ^{14}C-尿素呼气试验
或 兰索拉唑　15mg po bid	胃肠钡餐 X 线检查
或 雷贝拉唑　10mg po bid	肝脏、胆囊、胰脏 B 超检查
或 埃索美拉唑　20mg po bid	
或 西咪替丁　400mg po tid	
或 雷尼替丁　150mg po bid	
或 法莫替丁　20mg po bid	
复方胃舒平　2～4 片 po tid	
或 维 U 颠茄铝镁片（复方胃	
友片）2～4 片 po tid	
或 胃乐宁片　4 片 po tid	
或 铝碳酸镁　1g po tid	
L-谷氨酰胺　670mg po tid	
枸橼酸铋钾　100mg po tid	
甲氧氯普胺　10mg po tid	
或 多潘立酮　10mg po tid	
或 莫沙必利　5mg po tid	
或 伊托必利　50mg po tid	
阿莫西林　1g po tid❷	
或 替硝唑　0.4g po bid	
克拉霉素　0.5g po bid	
或 呋喃唑酮　0.1g po tid	
胃复春　1.4g po tid❸	

❶ 慢性胃炎患者的饮食宜软易消化，少食多餐，避免刺激性食物。

❷ 需根除幽门螺杆菌时应用三联或四联疗法 即标准剂量 PPI ＋两种抗生素，或标准剂量 PPI＋枸橼酸铋钾＋两种抗生素。

❸ 萎缩性胃炎可加用胃复春，它也是治疗癌前状态的药物。

❹ 萎缩性胃炎应定期复查胃镜，合并重度不典型增生者，应短期内胃镜随访或考虑内镜下行内镜下黏膜切除术（EMR）治疗。

注：1. 有贫血者，可肌注铁剂和维生素 B_{12}，有时需口服叶酸。

2. 萎缩性胃炎患者若幽门螺杆菌阳性，应根除幽门螺杆菌。

十三、贲门失弛缓症

长 期 医 嘱	临 时 医 嘱
消化内科护理常规	胃肠钡餐 X 线检查
三级护理	胸部 X 线摄片
软食	食管拉网脱落细胞学检查
奋乃静　2mg po tid❶	胃镜检查及内镜下治疗❸
或 地西泮　2.5mg po tid❶	乙酰甲胆碱试验❹
1％普鲁卡因　10ml po tid(餐前)	硝酸甘油片❺　0.3mg 舌下含化 st!
硝酸甘油　0.3～0.5 舌下含化 tid(餐前)❷	或 亚硝酸异戊酯　0.2ml 吸入 st!
或 长效硝酸甘油　10～20mg po tid(餐前)	食管测压
或 硝酸异山梨酯　5～10mg po tid(餐前)	核素食管排空时间测定
或 硝苯地平　5～10mg po tid (餐前)	针灸治疗❻
	外科会诊❼

❶ 用于精神紧张者。

❷ 用至症状缓解。

❸ 内镜下治疗方法：应用球囊或探条进行食管扩张疗法，使食管与胃的连接处得以松弛，也可局部注射肉毒碱或予食管支架置入。

❹ 乙酰甲胆碱（Mecholyl）试验：正常人皮下注射乙酰甲胆碱

5～10mg后，食管蠕动增加而压力无显著增加。但在本病患者注射后1～2min，即可产生食管的强力收缩，食管内压力骤增，从而产生剧烈疼痛和呕吐，X线征象更加明显（做此试验时应准备阿托品，在反应剧烈时用）。

❺ 发作时舌下含硝酸甘油片或吸入亚硝酸异戊酯可获缓解。

❻ 耳针可取穴贲门区、交感区；针刺可取穴内关、公孙、巨阙，给予强刺激。

❼ 病程长，食管扩展显著者，可考虑手术治疗。

注：调节患者饮食习惯，少量多餐，软食细嚼，避免过冷、过热和刺激性食物。

十四、消化性溃疡

长 期 医 嘱	临 时 医 嘱
消化内科护理常规	粪便隐血试验
三级护理	血常规
或 二级护理	肝功能、肾功能
软食	胃镜检查
或 半流质饮食	胃黏膜幽门螺杆菌检查（快速尿素酶试验）
奥美拉唑❶ 　20mg po bid	或 ^{13}C 或 ^{14}C-尿素呼气试验
或 泮托拉唑 　40mg po bid	胃肠钡餐 X 线检查
或 兰索拉唑 　15mg po bid	血清胃泌素测定（必要时）
或 雷贝拉唑 　10mg po bid	肝脏、胆囊、胰脏 B 超
或 埃索美拉唑 　20mg po bid	内镜下的治疗（伴出血者）❻
或 西咪替丁 　400mg po bid	外科会诊（必要时）
或 雷尼替丁 　150mg po bid	
硫糖铝❷ 　1.0g po tid	
或 瑞巴派特 　100mg po tid	
或 胃乐宁片 　4 片 po bid	
或 铝碳酸镁 　1g po tid	
或 氢氧化铝凝胶 　10ml po tid	
或 复方氢氧化铝（胃舒平）❸	
2～4 片 po tid	

续表

长 期 医 嘱	临 时 医 嘱
L-谷氨酰胺　670mg po tid	
枸橼酸铋钾　100mg po tid	
甲氧氯普胺❹　10mg po tid	
或 多潘立酮　10mg po tid	
或 莫沙必利　5mg po tid	
或 伊托必利　50mg po tid❺	
阿莫西林❺　1000mg po bid	
或 克拉霉素　500mg po bid	
甲硝唑❺　400mg po bid	
或 替硝唑　500mg po bid	

❶ 减少胃酸分泌的药物可选用西咪替丁、雷尼替丁及法莫替丁等 H_2 受体阻滞药以及质子泵（H^+/K＋ATP 酶）抑制药。质子泵抑制药为目前溃疡病治疗的重要用药。

❷ 胃黏膜保护剂，如硫糖铝、胶态铋（如胶体次枸橼酸铋钾等）在消化性溃疡的治疗中仍占有重要地位。

❸ 传统的制酸药物，如氢氧化铝凝胶、复方胃舒平等，从我国国情出发，在经济不发达地区仍可保留使用。

❹ 甲氧氯普胺、多潘立酮等胃肠动力药可加速胃排空，当有上腹饱胀、胆汁反流等情况时可适当选用，忌与抗胆碱能药合用。

❺ 幽门螺杆菌感染者应当根除治疗。当今认为幽门螺杆菌（Hp）感染与消化性溃疡的发病和复发有直接关系。根除幽门螺杆菌的治疗方案大体上可用以质子泵和（或）铋剂为基础加用克拉霉素、阿莫西林、甲硝唑（或替硝唑）、四环素等抗生素中的两种，组成三联或四联疗法，疗程 7～14 天。

❻ 伴出血者可行内镜下治疗，如局部喷洒止血药、注射疗法、止血夹、内镜下电凝、激光或微波等治疗方法。

注：1. 活动期饮食宜少食多餐，但一当症状得到控制，应较快恢复到平时的一日三餐，并有规律地定时饮食，细嚼慢咽，避免刺激性食物及药物，戒烟酒。

2. 现今对消化性溃疡的治疗着眼于减少胃酸分泌（特别是十二指肠溃疡患者）和（或）增加胃黏膜的保护因素（特别是胃溃疡患者）这两方面。

3. 手术适应证　溃疡急性穿孔；穿透性溃疡；大量或反复出血，内科治疗无效者；器质性幽门梗阻；胃溃疡癌变或癌变不能除外者；顽固性或难治性溃疡。

十五、胃癌

长 期 医 嘱	临 时 医 嘱
消化内科护理常规	血常规、尿常规、粪常规＋隐血试验
一级护理(卡氏评分＜50分)	
或 二级护理(卡氏评分50～80分)	肝功能、肾功能、电解质、血糖
或 三级护理(卡氏评分＞80分)	血 CEA、CA199
高蛋白、低脂无渣半流质饮食	胸部 X 线摄片
或 软食	上消化道钡餐造影
平卧位	电子胃镜
或 半卧位	全腹 B 超检查
奥美拉唑❶　　20mg po bid	或 腹部及盆腔 CT
或 泮托拉唑　40mg po bid	心电图
或 兰索拉唑　15mg po bid	妇科检查(女性患者)
或 雷贝拉唑　10mg po bid	胃黏膜幽门螺杆菌检查(快速尿素酶试验)❹
或 埃索美拉唑　20mg po bid	
或 西咪替丁　400mg po bid	或 ^{13}C 或 ^{14}C-尿素呼气试验
或 雷尼替丁　150mg po bid	骨全身显像(ECT)
硫糖铝❶　　1.0g po tid	外科会诊
或 瑞巴派特　100mg po tid	
或 胃乐宁片　4 片 po bid	
或 铝碳酸镁　1g po tid	
或 氢氧化铝凝胶　10ml po tid	
或 复方胃舒平　2～4 片 po tid	
甲氧氯普胺❷　　10mg po tid	
或 多潘立酮　10mg po tid	

续表

长 期 医 嘱	临 时 医 嘱
或 莫沙必利　5mg po tid 或 伊托必利　50mg po tid	
丙氧氨酚复方片❸　1～2 片 po tid 或 曲马朵　50～100mg po q6～4h	

　　❶ 有上腹疼痛或不适、胃癌伴出血者可用抑制胃酸或保护胃黏膜的药物。

　　❷ 有腹胀、消化不良、恶心、呕吐等症状者可用促动力药物。

　　❸ 疼痛者可按疼痛级别进行镇痛治疗。

　　❹ 早期胃癌患者如幽门螺杆菌阳性需进行清除治疗,方案见消化性溃疡。

　　注: 1. 卡氏评分是卡诺斯基于 1948 年率先提出的一套专门用于评价肿瘤患者一般情况的标准, 即所谓卡氏行为状态评分法(Karnofsky Performance Status, 简称 KPS)。依据能否正常活动、病情、生活自理程度, KPS 把患者的健康状况视为总分 100 分, 10 分一个等级, 得分越高, 健康状况越好, 越能忍受治疗给身体带来的副作用, 因而也就有可能接受彻底的治疗。得分越低, 健康状况越差, 若低于 60 分, 许多有效的抗肿瘤治疗即无法实施。KPS(卡氏评分) 简化见表 3-1。

表 3-1　卡氏评分

分值/分	患者情况
100	身体正常,无任何不适
90	能进行正常活动,有轻微不适
80	勉强可进行正常活动,有一些不适
70	生活可自理,但不能维持正常生活或工作
60	有时需人扶助,但大多数时间可自理
50	常需人照料
40	生活不能自理,需特别照顾
30	生活严重不能自理
20	病重,需住院积极支持治疗
10	病危,临近死亡
0	死亡

2. 必要时营养支持、对症治疗。

3. 有手术指征者尽量手术治疗。

4. 化疗是胃癌综合治疗的主要手段，可用于手术前，使病灶局限化，为手术创造条件，提高切除率，减少术中肿瘤细胞播散、种植的机会；化疗也是根治性手术后的辅助治疗，能清除可能残存的微小病灶，防止复发或转移；化疗还可用于手术无法根治或晚期患者的姑息性治疗，以期控制病情，延长生存期。术后应尽早（一般于1个月内）进行化疗。术后前半年不少于4个周期，后1年半再间歇使用4～6个周期。具体化疗方案有多种，可根据患者情况选用。

十六、胃癌化疗

长 期 医 嘱	临 时 医 嘱
消化内科护理常规	血常规、尿常规、粪常规＋隐血试验
一级护理（卡氏评分＜50分） 或 二级护理（卡氏评分50～80分） 或 三级护理（卡氏评分＞80分）	肝功能、肾功能、电解质、血糖
高蛋白、低脂无渣半流质饮食 或 软食	血 CEA、CA199
平卧位 或 半卧位	心电图
NS 500ml iv gtt d1～d3 ❶	
5%GS 1000ml 顺铂（DDP） iv gtt d1～d3 ❶ 20～25mg/m^2	
NS 40ml 多柔比星（阿霉素，ADM） iv d1、d8 ❶ 20～25mg/m^2	
NS 250ml 依托泊苷（VP-16） iv gtt d4～d6 ❶ 60～70mg/m^2	
甲氧氯普胺 10mg iv qd～tid	

续表

长 期 医 嘱	临 时 医 嘱
或 盐酸格拉司琼 3mg iv qd～bid	
或 盐酸雷莫司琼 0.3mg iv qd	
甲氧氯普胺 10mg po tid	
或 多潘立酮 10mg po tid	
或 莫沙必利 5mg po tid	
或 伊托必利 50mg po tid	
氟尿嘧啶 500mg/m² | iv gtt	
NS 500ml | d1～d5❷	
NS 500ml | iv gtt	
紫杉醇注射液 60mg/m² | d1、d8❷	
地塞米松 8mg po（输紫杉醇前 12h）❷	
地塞米松 8mg po（输紫杉醇前）❷	
异丙嗪 25mg im（输紫杉醇前 30min）❷	
NS 200ml | iv gtt	
西咪替丁 400mg |（输紫杉醇前）❷	
NS 250ml	
依托泊苷（VP-16） | iv gtt d1～d5❸	
60～70mg/m²	
5%GS 250ml | iv gtt d1～d5	
亚叶酸钙（四氢叶酸 |（用氟尿嘧啶前，	
钙）20mg/m² | 2h 内滴完）❸	
5%GS 1000ml | iv gtt（8～10h）	
FU 500～600mg/m² | d1～d5❸	
卡培他滨（希罗达） 2500mg/m² po❹	

❶ 为 EAP（顺铂、多柔比星、依托泊苷）方案，可作为术前或术后化疗方案之一。隔 4 周重复 1 次，待体质恢复后可考虑手术治疗。术后病理显示 EAP 方案有效者，可在术后 4 周再次给药，每隔 4 周 1 次，共 4 次。

❷ 为 TF（紫杉醇、氟尿嘧啶）方案。紫杉醇用药前需按常规预处理以防过敏。

❸ 为 ELF（依托泊苷、亚叶酸钙、氟尿嘧啶）方案。每 4 周 1 次，共 5～6 次。

❹ 晚期、体质虚弱、年老病例常选用卡培他滨单药口服方案。卡培他滨 2500mg/m²，分 2 次饭后口服，持续 14 天，每 3 周为 1 个疗程，共 4～6 个疗程。

注：1. 其余医嘱同"胃癌"。

2. 以上不同化疗方案根据患者情况分别选用。其他还有较多治疗方案，如草酸铂氟尿嘧啶方案（见"大肠癌"）。

十七、急性出血坏死性肠炎

长 期 医 嘱		临 时 医 嘱
消化内科护理常规		肉眼观察一次全量大便
一级护理		血常规
禁食❶		粪常规、粪潜血
或 流质饮食		粪找阿米巴原虫
病重通知		粪培养＋药物敏感试验
测体温、脉搏、血压　q2～4h		尿常规
5%GNS　500～1000ml	iv gtt qd	生化全套、CO_2 结合力测定
10%GS　1000～2000ml		凝血四项
10%氯化钾　30～40ml		血培养＋药物敏感试验
维生素 C　2000mg		心电图
NS　100ml	iv gtt bid❷	腹部 X 线透视
左氧氟沙星　200mg		腹部 B 超（必要时）
甲硝唑　0.5g iv gtt bid❷		腹腔穿刺（必要时）
NS　100ml	iv gtt qd	外科会诊（必要时）
氢化可的松❸　200～300mg		输血（必要时）
或 NS　100ml	iv gtt qd	
地塞米松❸　5～10mg		
维生素 K₁　10mg im qd		
胃肠减压（必要时）		
云南白药❹　0.5g po tid		
或 巴曲酶❹　1～2kU iv 或 im q8h		

❶ 有呕吐、便血、腹痛、腹胀者均宜禁食。

❷ 选用强效抗生素，一般先用喹诺酮类或头孢菌素类抗生素，可根据粪或血培养细菌及药物敏感试验结果调整。

❸ 中毒症状明显或有休克者应及早应用糖皮质激素，但糖皮质激素有加重肠出血和促发肠穿孔的危险，一般应用不超过 3～5 天，抗休克首先应迅速补液输血，补充血容量，纠正酸中毒，然后选用升压药物，加大激素用量。

❹ 止血药物可选用云南白药口服或静注巴曲酶、酚磺乙胺，或静滴氨甲苯酸、酚磺乙胺。

注：1. 禁食期间应静脉输入高营养液，如 10％～15％葡萄糖液、复方氨基酸、水解蛋白、脂肪乳等。便血或贫血严重者应予输血。注意水、电解质、酸碱平衡。

2. 有腹痛、休克者可用大剂量山莨菪碱20mg静脉注射，每10～20min 1 次，直至休克好转再逐渐减量并延长给药时间。

3. 手术适应证：并发腹膜炎、肠穿孔、肠梗阻、大量出血经内科治疗无效或中毒性休克经内科治疗疗效不显著或不稳定者，均应从速考虑外科手术，切除坏死的肠段。

4. 现认为本病的发病与感染产生 B 毒素的 Welchii 杆菌（C 型产气荚膜杆菌）有关，据报道采用 Welchii 杆菌抗毒血清 42000～85000U 静脉滴注有较好疗效。

十八、肠梗阻

长 期 医 嘱	临 时 医 嘱
消化内科护理常规	血常规、尿常规、粪常规、粪 OB
一级护理	试验
禁食	肝功能、肾功能、电解质、血糖
或 流质饮食❶	血型
病重（必要时）	CEA
测血压、心率　tid	血淀粉酶
记 24h 尿量	腹部平片
胃肠减压并记引流量（必要时）	心电图

续表

长 期 医 嘱	临 时 医 嘱
液状石蜡 30～50ml po tid	腹部 CT 检查
NS 1000ml 清洁灌肠 qd～bid❷	电子结肠镜检查及治疗❺
NS 100ml 奥美拉唑 40mg │ iv gtt bid	钡灌肠
	外科会诊(必要时)❻
5%GNS 500～1000ml 10%GS 1000ml 10%氯化钾 30～50ml │ iv gtt qd 维生素 C 2000mg	
奥曲肽❸ 0.1mg ih q6～8h 或 NS 46ml │ iv（泵入） 生长抑素 3mg │ q12h 或 NS 46ml │ iv（泵入） 奥曲肽 │ q12h 0.3～0.6mg	
5%GS 250ml 左氧氟沙星 200mg │ iv gtt qd❹	

❶ 轻度不全肠梗阻时可进流质饮食，否则应禁食。

❷ 重度肠梗阻时禁用。

❸ 用法见上消化道出血。

❹ 常用喹诺酮类等主要针对革兰阴性细菌感染的抗生素，病情严重者需应用强的广谱抗生素以防治感染。可根据粪或血培养细菌药物敏感试验结果调整。

❺ 当梗阻已基本解除时或低位肠梗阻时可行结肠镜检查。并可于肠镜下行导管减压术或支架置入术。

❻ 当出现腹膜炎体征、或内科非手术治疗无效、或考虑为肿瘤所致肠梗阻，及时请外科会诊手术治疗。

注：1. 肠梗阻时要注意输液维持水电解质、酸碱平衡。

2. 肠梗阻时肠细菌容易移位，须进行预防性抗感染治疗。

十九、溃疡性结肠炎

长 期 医 嘱	临 时 医 嘱
消化内科护理常规	肉眼观察大便量及次数
二级护理	粪常规＋隐血试验
或 一级护理	粪便找阿米巴原虫
低脂高热量少纤维半流质饮食	粪细菌培养＋药物敏感
或 软食	试验
柳氮磺吡啶❶　1～1.5g po qid	粪便厌氧菌培养(有条件
或 美沙拉嗪　1.0g po tid～qid	时可查)
泼尼松❷　30～60mg po qd	血常规
或 氢化可的松　300mg iv gtt qd	血沉、CRP
或 甲泼尼龙　48mg iv qd	肝功能、肾功能、电解质、
甲硝唑　0.4g po tid	血糖
诺氟沙星❸　0.2g po tid	血清蛋白电泳分析
或 左氧氟沙星　0.2g po bid	免疫功能检查
或 NS　100ml ⎰ iv gtt bid	血清结核杆菌抗体
左氧氟沙星　200mg ⎱	CEA
地衣芽孢杆菌❹　0.5g po tid	钡灌肠 X 线检查
或 双歧三联活菌　420mg po tid	结肠镜检查
蒙脱石散　3g po tid	输血(必要时)❼
或 复方地芬诺酯❺　1 片 po tid	小肠镜检查(必要时)
或 洛哌丁胺❺　2mg po tid	肛门指诊
硫唑嘌呤❻　50mg po bid	外科会诊(必要时)❽
或 6-巯基嘌呤　0.75～1.5mg/(kg· d) po	
柳氮磺吡啶栓❾　0.5g 纳肛 bid	
或 NS　100ml �️⎫	
5-氨基水杨酸　1.0～2.0g ⎪ 保留灌	
氢化可的松　100～200mg ⎬ 肠 qn❾	
蒙脱石散　3g ⎪	
云南白药　4g ⎭	

❶ 目前主张用柳氮磺吡啶（SASP）作为首选药物，用于轻型患者或重型经糖皮质激素治疗已有缓解者，疗效较好。用药方法：在发作期每天 4～6g，分 4 次口服；病情缓解后改为每天 2g，分次口服，如此长期维持 1～2 年。目前尚有新型药物问世，如美沙拉嗪、奥沙拉嗪等。上述药物均在肠道分解产生 5-氨基水杨酸（5-ASA）而发挥治疗作用。国内外已有多种 5-ASA 制剂用于临床，如艾迪莎、惠迪、颇得斯安、莎尔福等。

❷ 糖皮质激素在下列情况下考虑使用：用于对水杨酸制剂无效的轻中度溃疡性结肠炎或重度溃疡性结肠炎。常用泼尼松 30～40mg 或等同物，诱导反应平均 7～14 天，减量时每周 5mg 递减至 20mg，随后每周减 2.5～5mg。对于口服激素无应答的或重度溃疡性结肠炎患者，静脉应用甲泼尼龙或氢化可的松。不建议激素维持治疗。

❸ 并发感染者加用抗生素治疗，病情严重者需选用广谱抗生素控制继发感染。

❹ 应用抗生素的同时补充益生菌，注意需与抗生素应用时间相隔 4h。

❺ 用于腹泻次数多者。需注意复方地芬诺酯和抗胆碱能药物可诱发中毒性巨结肠。因此，中毒性巨结肠者禁用。

❻ 免疫抑制药对于维持缓解及减少激素用量有效。对于慢性活动性激素依赖性病变或复发者使用可减少激素的用量。如硫唑嘌呤，应用或改变剂量时至少监测 2 周血常规，此后至少每 3 个月测一次，并定期复查肝功能。若出现胃肠不耐受（除发热、胰腺炎或超敏反应）可考虑其他治疗或谨慎试用巯嘌呤。反之，巯嘌呤不耐受也可考虑其他治疗或谨慎试用硫唑嘌呤。病变主要局限在左半结肠、排便次数不多的患者。局部治疗疗效较好。

❼ 便血量大、持续出血或血红蛋白（Hb）<60g/L 者应输血。

❽ 药物治疗效果不佳，及时外科会诊，确定手术时机及方式。下列情况应考虑手术治疗。

a. 绝对指征：大出血、穿孔或疑为癌变或重度异型。

b. 相对指征：重度溃疡性结肠炎伴中毒性巨结肠，静脉用药无效；内科治疗无效，或激素抵抗或依赖而替代治疗无效者；伴肠外并发症者。

❾ 左半结肠溃疡性结肠炎灌肠局部治疗有效。轻型直肠乙状结肠溃疡性结肠炎可仅用灌肠局部治疗。

注：1. 急性期及病情严重者，应卧床休息，给予胃肠外静脉高营养，维持水、电解质平衡。病情轻者可适当休息。

2. 重症患者且静脉用激素 7～10 天无效者，予环孢素 2～4mg/(kg·d)，静滴 7～10 天。严格监测血药浓度。上述治疗无效，可用白细胞洗脱法。

3. 监测：8～10 年以上广泛性结肠炎、全结肠炎或 30～40 年以上左半结肠炎、直乙结肠炎，应行肠镜监测，每 2 年 1 次。

二十、克罗恩病（Crohn 病）

长 期 医 嘱	临 时 医 嘱
消化内科护理常规	肉眼观察一次全量大便
二级护理	粪常规＋隐血试验
或 一级护理	粪细菌培养＋药物敏感试验
流食❶	
或 少渣半流食	血常规
或 高营养软食	血沉、CRP
柳氮磺吡啶 1～1.5g po qid❷	肝功能、肾功能、电解质、血糖
或 美沙拉嗪 1.0g po qid	
泼尼松 30～60mg po qd❸	血清蛋白电泳分析
或 布地奈德 9～15mg po qd	免疫功能检查
或 氢化可的松 300mg iv gtt qd	血清结核杆菌抗体
或 甲泼尼龙 48mg iv qd	PPD 试验
甲硝唑 0.4g po tid❹	TB-PCR
诺氟沙星 0.2g po tid❹	CEA
或 左氧氟沙星 0.2g po bid	胃肠钡餐 X 线检查
或 NS 100ml ⎫ iv gtt bid	钡灌肠 X 线检查
左氧氟沙星 200mg ⎭	结肠镜检查
地衣芽孢杆菌 0.5g po tid❺	小肠镜检查（必要时）
或 双歧三联活菌 420mg po tid	肛门指诊

续表

长 期 医 嘱	临 时 医 嘱
蒙脱石散　3g po tid	外科会诊(必要时)
或 复方地芬诺酯　1 片 po tid❻	
或 洛哌丁胺　2mg po tid❻	
硫唑嘌呤　1.5～2.5mg/(kg·d) po❼	
或 巯嘌呤　0.75～1.5mg/(kg·d) po	
或 甲氨蝶呤　15～25mg po qw	
奥美拉唑　20mg po bid❽	
或 泮托拉唑　40mg po bid	
或 兰索拉唑　15mg po bid	
或 雷贝拉唑　10mg po bid	
或 埃索美拉唑　20mg po bid	
柳氮磺吡啶栓　0.5g 纳肛 bid❾	
或 NS　100ml	
5-氨基水杨酸　1.0～2.0g	保留灌
氢化可的松　100～200mg	肠 qn❾
蒙脱石散　3g	

❶ 用于病情严重者。

❷ 疗程 1～2 年，部分患者需终身维持治疗。

❸ 糖皮质激素用法参见溃疡性结肠炎。

❹ 合并感染者用抗生素。

❺ 应用抗生素的同时补充益生菌，需与抗生素应用时间相隔 3h。

❻ 中毒性巨结肠患者禁用。

❼ 重度急性活动期克罗恩病治疗：首选激素，早期复发、激素无效或激素依赖者予免疫抑制药治疗，如硫唑嘌呤或巯嘌呤。不耐受者改为甲氨蝶呤。

❽ 累及胃、十二指肠者加用 PPI 等抑酸药。

❾ 远端病变辅以局部治疗。

注：1. 内科治疗是克罗恩病（CD）的基础治疗。初发病例及

难确诊的不典型者，随访 3～6 周。与肠结核无法鉴别者按肠结核诊断性治疗 4～8 周。

2. 必须戒烟，注意营养支持、对症、心理等综合治疗，重症患者予要素饮食或全胃肠外营养，特别是广泛小肠克罗恩病患者。急性期及病情严重者，应卧床休息，注意维持水、电解质平衡。

3. 无效者或不能耐受者考虑应用英夫利昔（肿瘤坏死因子单克隆抗体）或进行手术评估。

4. 对肛瘘者，抗生素为一线治疗，硫唑嘌呤或巯嘌呤等对活动性病变有效，或加用脓肿引流或皮下置管。其他部位瘘管形成治疗与中重度治疗方案相同。

5. 缓解期维持治疗

（1）首次药物治疗缓解者，用美沙拉秦维持，剂量与诱导缓解时相同。

（2）反复复发或严重者，用激素缓解后，应加用硫唑嘌呤或巯嘌呤，并持续使用。

（3）使用英夫利昔诱导缓解者持续应用，最好合用免疫抑制药。

（4）持续用药时间 3～5 年甚至更长。

6. 手术治疗：手术是 CD 治疗的最后选择。尽管相当部分的 CD 最终难免手术治疗，但术后复发率高，因此尽量在最合适的时机进行最有效的手术。当积极内科治疗无效或病情危重或严重影响生活质量或发生并发症（穿孔、梗阻、腹腔脓肿等）时考虑手术治疗。

7. 术后复发预防：术后复发率高，均须用美沙拉秦预防复发。硫唑嘌呤或巯嘌呤用于复发高危者。预防用药在术后 2 周开始，持续时间＞2 年。

8. 监测同溃疡性结肠炎。

二十一、伪膜性小肠结肠炎

长 期 医 嘱	临 时 医 嘱
消化内科护理常规	血常规
二级护理	粪常规、粪培养
或 一级护理	粪便涂片

续表

长 期 医 嘱	临 时 医 嘱
半流质	艰难梭菌（*C. difficile*）培养及毒素鉴定
双歧三联活菌　420 po tid	
万古霉素　125～500mg po q6h	肝功能、肾功能、电解质、血糖
或 万古霉素　500mg iv gtt q8h	腹部平片
甲硝唑　0.4g po q8h	结肠镜检查＋病理学活检
考来烯胺　4mg po qid	钡灌肠检查
蒙脱石散　3g po tid	

注：1. 慎用止泻药及抗胃肠蠕动药物。

2. 注意营养支持及水电解质平衡。

3. 若为使用抗生素所致及时停用。

二十二、大肠癌

长 期 医 嘱	临 时 医 嘱
消化内科护理常规	血常规、尿常规、粪常规＋隐血试验
一级护理(卡氏评分＜50 分)	
或 二级护理(卡氏评分 50～80 分)	生化全套
或 三级护理(卡氏评分＞80 分)	血 CEA、CA199
高蛋白、低脂无渣半流质饮食	胸部 X 线摄片(后前位)
或 软食	肝脏、腹主动脉旁淋巴结、盆腔 B 超
平卧位	
或 半卧位	腹部及盆腔 CT(必要时)
双歧三联活菌　420mg po tid	妇科检查(女性)
胸腺素 α_1　1.6mg ih qd	电子肠镜
丙氧氨酚复方片❶　1～2 片 po tid	ECT(全身骨显像)
或 曲马朵　50～100mg po q6～4h	钡灌肠检查

❶ 疼痛者可按疼痛级别进行镇痛治疗。

注：1. 必要时进行营养支持、对症治疗。

2. 有手术指征者尽量手术治疗。

3. 直肠癌Ⅲ期患者，一般建议采用术前放疗。

4. 化疗是大肠癌综合治疗的主要手段，可用于手术前，使病灶局限化，为手术创造条件，提高切除率，减少术中肿瘤细胞播散种植的机会；化疗也是根治性手术后的辅助治疗，能清除可能残存的微小病灶，防止复发或转移；化疗还可用于手术无法根治或晚期病例的姑息性治疗，以期控制病情，延长生存期。术后应尽早（一般于1个月内）进行辅助化疗。

二十三、大肠癌化疗

长 期 医 嘱		临 时 医 嘱
消化内科护理常规		血常规、尿常规、粪常规＋隐血试验
一级护理(卡氏评分＜50分) 或 二级护理(卡氏评分 50～80分) 或 三级护理(卡氏评分＞80分)		肝功能、肾功能、电解质、血糖
高蛋白、低脂无渣半流质饮食 或 软食		血 CEA、CA199
平卧位 或 半卧位		心电图
5%GS 500ml 草酸铂(L-OHP) 130mg/m²	iv gtt（维持 2h）d1❶	
5%GS 250ml 亚叶酸钙(四氢叶酸钙) 20mg/m²	iv gtt❶ d1～d5（用氟尿嘧啶前，2h 内滴完）	
5%GS 1000ml FU 500～600mg/m²	iv gtt d1～d5❶	
甲氧氯普胺 10mg iv qd～tid❷ 或 盐酸格拉司琼 3mg iv qd～bid 或 盐酸雷莫司琼 0.3mg iv qd		
甲氧氯普胺 10mg po tid❷ 或 多潘立酮 10mg po tid		

续表

长　期　医　嘱	临　时　医　嘱
或 莫沙必利　5mg po tid	
或 伊托必利　50mg po tid	
NS　500ml 伊立替康　80mg/m² ｜ iv gtt d1、d8❸	
5%GS　1000ml FU　500mg/m² ｜ iv gtt d1～d5❸	
卡培他滨　2500mg/m² po bid❹	

❶ 草酸铂氟尿嘧啶联合方案。草酸铂不能用氯化钠液配药滴注，应避光；用药期间患者不能接触冷水，以免喉头痉挛。每3～4周重复，共5～6次。

❷ 呕吐症状轻者可用口服止吐、促动力药物，症状中重者应改用静注药物。

❸ 伊立替康氟尿嘧啶联合方案。

❹ 参见胃癌化疗。

注：1. 其余医嘱同大肠癌。

2. 根据患者情况分别选用以上化疗方案或其他化疗方案。

二十四、肠结核

长　期　医　嘱	临　时　医　嘱
消化内科护理常规	血常规、尿常规
二级护理	血沉、肝功能、肾功能
高蛋白半流质饮食	PPD试验
维生素 B₆　10～20mg po tid	血清结核杆菌抗体检查
维生素 C　100mg po tid	TB-PCR
异烟肼　300mg po qd	粪细菌培养、真菌培养
利福平　450mg po qd	结核杆菌培养
或 利福定　150mg po qd	胸部 X 线摄片
吡嗪酰胺　1.5g po qd	胃肠钡餐
乙胺丁醇　750mg po qd	钡灌肠 X 线检查

长 期 医 嘱	临 时 医 嘱
对氨水杨酸　750mg po qd	结肠镜检查
山莨菪碱　10mg po tid	腹部B超
胸腺素片　20mg po qd	或 腹部CT检查
还原型谷胱甘肽　400mg po tid	腹部平片
	外科会诊(必要时)

注：1. 腹痛可给予解痉药。

2. 有不完全肠梗阻者按照肠梗阻医嘱治疗，如行胃肠减压，并注意水、电解质与酸碱平衡等。

3. 并发急性肠穿孔、肠道大出血、完全性肠梗阻或部分肠梗阻经内科治疗无效者应考虑手术治疗，术后继续抗结核治疗1~2年。

二十五、缺血性肠病

长 期 医 嘱			临 时 医 嘱
消化内科护理常规			血常规
一级护理			粪常规、粪隐血试验
或 二级护理			粪培养＋药物敏感试验
禁食			肝功能、肾功能、电解质、
或 流质饮食			血脂、血糖
测体温、脉搏、血压　tid			CEA
5%GS　250ml	iv gtt bid		腹部平片❷
左氧氟沙星❶　200mg			钡灌肠❸
前列腺素E　10μg iv qd			电子结肠镜❸
或 5%GS　250ml	iv gtt		肝脏、胆囊、胰脏、脾脏、肾
复方丹参注射液　12~16ml	qd		脏、输尿管B超检查❹
或 罂粟碱　30mg im tid			肠系膜动静脉及门静脉彩超
或 硝酸甘油　0.25~0.5mg po tid			腹部CT检查❹
5%GNS　500~1000ml			腹部血管造影(必要时)
10%GS　1000ml	iv gtt qd		外科会诊(必要时)❺
10%氯化钾　30~40ml			
维生素C　2000mg			

❶ 由于肠黏膜损伤，易致肠内细菌及毒素进入体内，应给予足量抗生素，特别是抗革兰阴性菌药物。时间应较长，至损伤恢复为止。

❷ 腹痛剧烈者需检查腹部平片以排除肠道穿孔或肠梗阻。

❸ 诊断不明确时需进行钡灌肠或电子结肠镜检查，但病情严重有肠穿孔危险或有较严重原发病（如心脑血管疾病）为检查禁忌证。

❹ 需与胆道或泌尿系统等其他疾病引起的腹痛相鉴别时应进行腹部 B 超或 CT 检查。

❺ 经过积极内科处理，腹痛、便血不能缓解，或出现明显腹膜炎、肠穿孔、肠梗阻等情况时，请外科会诊，及时手术治疗。

注：1. 去除病因，积极治疗原发病（如高血压、糖尿病、血管硬化等）。

2. 停用缩血管药及洋地黄类药物，增加肠道血流。

3. 急性期卧床休息，维持水、电解质平衡。

4. 积极改善全身及局部血流，如补充血容量、纠正心力衰竭、心律失常、休克等。

二十六、消化道息肉

长 期 医 嘱	临 时 医 嘱
消化内科护理常规	血常规、血型
二级护理　　或 一级护理	凝血四项
	心电图
半流质饮食	电子内镜下息肉切除术
维生素 K_1　　10mg im qd	病理组织学检查
云南白药　0.5g po tid	外科会诊❸（必要时）
L-谷氨酰胺　670mg po tid	
液状石蜡　15～20ml po tid❶	
硫糖铝凝胶　20g po bid❷	
NS　　100ml 奥美拉唑　40mg　}iv gtt bid❷	

❶ 肠息肉内镜下切除后，服用液状石蜡通便。

❷ 胃息肉切除后抑酸、保护胃黏膜。

❸ 当息肉过大，内镜下无法切除或疑有恶变者或术中术后出现出血或穿孔等并发症需外科手术时，请外科会诊。

注：息肉内镜下切除后需减少活动量或卧床休息。

二十七、肝硬化

长 期 医 嘱	临 时 医 嘱
消化内科护理常规	血常规
二级护理 　或 一级护理	尿常规、尿二胆
普通饮食(高热量、高蛋白、维生素丰富、易消化食物)❶ 　或 软食	肝功能、肾功能、血糖、血脂、电解质
	粪常规及粪 OB 试验
	凝血四项
水飞蓟宾　100mg po tid	肝炎病毒抗原、抗体检查
磷脂酰胆碱　456mg po tid	HBV DNA 检查
普萘洛尔　10mg po tid❷	AFP 测定
单硝酸异山梨醇酯　20mg po tid❸	免疫学检查(IgG、IgA、IgM、AMA、ANA、SMA)
螺内酯　20～40mg po tid❹	
呋塞米　20～40mg po qd❹ 　或 氢氯噻嗪　25mg po tid	血清Ⅲ型前胶原肽(PⅢP)、透明质酸、板层素
5%GS　250ml 还原型谷胱甘肽　1.2g ｜ iv gtt qd 复方甘草酸二胺❺　40mg ｜	ICG 潴留试验
	血氨测定
5%GS　250ml ｜ iv gtt qd 促肝细胞生长素　120mg ｜	心电图检查
维生素 K₁　10mg im qd	胸部 X 线检查
	肝脏、胆囊、胆管、胰脏、脾脏、腹水彩超
10%GS　500ml 三磷腺苷　40mg 辅酶 A　100U 胰岛素　8～12U ｜ iv gtt qd 维生素 B₆　200mg 10%氯化钾　10ml	胃肠钡餐透视 　或 胃镜检查
	肝门静脉造影(必要时)❻
	选择性肝动脉造影(必要时)❻
	肝穿刺活检(必要时)

续表

长　期　医　嘱	临　时　医　嘱
奥美拉唑　20mg po bid❻	腹腔镜检查（必要时）
或 泮托拉唑　40mg po bid	人血白蛋白　5～10g | iv gtt
或 兰索拉唑　15mg po bid	NS　100ml | st❿
或 雷贝拉唑　10mg po bid	新鲜血浆　200ml iv gtt st⓫
或 埃索美拉唑　20mg po bid	外科会诊（必要时）
地衣芽孢杆菌　0.5g po tid❼	
或 双歧三联活菌　420mg po tid	
拉米夫定　100mg po qd❽	

❶ 肝功能显著减退或有肝性脑病先兆时，限蛋白饮食；有腹水者限制水钠摄入；有食管胃底静脉曲张者避免坚硬、粗糙食物。

❷ 存在门脉高压，但无腹水、心率不慢、无哮喘史时，该药为降低门脉压力的首选。

❸ 用于心率慢或有哮喘史时降门脉高压。

❹ 合并腹水及降门脉高压时选用。

❺ 各种甘草酸胺制剂量不同，一般用量为40mg。

❻ 有门脉高压性胃病时应用。

❼ 肝硬化时存在肠黏膜屏障功能障碍，易出现细菌移位，可应用。

❽ 伴活动性乙型病毒性肝炎、病毒高复制时考虑使用。需考虑利弊并取得患者同意。

❾ 疑为小肝癌时应行选择性肝动脉造影，以便采取合适的治疗。

❿ 低蛋白血症合并腹水时可应用。

⓫ 存在凝血酶原时间（PT）延长，补充凝血因子时应输注新鲜血浆。

注：1. 如有传染性应消毒隔离。

2. 保肝药一般选用2～3种，太多则加重肝脏负担。

3. 应用复方氨基酸能纠正负氮平衡，提高血浆白蛋白，但必须有足够热量时氨基酸才能被利用合成蛋白。但肝衰竭和氮质血症时禁用。肝衰竭时应用支链氨基酸，以避免引起肝性脑病。

4. 肝穿刺活检可了解肝硬化的组织学类型及肝细胞受损和结缔组织形成的程度，失代偿期肝硬化、凝血时间明显延长或肝功能差时慎行或禁行肝穿刺。

5. 严重门静脉高压导致食管胃底静脉曲张破裂出血、顽固性腹水或并发肝癌时请外科会诊，考虑手术治疗。

二十八、肝脓肿

长 期 医 嘱	临 时 医 嘱
消化内科护理常规	粪便找阿米巴滋养体
一级护理	血培养、药物敏感试验
半流质	血常规
NS　100ml 　　　　　　　｜iv gtt 头孢哌酮/舒巴坦钠　2～4g｜bid❶	肝功能、肾功能、电解质、血糖
5%GS　250ml 　　｜iv gtt bid❶ 左氧氟沙星　0.2g｜	AFP、CEA、CA199
甲硝唑　500mg iv gtt bid❶	尿常规
或 替硝唑　400mg iv gtt bid	血清查阿米巴抗体
5%GS　250ml 　　　　　｜iv gtt qd 还原型谷胱甘肽　1.2g｜	肝脏、胆囊、胰脏、脾脏彩超
	胸部正侧位片
维生素C　0.1g po tid	腹部平片
	肝 CT 检查 　或 MRI 检查 　或 肝动脉造影
	胃肠钡餐
	超声引导下经皮肝穿刺脓液引流
	肝穿刺液涂片检查、细菌培养及药物敏感试验
	外科会诊

❶ 可先经验性选用抗生素，后根据药物敏感试验结果选用敏感抗生素。

注：1. 致病菌与感染途径有关，以大肠杆菌、金黄色葡萄球菌、链球菌较多见，变形杆菌、肠炎杆菌、铜绿假单胞菌也较常

见。近年来革兰阴性菌占 60% 以上，克雷伯杆菌增多突出，厌氧菌也在增加，抗菌治疗根据肝穿刺脓液和血培养结果及抗生素具有较好透入脓腔壁的能力，在低氧环境下对非增殖菌起作用。文献上推荐的抗生素有喹诺酮类、甲硝唑、利福平、头孢菌素类等。在未明确致病菌前，应尽可能选用对革兰阴性杆菌、革兰阳性球菌、需氧菌和厌氧菌均有效的广谱抗生素，要求足量、疗程完整，并配合引流。先静滴，以后改为口服，疗程一般需 6～8 周。或根据细菌培养及药物敏感试验，选择敏感抗生素。

2. 阿米巴抗体阳性可持续 0.5～5 年之久，以往血清学检测阿米巴抗体方法不能区别活动性阿米巴感染或痊愈。近年有人用 ELISA 及斑点试验检查血清中阿米巴体复合物，有病原学诊断意义。

二十九、急性肝功能衰竭

长 期 医 嘱	临 时 医 嘱
消化内科护理常规	血常规、血型及血交叉配合
一级护理	试验
流质饮食(高糖、高蛋白、高维生素、	插胃管并留置
低脂)	插导尿管并留置
或 禁食	生化全套、蛋白电泳
病重通知	凝血四项
或 病危通知	肝炎病毒抗原抗体检查
暴发性肝衰竭(FHF)监护	AFP 测定
记 24h 出入量	血氨测定
复合维生素 B 2 片 po tid	动脉血气分析
维生素 C 0.2g po tid	肝脏、胆囊、胆管、胰脏、脾
10%GS 250mg	脏、腹水 B 超检查
50%GS 60mg	腹部 X 线检查
三磷腺苷 40mg	上腹部 CT 检查
辅酶 A 100U iv gtt qd	脑电图
胰岛素 8～12U	人工肝治疗❸
维生素 B₆ 200mg	外科会诊❸

续表

长 期 医 嘱	临 时 医 嘱
复方支链氨基酸　250ml iv gtt qd	
20%人血白蛋白　5g iv gtt qd 　或 新鲜血浆　200ml iv gtt qd 　或 新鲜全血　200ml iv gtt qd	
5%GS　250ml 　　　　　　　 iv gtt 促肝细胞生长因子　120mg 　 qd	
10%GS　500ml 胰岛素　8U 　 iv gtt qd 胰高血糖素　2mg	
10%GS　250mg 胸腺素　16~20mg 　 iv gtt qd	
前列腺素 E❶　100μg iv qd	
维生素 K_1　10mg im qd	
恩替卡韦　10mg po qd❷	
NS　50ml 奥美拉唑　40mg 　 iv gtt bid❹ 　或 NS　50ml 　　泮托拉唑　40mg 　 iv gtt bid	
双歧三联活菌　420mg po tid❺ 　或 地衣芽孢杆菌　0.5g po tid	
甲硝唑　0.4g po tid❻	

❶ 当 PT 时间正常时应用。前列腺素 E 疗程为 10~15 天，扩张血管、改善肝脏血循环与供氧，稳定溶酶体，增加细胞膜的稳定性，抑制血小板合成血栓素 A_2（TXA_2），防止血栓形成，具有明显护肝、促进肝细胞再生作用。

❷ 病因治疗：对引起 FHF 的各种病因，由急性重型肝炎（暴发性肝炎）引起，应用抗病毒治疗、免疫调节治疗；由药物或中毒引起，立即停用有关化学物质。

❸ 必要时可采用暂时性肝脏支持疗法（生物人工肝）、血液透

析等，或进行肝移植手术。

❹ 防治消化道出血。

❺ 应用益生菌制剂目的是防治肠道菌群失调及细菌移位，预防消化道功能衰竭。但其使用还存在争议。

❻ 确有细菌感染，可根据细菌药物敏感试验结果选用无肝、肾毒性抗生素，可用氨苄西林、头孢唑林、头孢呋辛及第三代头孢菌素，抗菌谱广、肾毒性低；甲硝唑适用于厌氧菌感染；真菌感染宜用氟康唑，对肝、肾少有毒性作用。

注：1. 急性肝功能衰竭（暴发性肝功能衰竭）监护：持续观察ECG；心率、呼吸率、血压、尿排量每小时观察1次；每6h观察1次脑电图、肝功能、心肺功能、动脉血气分析、血电解质、血糖及凝血酶原时间；每12h观察1次红、白细胞计数、血尿素氮、肌酐浓度；每24h观察1次总胆红素、直接胆红素、ALT、部分凝血活酶时间、钙、磷、血小板计数、胸部X线片。

2. 注意水电解质、酸碱平衡的维持治疗。一天热量至少为5000～6700kJ（1200～1600kcal）。每天补液量一般为1000～1500ml，生理盐水不多于500ml。

3. 针对"三高"（高血氨、高假性神经递质、高芳香氨基酸）、"三低"（低血糖、低白蛋白血症、低血钾）、"两水肿"（脑水肿、肺水肿）采取有效措施。

4. 出现急性呼吸衰竭、肾功能衰竭、肝性脑病、心力衰竭、心律失常、DIC等并发症时的治疗请参照相关内容。

三十、药物性肝病

长 期 医 嘱	临 时 医 嘱
消化内科护理常规	血常规
二级护理	嗜酸粒细胞绝对值计数
或 一级护理	肝功能、肾功能、血糖、电解质
高热量、高蛋白、低脂半流质饮食	凝血四项
病重通知 ❶	尿常规
复合维生素B　2片 po tid	药物过敏试验

续表

长 期 医 嘱	临 时 医 嘱
维生素 C 0.2g po tid	肝脏 B 超检查
肌苷 0.4g po tid	肝脏 CT 检查
葡醛内酯 0.2g po tid	肝穿刺活组织检查(必要时)
苯巴比妥 30mg po qd	脑电图
或 泼尼松 30~60mg po qd	人工肝治疗❷
考来烯胺 30mg po bid(早、晚)	外科会诊❷
丙谷胺 0.2g po tid(餐前 30min)	
5%GS 250ml 还原型谷胱甘肽 1.2g | iv gtt qd 复方甘草酸二胺 40mg |	
5%GS 500ml | iv gtt S-腺苷蛋氨酸 500~1000mg | qd	

❶ 重症者下达病重通知,按重症肝炎、急性肝功能衰减处理。

❷ 出现肝功能衰减时可采用暂时性肝脏支持疗法(生物人工肝)、血液透析等,发生肝衰竭或重度胆汁淤积,进展到肝硬化时,应考虑肝移植。

注:1. 治疗原则:立即停用有关或可疑引起药物性肝炎的药物,禁用损肝药物;注意休息、营养支持;补充维生素;应用保肝药物。

2. 淤胆者:可用苯巴比妥治疗,泼尼松用于急性黄疸或慢性胆汁淤积病例。腺苷蛋氨酸是一种治疗肝内胆汁淤积的药物,用于肝内胆汁淤积,1~2g/d,静滴 2 周,以后改为口服,到症状及生化指标改善,一般 4~8 周。

3. 过量对乙酰氨基酚引起肝损伤,可给予 N-乙酰半胱氨酸(N-AC),在药物摄入后 24h 内插胃管洗胃后,给予 N-AC 140mg/kg 体重(口服或从胃管注入),此后每 4h 1 次,70mg/kg 体重,用 72h。

4. 密切注意肝性脑病、出血倾向、肾功能衰竭的出现,并及时采取相应措施。

5. 药物过敏试验包括皮肤敏感试验、淋巴细胞转化试验、白细胞移动抑制试验、药物激发试验。

三十一、原发性肝癌

长 期 医 嘱	临 时 医 嘱
消化内科护理常规	血常规、尿常规、粪常规、粪OB试验
一级护理(卡氏评分＜50分)	
或 二级护理(卡氏评分 50～80 分)	生化全套
或 三级护理(卡氏评分＞80 分)	出血时间、凝血时间、凝血酶原时间
高蛋白、低脂软食	
或 半流质饮食	血 AFP、ALP、GGT、α-AT
记 24h 尿量	胸部 X 线摄片
水飞蓟宾　100mg po tid	腹部 B 超
普萘洛尔　10mg po tid❶	或 CT
螺内酯　20～40mg po tid❷	或 MRI
呋塞米　20～40mg po qd❷	腹水检查常规、生化、AFP、LDH 及找癌细胞
或 氢氯噻嗪　25mg po tid	
5%GS　250ml ⎫	同位素全身骨显像
还原型谷胱甘肽　1.2g ⎬ iv gtt qd❸	心电图
复方甘草酸二胺❺　2 支 ⎭	肝动脉造影
维生素 K₁　10mg　im qd❹	顺铂(DDP)　20～30mg/m² ⎫ 肝动脉内灌注后用明胶海绵栓塞
奥美拉唑　20mg po bid❺	
或 泮托拉唑　40mg po bid	多柔比星　20～30mg/m² ⎭
或 兰索拉唑　15mg po bid	
或 雷贝拉唑　10mg po bid	
或 埃索美拉唑　20mg po bid	
甲氧氯普胺❻　10mg po tid	
或 多潘立酮　10mg po tid	
或 莫沙必利　5mg po tid	
或 伊托必利　50mg po tid	
丙氧氨酚复方片❼　1～2 片 po tid	
或 曲马朵　50～100mg po q6～4h	
甲氧氯普胺❽　10mg iv qd～tid	
或 盐酸格拉司琼　3mg iv qd～bid	
或 盐酸雷莫司琼　0.3mg iv qd	

❶ 用于伴门静脉高压但无心动过缓或哮喘的患者。

❷ 有门静脉高压或腹水的患者需用利尿药物。

❸ 伴肝功能异常的患者需保肝治疗。

❹ 用于有出血倾向或凝血时间延长的患者。

❺ 有上腹疼痛或不适、胃癌伴出血者可用抑制胃酸或保护胃黏膜的药物。

❻ 有腹胀、消化不良、恶心、呕吐等症状者可用促动力药物。

❼ 疼痛者可按疼痛级别进行镇痛治疗。

❽ 介入治疗或腹腔内化疗后要注意加强止吐、止痛、退热等对症治疗及支持治疗。

注：1. 根据病情进行对症、营养支持及针对并发症（如腹水、出血倾向或肝性脑病等）的治疗。

2. 有手术指征者尽量手术治疗。

3. 如无法手术，病情允许者可行肝动脉内灌注化疗及栓塞治疗，需要时 1 个月后可重复 1 次。肝动脉介入治疗后如病情改善，有手术条件可争取外科治疗。

4. 确诊为腹膜转移可给予腹腔内化疗，氟尿嘧啶 1g，每 1～2 周 1 次，可用 2～3 次。

三十二、肝性脑病

长 期 医 嘱	临 时 医 嘱
消化内科护理常规	血氨
一级护理	生化全套、血常规、尿常规
或 特别护理	动脉血气分析
禁食❶	凝血四项
或 无蛋白饮食	血丙酮酸、乳酸、短链脂肪酸、支链氨基酸、芳香族氨基酸测定（必要时）
病危通知	
留置胃管（必要时）	
吸氧	3P 试验（鱼精蛋白副凝试验）
记 24h 出入量	
新霉素　1g po qid	脑电图（必要时）、诱发电位（必要时）
或 甲硝唑　0.2g po qid	

续表

长 期 医 嘱	临 时 医 嘱
双歧三联活菌胶囊　2 粒 po tid 　或 地衣芽孢杆菌　500mg po tid 　或 乳酶生　1g po qid	新鲜全血、血浆、人血白蛋白 （必要时）
乳果糖　30ml po tid	10%GS　250ml ┐ iv gtt qd 醒脑静　20～30ml ┘
支链氨基酸　250ml iv gtt qd	NS　100ml ┐ 保留灌肠 食醋　6ml ┘
5%GS　250ml ┐ iv gtt qd 门冬氨酸鸟氨酸　5g ┘	地西泮　10mg im❹ 　或 异丙嗪　25mg im
NS　100ml ┐ iv gtt 醋谷胺（乙酰谷酰胺）　600mg ┘ qd	
10%GS　500ml ┐ iv gtt qd❷ 谷氨酸钠　20ml ┘	
5%GS　100ml ┐ iv gtt qd❸ 精氨酸　10～20g ┘	
10%GS　250ml ┐ iv gtt 促肝细胞生长素　80～120mg ┘ qd	
10%GS　250mg 50%GS　60mg 三磷腺苷　40mg ┐ iv gtt qd 辅酶 A　100U 胰岛素　8～12U 维生素 B₆　200mg ┘	

❶ 清醒后每天供蛋白质 20g 左右，稳定 1 周后可逐渐增至每天 40～50g。

❷ 凡应用谷氨酸钠、谷氨酸钾等降氨药物需同时补充三磷腺苷、镁、钠、钾，比例视病情而定。尿少时慎用钾剂（20ml 谷氨酸钾相当于 2.5g 氯化钾的含钾量），明显腹水时慎用钠剂。

❸ 精氨酸不含钾、钠，本身系酸性，宜用于碱中毒者，疗效不如上者。其他降氨药物尚有苯甲酸钠、苯乙酸、鸟氨酸-α-酮戊二酸。

❹ 对极度烦躁病例可酌情选用。

注：1. 针对性去除诱因，如止血、控制感染。

2. 氨酪酸用于兴奋、躁动不安者，2～4g加入10％葡萄糖注射液500ml，静脉滴注（2～3h滴完）。

3. 肝性脑病伴腹水患者每天入液总量为1000ml加前一日尿量。

4. 禁用对肝肾有损害的抗生素，一般选用青霉素类或头孢菌素类。

5. 其他对症治疗包括纠正水、电解质、酸碱平衡失调，保护脑细胞，保持呼吸道通畅，防治脑水肿，进行血液透析等。

6. 有条件者可行肝移植。

三十三、急性梗阻性化脓性胆管炎

长 期 医 嘱	临 时 医 嘱
内科护理常规	血培养＋药物敏感试验
一级护理	生化全套、血淀粉酶、凝血功能检查
病重通知 　或 病危通知	
	血常规、尿常规
禁食	血型、血交叉配合试验
胃肠减压（必要时）	腹部B超或CT检查
测血压、脉搏　q1h 或 q2h	动脉血气分析
NS　100ml　　　　｜iv gtt 头孢哌酮/舒巴坦钠　2.0g｜bid❶	头孢菌素皮试
	阿托品　0.5mg im st! 　或 山莨菪碱　10mg im st! 　或 丁溴东莨菪碱　20mg im st!
甲硝唑　0.5g iv gtt bid 　或 替硝唑　0.4g iv gtt bid 　或 奥硝唑　0.5g iv gtt bid	
	新鲜血　200～400ml iv gtt bid
	心电图
NS　100ml　　　　｜iv gtt bid 盐酸屈他维林　80mg｜	经皮经肝胆管引流（PTC） 　或 经内镜鼻胆管引流或支架内引流或（和）十二指肠乳头切开术
NS　100ml　　｜iv gtt bid 奥美拉唑　40mg｜	
10％GS　1000ml 10％氯化钾　20mg｜iv gtt bid 维生素C　2g	腹部磁共振胰胆管成像（MRCP）
	外科会诊

续表

长 期 医 嘱		临 时 医 嘱	
NS　100ml	iv gtt	5％碳酸氢钠　250ml iv gtt	
还原型谷胱甘肽　1200mg	bid		
奥曲肽　100μg H q8h❷		NS　100ml	iv gtt
或 生长抑素　3mg iv gtt（泵		地塞米松　20mg	
入）q12h		或 NS　100ml	iv gtt
		氢化可的松　200mg	
		10％GS　500ml	iv gtt st❸
		间羟胺　60mg	
		多巴胺　40mg	

❶ 抗生素的使用原则：强效、广谱，根据药物敏感试验结果及时调整。在胆汁中浓度较血中高的抗生素有喹诺酮类、头孢哌酮、甲硝唑、替硝唑、亚胺培南或美罗培南等，可根据病情、药源及经济条件选用。其中头孢哌酮在胆汁中浓度特别高，可达血浓度的8～10倍，甲硝唑、克林霉素、哌拉西林对厌氧菌具有抗菌作用，头孢噻肟钠除对某些厌氧菌也有效外，且能对抗多种细菌产生的β-内酰胺酶，更具有强大的广谱杀菌和抑制作用。

❷ 有文献报道重症患者可使用，可减少胆汁和胰液分泌、降低胆管内压。用法见食管静脉曲张性上消化道出血。

❸ 用于休克时升高血压。

注：1. 急性梗阻性化脓性胆管炎病情严重，进展迅速，要密切观察病情，积极处理。注意维持生命体征平稳，积极防治休克。

2. 如内科治疗无效，病情仍在继续发展或有弥漫性腹膜炎征象者，应尽快施行手术。

三十四、急性胆囊炎

长 期 医 嘱	临 时 医 嘱
消化内科护理常规	血常规、尿常规
一级护理	生化全套
病重通知（必要时）	血淀粉酶

长 期 医 嘱	临 时 医 嘱
低脂流质饮食 　或 禁食	肝脏、胆囊、胰腺 B 超检查
胃肠减压（必要时）	腹部 X 线平片
NS　100ml ┐ 盐酸屈他维林　80mg ┤ iv gtt bid 　或 阿托品　0.3mg po tid	腹部 CT（必要时）
50％硫酸镁　5～10ml po tid	维生素 K₃　8mg im st! 　或 阿托品　0.5mg im st! 　或 山莨菪碱　10mg im st! 　或 丁溴东莨菪碱　20mg im st!
茴三硫　25mg po tid	
胆舒胶囊　2 片 po tid 　或 保胆健素　500mg po tid 　或 消炎利胆片　5 片 po tid 　或 熊去氧胆酸　50mg po tid	哌替啶　50mg im（必要时） 　或 针刺曲池、胆俞、胆囊穴 　（阳陵泉下 1 寸）
NS　100ml ┐ 氨苄西林　1.5g ┤ iv gtt bid 　或 NS　100ml ┐ 　哌拉西林　2.0g ┤ iv gtt bid 　或 NS　100ml ┐ 　头孢哌酮/舒巴坦钠　2g ┤ iv gtt bid 　或 NS　100ml ┐ 　头孢噻肟钠　1.0g ┤ iv gtt bid	青霉素皮试 　或 头孢菌素皮试
	外科会诊
甲硝唑　0.5g iv gtt　bid 　或 替硝唑　0.4g iv gtt bid 　或 奥硝唑　0.5g iv gtt bid	
5％GS　250ml ┐ 左氧氟沙星　200mg ┤ iv gtt bid 　或 环丙沙星　400mg ┐ 　5％GS　250ml ┤ iv gtt bid	
10％GS　1000ml ┐ 10％氯化钾　20ml ┤ iv gtt bid 维生素 C　2000mg ┘	
NS　100ml ┐ 奥美拉唑　40mg ┤ iv gtt bid	

注：1. 轻症患者可单用环丙沙星、氨苄西林或头孢唑林即可，但临床表现严重者，因急性胆囊炎多属数种细菌混合感染，应提倡联合用药以提高疗效。

2. 上述各种抗生素，在胆汁中浓度多较血中高，头孢哌酮在胆汁中浓度特别高，可达血浓度的8～10倍。列举的联合治疗方案均具有广谱抗菌活性，其中甲硝唑、克林霉素、哌拉西林对厌氧菌具有抗菌作用，头孢噻肟钠除对某些厌氧菌也有效外，且能对抗多种细菌产生的β-内酰胺酶，更具有强大的广谱杀菌和抑制作用。可根据病情、药源及经济条件选用。

3. 如内科治疗无效，病情仍在继续发展或怀疑胆囊化脓坏疽或有弥漫性腹膜炎征象者，应尽快施行手术。

三十五、急性胰腺炎

（一）急性轻症（水肿型）

长 期 医 嘱	临 时 医 嘱
消化内科护理常规	血淀粉酶
二级护理	尿淀粉酶
或 一级护理	血常规
低脂流质饮食	生化全套
或 禁食	凝血四项
胃肠减压(病情较重者)	肝脏、胆囊、胰腺 B 超检查
33％硫酸镁　10～20ml po bid～tid	上腹部 CT(平扫＋增强)
NS　40ml 生长抑素❶　3mg｜iv gtt（泵入）q12h 　或 NS　40ml 　醋酸奥曲肽(善宁)❶｜iv gtt（泵入） 　0.3mg｜q12h	
NS　100ml 奥美拉唑　40mg｜iv gtt bid 　或 5％GS　250ml 　西咪替丁　0.4g｜iv gtt bid	

❶ 重症患者可使用。用法见静脉曲张性上消化道出血。

注：血清淀粉酶在发病后 2～12h 开始升高，3～5 天恢复正常；尿淀粉酶发病后 12～24h 开始升高，1～2 周恢复正常。

（二）急性重症（出血坏死型）

长 期 医 嘱	临 时 医 嘱
消化内科护理常规	血常规、尿常规
一级护理	生化全套(包括血钙)
病重通知 　或 病危通知	血淀粉酶 血脂肪酶
禁食	尿淀粉酶
胃肠减压	凝血四项
测血压、脉搏、呼吸、尿量　qh	胸、腹部 X 线平片
中心静脉压监护	血清正铁血白蛋白测定
留置导尿并记尿量	胸水、腹水淀粉酶测定
面罩吸氧 　或 呼气末正压人工呼吸(必要时)	血气分析 心电图
血糖仪测血糖(必要时)　qid	腹部 CT(平扫＋增强)
NS　40ml　⎮iv gtt (泵入) 生长抑素❶　3mg⎮q12h 　或 NS　40ml　⎮iv gtt 　　醋酸奥曲肽(善宁)❶　(泵入) 　　0.3～0.6mg　⎮q12h	肝脏、胆囊、胰脏、腹水 B 超检查 头孢菌素皮试 腹腔灌洗 输血(必要时)
NS　100ml　⎮iv gtt bid 奥美拉唑　40～80mg⎮	内镜下十二指肠乳头切开取石❺ 　或 乳头切开加鼻胆管引流(胰管引流)
5%GS　250ml⎮iv gtt bid 乌司他丁　5U⎮	
右旋糖酐-40　500ml⎮iv gtt qd 　或 前列腺素 E　10μg⎮	外科会诊
血浆　400ml iv gtt qd 　或 20%人血白蛋白　10g iv gtt qd	

续表

长 期 医 嘱	临 时 医 嘱
10%GS 1000ml 10%氯化钾 30ml 维生素 C 2g iv gtt qd❷ 脂溶性维生素 2支 胰岛素 24U	
复方氨基酸 250～500ml iv gtt qd	
NS 100ml 头孢哌酮/舒巴坦钠 2g iv gtt bid❸	
5%GS 250ml 左氧氟沙星 200mg iv gtt bid❸ 或 5%GS 250ml 莫西沙星 400mg iv gtt qd	
10%GS 20ml 20%葡萄糖酸钙 20ml iv bid（慢！）	
5%GS 250ml 25%硫酸镁 10ml 维生素 K₁ 10mg iv gtt qd 10%氯化钾 5ml	
GS 100ml 地塞米松 20～40mg iv gtt qd 或 GS 100ml 氢化可的松 300mg iv gtt qd❹	

❶ 重症患者可使用。用法见静脉曲张性上消化道出血。

❷ 根据血糖情况调整胰岛素用量。

❸ 并发感染为重症胰腺炎最重要的死亡原因之一，要重视防治感染。氧氟沙星、环丙沙星、克林霉素、头孢哌酮、甲硝唑和亚胺培南等抗生素静脉注射后，胰腺组织或胰液中浓度与血液浓度相比较高，可将氧氟沙星或环丙沙星与克林霉素或甲硝唑联合应用，对革兰阳性菌、革兰阴性菌和厌氧菌均有强大杀菌作用，亚胺培南对革兰阳性菌、革兰阴性菌和厌氧菌均有效，可单独使用。头孢噻

肟、头孢唑肟、美洛西林和哌拉西林在治疗急性胰腺炎伴感染时一般作为二线药物选用。

❹ 糖皮质激素仅在急性出血坏死型胰腺炎伴休克或急性呼吸窘迫综合征时短期使用。

❺ 确定为胆源性胰腺炎时考虑行 ERCP 下乳头括约肌切开或胆道引流术。

注：1. 血清淀粉酶在发病后 2～12h 开始升高，3～5 天恢复正常；尿淀粉酶发病后 12～24h 开始升高，1～2 周恢复正常。

2. 观察每天出入量，注意维持水、电解质、酸碱平衡，保持有效血容量，维持生命体征正常。

3. 应用抑肽酶要早，剂量要大，才有效。以 5% 葡萄糖或生理盐水溶解后静滴，1 次 5 万～10 万 U，4 次/天，每日可用 40 万～60 万 U，以后视病情每日 10 万～20 万 U。一般用药 1～2 周。

4. 如血糖＞11.1mmol/L（200mg/dl）或伴酮症时，应予胰岛素治疗。

5. 对胰性脑病，注意补充胶体溶液、维生素 B_1，有脑水肿时给予脱水剂，尚可用能量合剂和营养脑细胞的药物。

6. 应掌握手术适应证，及时请外科会诊。

三十六、慢性胰腺炎

长期医嘱	临时医嘱
消化内科护理常规	血清淀粉酶及其同工酶、尿淀粉酶
二级护理	
低脂、低蛋白、高糖类饮食	血糖、尿糖测定
胰酶肠溶片　2 片 po tid	葡萄糖耐量试验（轻型者）
或 复方消化酶　2 粒 po tid	胸、腹部 X 线平片
西咪替丁　400mg po tid	肝脏、胰脏、胆囊 B 超检查
或 雷尼替丁　150mg po bid	超声内镜检查
或 奥美拉唑　20mg po bid	腹部 CT
阿司匹林肠溶片　0.1g po tid	或 磁共振胰胆管造影（MRCP）
或 四氢帕马丁　100～150mg po tid	或 内镜下逆行胰胆管造影
或 喷他佐辛　25～50mg po tid	（ERCP）

续表

长 期 医 嘱	临 时 医 嘱
10%脂肪乳剂　500ml 复方脂溶性维生素　2支　iv gtt qd	24h粪便脂肪定量测定
	胰腺外分泌试验❶
复方氨基酸　500ml 复方水溶性维生素　1支　iv gtt qd	血清缩胆囊肽-促胰酶素测定
	血浆胰多肽测定
	血浆胰岛素测定
	胃肠钡餐 　或 低张十二指肠造影
	选择性腹腔动脉造影
	B超引导下细针胰穿刺吸引细 胞学检查❷
	经皮腹腔神经节类固醇封闭❸
	外科会诊❹

❶ 胰腺外分泌试验包括胰泌素试验、Lundh试验、BT-PABA试验、缩胆囊肽-促胰酶素试验等。

Lundh试验和BT-PABA试验都是胰腺外分泌功能试验。Lundh试验是用特定Lundh试餐刺激胰液分泌后，收集十二指肠液，测定其中胰蛋白酶含量，小于6IU/L为胰腺功能不全。

BT-PABA试验是 *N*-苯甲酰-*L*-酪胺酰对氨基苯甲酸试验，为口服BT-PABA（*N*-苯甲酰-*L*-酪胺酰对氨基苯甲酸）后测定尿中PABA的含量，减少则为胰腺外分泌功能不全。

❷ 可疑胰腺癌时应用。

❸ 顽固性剧烈疼痛时可在超声内镜下行经皮腹腔神经节封闭治疗。

❹ 手术适应证为合并胆石、胰腺假囊肿、胆总管梗阻引起黄疸、胰管局部狭窄、阻塞或扩张病变引起持续性剧痛、内科治疗无效或无法排除胰腺癌的患者。

注：1. 怀疑慢性胰腺炎者，先做常规的血、尿淀粉酶测定和胸、腹部X线平片，假如腹部平片示胰腺钙化，诊断慢性胰腺炎有90%的可信性。常规检查正常如仍怀疑慢性胰腺炎，首推超声探

查，假如阴性或不能确定，应做 CT 或 MRCP 检查，再后是 ERCP 检查。仅少数患者需要做胰功能检查。

2. 慢性胰腺炎急性发作的处理参见急性胰腺炎。

3. 并发糖尿病者应予相应的饮食调整及胰岛素治疗。

三十七、结核性腹膜炎

长 期 医 嘱	临 时 医 嘱
消化内科常规护理	血沉、CRP
二级护理 　或 三级护理	血常规、肝功能、肾功能、血糖、血电解质
高蛋白饮食	PPD 试验
复合维生素 B　2 片 po tid	腹腔穿刺抽腹水做常规、生化、腺苷脱氨酶、溶菌酶、乳酸脱氢酶测定、结核抗体、结核杆菌 DNA、浓缩涂片找抗酸杆菌、培养结核杆菌或动物接种
维生素 C　0.1g po tid	
异烟肼　300mg po qd	
利福平　450mg po qd 　或 利福定　150mg po qd	
吡嗪酰胺　1.5g po qd	胸部 X 线摄片
乙胺丁醇　750mg po qd	腹部 X 线平片
还原型谷胱甘肽片　400mg po tid	胃肠钡餐
胸腺素片　20mg po bid	腹部 B 型超声检查或 CT 检查
	腹腔镜检查
	腹膜穿刺活检
	外科会诊

注：1. 异烟肼、利福平、吡嗪酰胺三药联合，也可另加链霉素 0.75g 肌注，每天 1 次，或乙胺丁醇 0.75g，每天 1 次。四药联合，治疗 2 个月，然后继续用异烟肼与利福平联合治疗至少 7 个月。

2. 异烟肼、利福平、吡嗪酰胺均有肝毒性，肝功能不良者不可如此联合使用。原肝功能正常者，用药期间亦要严密观察肝功能变化。

3. 对腹水型，在每次放腹水后腹腔内注药可加速腹水的吸收，减少腹膜粘连。

4. 对血行播散或严重毒血症者，在有效抗结核治疗的同时，可短期加用糖皮质激素。

5. 并发完全性急性肠梗阻或不完全性慢性肠梗阻经内科治疗而未见好转或肠穿孔引起急性腹膜炎或局限性化脓性腹膜炎经抗生素治疗未见好转者、诊断有困难和腹腔肿瘤或某些原因引起的急腹症不能鉴别时，可考虑手术探查。

第四章 泌尿系统疾病

一、急性肾功能衰竭

（一）少尿期

长 期 医 嘱	临 时 医 嘱
肾内科护理常规	血常规、尿常规、粪常规
一级护理	肝肾功能、电解质、血脂
优质低盐低蛋白饮食（未透析患者）（半流或流质）	尿钠、尿渗透压、尿比重 血型
测血压 bid	尿肌酐
病重通知 或 病危通知	活化部分凝血活酶时间、凝血酶原时间、纤维蛋白原、D-二聚体
记 24h 出入量	
呋塞米 40mg po tid❶	血气分析
碳酸氢钠 1g po tid❷	心电图、超声心动图
硝苯地平控释片 30mg po qd 或 氨氯地平 5mg po qd	双肾、输尿管、膀胱、前列腺（男性患者）B超检查
奥美拉唑 20mg po qn❸	肾活检（必要时）❻
中长链脂肪乳注射 250ml iv gtt qd❹	血液透析（必要时）❼
NS 50～100ml 头孢哌酮 2g iv gtt bid❺	

❶ 用于合并高血压、水肿者。

❷ 用于合并代谢性酸中毒者。

❸ 保护胃黏膜，预防应激性溃疡。

❹ 用于补充能量。

❺ 合并感染时，应选择肾毒性小的抗生素，并根据肾功能和是否透析确定剂量。

❻ 肾活检指征：对于临床表现符合急性肾功能衰竭（ATN），但少尿期超过 2 周或其病因不明、且肾功能 3～6 周仍不能恢复者，临床考虑可能存在其他导致肾功能衰竭的严重肾实质疾病，均应尽早进行肾活检。

❼ 透析指征：急性肺水肿；高钾血症（血清钾≥6.5mmol/L）；高分解代谢型，即每天尿素氮上升≥14.3mmol/L、肌酐上升≥177μmol/L、钾上升≥1～2mmol/L、血清 HCO_3^- 下降≥2mmol/L；如为非高分解代谢型，但有少尿或无尿 2 天以上、血尿素氮≥21.4mmol/L、血肌酐≥442μmol/L、CO_2 结合率≤13mmol/L、肌酐清除率≤7～10ml/min；有尿毒症症状，如恶心、呕吐、意识障碍等。

注：1. 急性肾功能衰竭首先要纠正可逆病因。对各种严重外伤、心力衰竭、急性失血都应进行治疗，包括输血、等渗盐水扩容及处理血容量不足、休克和感染等，应停用影响肾灌注或有肾毒性的药物。

2. 少尿期的治疗

a. 严格控制水、钠摄入量，每天入液量为前一天尿量加 500ml；

b. 限制蛋白质的摄入 [0.5g/(kg·d)]，保证足够热量，每天每千克体重 147kJ；

c. 维持水、电解质、酸碱平衡及高钾血症和代谢性酸中毒的治疗。

（二）多尿期

长 期 医 嘱	临 时 医 嘱
肾内科护理常规	肾功能
一级护理	电解质(血钾、钠、氯、钙)
或 二级护理	尿渗透压
记 24h 尿量	
高热量饮食	
发酵虫草菌粉胶囊　　0.99g po tid	

注：1. 尿量逐渐增多，当每日尿量超过 400ml，病程进入多尿期。多尿期刚开始时，肾功能不可能立即恢复，血尿素氮（BUN）、肌酐（Cr）还可能继续升高，因此仍需要临时性透析支持治疗。

2. 治疗的重点在于维持水、电解质、酸碱平衡，治疗并发症。尿量 3000ml/d 以上时，补液量应逐渐少于尿量，一般为其 $1/2\sim2/3$，过多会延长多尿期。

3. 高热量饮食开始以糖类（碳水化合物）为主，待尿素氮、肌酐下降后蛋白摄入可增加。多尿期注意电解质紊乱，及时补钾、补钠。

4. 恢复期应调养和适当增加活动量，避免过度劳累和使用肾损害药物。

二、慢性肾功能衰竭

（一）氮质血症期

长 期 医 嘱	临 时 医 嘱
肾内科护理常规	血常规、尿常规、粪常规
低盐优质低蛋白饮食❶	肝肾功能、电解质（钾、钠、氯、
测血压 bid	钙、磷）、血脂
呋塞米　40mg po tid❷	血气分析
硝苯地平控释片　30mg po qd	活化部分凝血活酶时间、凝血
贝那普利　10mg po qd❸	酶原时间、纤维蛋白原、D-二聚体
或 氯沙坦　50mg po qd	血清铁、铁蛋白、总铁结合力
α-酮酸片　2.52g po tid	血全段甲状旁腺激素（iPTH）
骨化三醇　0.25μg po qd❹	血免疫球蛋白 IgA、IgG、IgM
琥珀酸亚铁薄膜衣片　0.2g po tid	24h 尿蛋白定量
	尿免疫、尿渗透压
	双肾 B 超检查（注意大小、皮质厚度）
	胸部 X 线摄片、心电图、超声心动图
	双肾肾小球滤过率 ECT

❶ 合并水肿、高血压者需给予限盐饮食，$2\sim3g/d$；低蛋白饮食指给优质蛋白（主要为动物蛋白），每天 0.6g/kg，限制植物蛋白。

❷ 用于合并水肿、高血压者。

❸ 使用血管紧张素转化酶抑制药（ACEI）或血管紧张素Ⅱ受

体拮抗药（ARB）要防止功能性 GFR 下降，当血肌酐大于 $350\mu mol/L$ 而未透析的患者不用 ACEI；ACEI 使用 2 周之内血肌酐（SCr）较前升高超过 30% 者应积极寻找原因或停药，如超过 50% 应立即停用。且应用此药期间，要严密观察肾功能、血钾等变化。

❹ 每天口服 $0.25\sim0.5\mu g$，适用于轻中度继发性甲状旁腺功能亢进症。因此，建议当 GFR $30\sim59ml/(min\cdot1.73m^2)$，iPTH 水平应维持在 $35\sim70ng/L$；当 GFR $15\sim29ml/(min\cdot1.73m^2)$，iPTH 水平应维持在 $70\sim110ng/L$；当 GFR$<15ml/(min\cdot1.73m^2)$ 或透析的患者其 iPTH 水平应维持在 $150\sim300ng/L$。钙磷乘积应小于 $55(mg/dl)^2$。

注：1. 高血压是促使肾功能恶化的重要因素，合理使用 ACEI 类或 ARB 类降压药，具有降压、减少蛋白尿，延缓慢性肾功能衰竭进展的作用。但注意不能降压过快或使血压过低，应控制在 120/85mmHg 左右。

2. 本期治疗中，去除导致肾功能恶化的因素，如高血压、心功能不全、脱水、发热、尿路梗阻、感染、肾毒性药物等，对保护残存肾单位功能具有重要意义。

3. 经肾脏代谢排泄的药物剂量根据下列公式调整：患者每天所需剂量＝正常人所需剂量×患者 GFR/正常人 GFR。

（二）尿毒症期

长 期 医 嘱	临 时 医 嘱
肾内科护理常规	血常规、尿常规、粪常规
病重通知	生化全套
或 病危通知	心电图
一级护理	乙肝两对半、丙肝抗体
或 二级护理	血免疫血球蛋白 IgA、IgG、IgM
测血压　bid	血气分析
低盐低磷优质蛋白饮食	血型
或 低盐饮食（维持性血液透析患者）	血全段甲状旁腺激素（iPTH）
记 24h 出入量	活化部分凝血活酶时间、凝血酶原时间、纤维蛋白原

续表

长 期 医 嘱	临 时 医 嘱
叶酸　10mg po tid	D-二聚体
呋塞米　24mg po tid❶	血清铁、铁蛋白、铁蛋白结合力
α-酮酸　2.52g po tid	胸部 X 线片
碳酸氢钠　1g po tid❷	超声心动图
硝苯地平控释片　30mg po qd❸ 　或 氨氯地平　5mg po qd	双肾、双输尿管、膀胱、前列腺B超检查
碳酸钙胶囊　0.5g po qd❹	甲状旁腺彩超检查
骨化三醇　0.25μg po qd❺	输新鲜血　200ml(必要时)❼
琥珀酸亚铁薄膜衣片　0.2g po tid	
重组人红细胞生成素　6000U ih qw❻	
血液透析　2～3 次/周	

❶ 用于合并水肿、高血压者。

❷ 用于合并小管性酸中毒者。

❸ 用于合并高血压者。

❹ 补钙前应控制血磷<1.78mmol/L，当血磷高于 2.62mmol/L 或钙磷乘积>65 (mg/dl)^2，应减量或暂停补钙。

❺ 药物应用参照氮质血症期的使用。

❻ 对于排除失血等因素引起的贫血，当血红蛋白 (Hb)<10～11g/dl 或血细胞比容 (HCt)<0.30～0.33，即可及时应用促红细胞生成素 (EPO) 治疗。一般用量为 2000～3000U/次，每周 2～3 次，皮下注射；对于透析患者，趋向于小剂量疗法 2000～3000U/次，每周 1～2 次。直至 Hb 上升到 120 (女) ～130 (男) g/L 或 HCt 上升至 0.33～0.36，视为达标。在达标前提下，EPO 剂量可逐渐减少。

❼ 严重者 (Hb 小于 60g/L) 可输新鲜血，以缓解贫血症状。

注：1. 尿毒症早期 (GFR 为 11～20ml/min) 可以通过药物暂时非手术治疗。药物治疗主要包括去除诱因、控制高血压、维持尿量、减少蛋白摄入和促进代谢废物经肠道排泄、治疗并发症 (如心力衰竭、感染等)。

2. 值得注意的是，在尿毒症阶段，非手术治疗的效果是十分有限的。对于年龄较大（大于 60 岁），严重高血压、糖尿病、营养不良者应尽早选择肾脏替代治疗。

3. 尿毒症最有效的治疗是肾脏替代治疗，包括维持性血液透析、持续不卧床腹膜透析（CAPD）或肾移植。充分透析患者的饮食不需要特别控制，但应控制透析间期体重的增长。药物治疗为辅助治疗，其中主要包括降压药（此时可以使用 ACEI 类药物）、重组人红细胞生成素、骨化三醇、碳酸钙、铁剂、多种维生素以及其他对症治疗药物等。

4. 肾移植术，应在充分透析半年以上，全身情况明显改善后再考虑。

三、急性肾小球肾炎

长 期 医 嘱	临 时 医 嘱
肾内科护理常规	血、粪常规
二级护理	尿常规＋沉渣镜检
或 一级护理❶	尿相位差＋镜检
低盐饮食	肝肾功能、电解质（钾、钠、钙、氯）
或 低盐低蛋白饮食❷	血免疫学检查（IgG、IgA、IgM、CH50、C3、C4 等）
测血压　qd	
氢氯噻嗪　25mg po tid❸	抗"O"、血沉、C 反应蛋白
或 呋塞米　20mg po tid	活化部分凝血活酶时间、凝血酶原时间、纤维蛋白原、D-二聚体
硝苯地平　10mg po tid❹	
或 氨氯地平　5mg po qd	24h 尿蛋白定量
青霉素钠　80 万 U im bid❺	双肾、输尿管、膀胱 B 超检查
或 红霉素　0.25g po qid❻	心电图
	胸部正侧位片
	青霉素皮试
	肾活检（必要时）❼
	血液透析（必要时）❽

❶ 用于合并急性肾功能衰竭、急性充血性心力衰竭或高血压

脑病等严重并发症时。

❷ 合并肾功能异常时需限制蛋白质的摄入。低盐指每天氯化钠摄入量 3～6g。低蛋白指蛋白摄入量 0.6～0.8g/(kg·d)。

❸ 氢氯噻嗪和呋塞米均可引起低血钾、低血钠，长期应用要注意定期监测电解质。

❹ 对于给予利尿药后高血压仍难以控制的患者，可加用钙离子拮抗药，降压不宜过低，速度不宜过快，尤其是伴肾功能异常的患者，以免引起肾小球灌注不足，加重肾损害，血压以控制在 (125～130)/(80～85)mmHg 为宜。

❺ 青霉素为治疗有明确感染灶（如咽部、皮肤感染等）的急性肾小球肾炎患者的首选抗生素，疗程为 7～10 天；并且对于反复发作的慢性扁桃体炎手术摘除时术前、术后 2 周也需使用。

❻ 用于治疗有感染灶但对青霉素过敏的患者。对于青霉素过敏的患者，可选用大环内酯类代替，禁用肾毒性药物。

❼ 肾活检指征

a. 少尿 1 周以上或进行性尿量减少伴肾功能恶化者；

b. 病程超过 2 个月而无好转趋势者；

c. 急性肾炎综合征伴肾病综合征者。

❽ 急性肾炎可合并一过性肾功能异常，如达到透析指征可行血液透析治疗。具体透析指征可参考急性肾功能衰竭。

注：1. 本病为自限性疾病，治疗目的在于减轻症状，预防严重并发症，促进肾脏功能的修复。

2. 治疗以对症治疗为主，主要环节为控制感染、防治水钠潴留及控制循环血量。

四、急性肾盂肾炎

长 期 医 嘱	临 时 医 嘱
肾内科护理常规	血常规、粪常规
二级护理	尿常规＋沉渣镜检
或 一级护理	清洁中段尿细菌培养＋菌落计
普食	数＋药物敏感试验

续表

长 期 医 嘱	临 时 医 嘱
病重通知❶	肝肾功能、电解质
NS　500ml 庆大霉素　16万U ｜ iv gtt qd	双肾、输尿管、膀胱、前列腺(男性)B超检查❷
或 NS　500ml 　左氧氟沙星　0.4g ｜ iv gtt qd	静脉肾盂造影(IVP)❸
	胸部正侧位片
或 NS　250ml 　头孢哌酮钠　2g ｜ iv gtt bid	心电图
	血培养(必要时)❹
	青霉素皮试

❶ 对伴有寒战、高热,血白细胞显著升高伴有核左移等严重全身感染症状甚或出现低血压、呼吸性碱中毒疑为革兰阴性杆菌败血症者应下病重通知。

❷ 用于排除结石、梗阻等情况。

❸ 感染的急性期不宜做静脉肾盂造影(IVP)。女性IVP适应证:复发性感染,疑为复杂性感染;有肾盂肾炎的临床证据,少见细菌(如变形杆菌)感染;妊娠期曾有无症状细菌尿或尿路感染者,感染持续存在且对治疗反应差。男性首次尿路感染应做IVP。

❹ 重症急性肾盂肾炎或急性肾盂肾炎经2周的抗生素联合静脉用药治疗,仍持续发热的患者。

注:1. 急性肾盂肾炎最常见的致病菌是大肠杆菌,在尿培养及药物敏感试验结果出来之前首选对革兰阴性杆菌有效的抗生素,72h显效者无需换药,无效者应根据药物敏感试验结果调整用药;另外,肾盂肾炎多有肾实质感染,因此抗生素的选择除要求尿液药物浓度高外,还要求在血中有较高的浓度。

2. 轻症肾盂肾炎可采用口服抗菌药物治疗,较严重者需肌注或静脉注射抗菌药,重症肾盂肾炎需静脉给药,可选两种抗生素联合用药,抗菌药物的疗程均为2周。后两型在静脉用药至热退后再继续用药3天即可改为口服抗生素完成2周疗程。

3. 急性肾盂肾炎复发时,首先应寻找易感染或复杂因素,并予以纠正。

五、急进性肾小球肾炎

长 期 医 嘱	临 时 医 嘱
肾内科护理常规	血常规＋血型
二级护理	尿常规
或 一级护理❶	尿相差＋镜检
低盐优质低蛋白饮食❷	HBV、HCV、HIV 及梅毒螺旋
病重通知❶	体抗体❽
记 24h 尿量	肝肾功能、电解质（钾、钠、氯、
间断测血压　　bid	钙、磷）
醋酸泼尼松　40～60mg po（早晨	CO_2 结合力
顿服）qd❸	活化部分凝血活酶时间、凝血
5%GS　250ml❹ ⎫	酶原时间、纤维蛋白原、D-二聚体
环磷酰胺注射液　0.6～ ⎬ iv gtt qw	24h 蛋白定量
1.0g ⎭	抗肾小球基底膜抗体
或 环磷酰胺　50mg po bid	抗中性粒细胞胞浆抗体（ANCA）
低分子肝素　5000IU ih qd❺	冷球蛋白测定❾
或 双嘧达莫　100mg po tid	血免疫学检查（IgG、IgA、IgM、
呋塞米　40mg po tid❻	C3、C4）❿
氨氯地平　5mg po qd❼	抗核抗体、抗双链 DNA 抗体
或 硝苯地平控释片　30mg po qd	(dsDNA)、ENA 抗体谱❿
	血沉、C 反应蛋白
	泌尿系统 B 超
	胸部正侧位片
	心电图
	肾活检
	血浆置换（必要时）⓫
	血液透析（必要时）⓬
	5%GS　250ml ⎫ iv gtt
	甲泼尼龙　0.5～1.0g ⎭ qd×3d⓭

❶ 适用于急进性肾小球肾炎合并高血压、急性充血性心力衰竭、少尿者。

❷ 每天氯化钠摄入量3～6g，低蛋白按0.6～0.8g/(kg·d) 的标准摄入。

❸ 醋酸泼尼松在甲泼尼龙冲击治疗的间歇期或之后使用，泼尼松用量为1mg/(kg·d)，具体用法参照肾病综合征。

❹ 环磷酰胺冲击用量每次0.6～1.0g，每月1次，连用6个月或直到病情缓解。口服剂量为2～3mg/(kg·d)，累积剂量不超过8g。环磷酰胺的主要副作用为肝功能损害、骨髓抑制、消化道症状及出血性膀胱炎，远期副作用为性腺抑制和致癌作用，应用过程中应监测白细胞计数和肝功能。

❺ 使用抗凝血药时需注意出血的副作用。

❻ 适用于水肿、少尿患者。

❼ 合并高血压时应用。

❽ 血液透析前的准备，以防患者需紧急血液透析。

❾ Ⅱ型患者血循环免疫复合物及冷球蛋白常阳性，伴血清C3降低。

❿ 排除继发因素引起的急进性肾小球肾炎。

⓫ 适用于各型急进性肾小球肾炎，但主要适用于Ⅰ型；对于Goodpasture综合征和原发性小血管炎所致的急进性肾小球肾炎（Ⅲ型）伴有威胁生命的肺出血，作用较为肯定迅速，应首选。通常每天或隔日1次，每次置换血浆2～4L，直到血清抗体［如抗肾小球基底膜（GBM）抗体、ANCA］或免疫复合物转阴，病情好转，一般需置换6～10次。

⓬ 凡急性肾功能衰竭已达透析指征者，应及时透析。

⓭ 甲泼尼龙冲击治疗，每天1次，连用3次。必要时间隔3～5天可进行下一个疗程，一般不超过3个疗程；冲击治疗前需控制高血压和感染，治疗时应注意继发感染和水钠潴留等不良反应。

注：1. 本病的治疗目的是逆转肾功能变化，如疾病进入慢性期，应注意保护残余肾功能。

2. 急进性肾小球肾炎根据免疫病理分为三型，甲泼尼龙冲击加环磷酰胺治疗主要适用于Ⅱ型、Ⅲ型，对Ⅰ型疗效较差，需配合血浆置换治疗。

3. 冲击治疗成功的关键在于早期处于细胞性新月体形成阶段进行治疗。

4. 对强化治疗无效的晚期患者或肾功能已无法逆转者，则有赖于长期维持透析，肾移植应在病情静止半年（血清抗体如抗GBM 抗体、ANCA 及免疫复合物转阴）后进行。

5. Ⅱ型多为继发性，需积极寻找病因，治疗原发病。

六、急性间质性肾炎

长 期 医 嘱	临 时 医 嘱
肾内科护理常规	血常规、尿常规、粪常规
二级护理	肝肾功能、电解质（钾、钠、氯、钙）
普通饮食	血脂
泼尼松　10mg po tid❶	血免疫球蛋白 IgA、IgG、IgM
维生素 C　0.2g po tid	尿免疫、24h 尿蛋白定量
	活化部分凝血活酶时间、凝血酶原时间、纤维蛋白原、D-二聚体
	尿沉渣找嗜酸粒细胞计数
	尿渗透压、尿 N-乙酰-β-D-氨基葡萄糖苷酶（NAG）
	肾活检（必要时）❷
	血液透析（必要时）❷

❶ 重症者宜服用糖皮质激素，如泼尼松，一般每天剂量为 30～40mg，病情好转后逐渐减量，共服 2～3 个月。使用激素的指征：肾功能急剧恶化或肾活检提示肾间质弥漫性炎性细胞浸润。

❷ 呈急性肾功能衰竭者，应立即做肾活检以明确诊断，必要时可急诊血液透析。

注：1. 去除病因　如由感染引起者，早期应用抗生素控制感染；如有药物过敏史，立即停用可疑之过敏药物。

2. 肾上腺皮质激素的应用　具体用量见急进性肾小球肾炎，但应用剂量不宜过大，时间不宜过长。

3. 伴有急性肾功能衰竭者，应注意水、电解质紊乱及酸碱平衡失调。适当的营养支持是减轻负氮平衡的必须手段。出现透析指征应及时行透析治疗。

七、慢性肾小球肾炎

长 期 医 嘱	临 时 医 嘱
肾内科护理常规	血常规、尿常规
二级护理	尿相位差＋镜检
低盐低蛋白饮食❶	24h 尿蛋白定量
记 24h 尿量	肝功能、肾功能、血脂、电解质、
测血压　bid	血糖
雷公藤多苷片　10～20mg po tid❷	血免疫学检查
双嘧达莫　100mg po tid	pANCA
缬沙坦　80mg po qd❸	活化部分凝血活酶时间、凝血
或（和）贝那普利　10mg po qd	酶原时间、纤维蛋白原、D-二聚体
氨氯地平　5mg po qd～bid❹	乙肝两对半＋前 S
或（和）比索洛尔　5mg po qd	肝、胆、胰、脾、双肾、输尿管、膀胱 B 超检查
	肾活检❺

❶ 每天进食蛋白含量 0.6～0.8g/(kg·d)（成人在 30～40g/d，且大部分为优质蛋白，如蛋、牛奶、瘦肉，必要时加上必需氨基酸，如复方 α-酮酸片）。

❷ 表现为蛋白尿或伴肾小球性血尿，肾活检病理慢性化不明显者可使用。雷公藤多苷的主要不良反应为性腺抑制、肝功能损害及外周血白细胞减少等，及时停药后可逆转。应用过程中应定期复查血象、肝功能，年轻未育患者应慎用或仅短期应用。

❸ 积极控制高血压，原则是：蛋白尿≥1.0g/d，血压控制在 125/75mmHg 以下；蛋白尿＜1.0g/d，血压可放宽到 130/80mmHg 以下；选用能延缓肾功能恶化，具有保护肾脏并降低蛋白尿作用的降压药（如 ACEI 或 ARB），但肾功能不全者要防治高血钾，血肌酐＞3mg/dl 的非透析治疗患者则不宜再应用。除了控制血压外，

应适当限制饮食中蛋白质和磷的摄入。

❹ 用于用 ACEI 和（或）ARB 联合降压效果仍未达到目标值时。

❺ 如无禁忌证，都主张行肾活检明确病理类型，指导临床治疗，判断预后。

注：1. 慢性肾炎治疗的主要目标是通过控制蛋白尿和高血压，延缓肾脏病变的进展、改善或缓解临床症状以及防治严重并发症为主要目的，尽可能降低尿蛋白，但不以消除尿蛋白为目标，一般采用综合治疗措施。

2. 注意休息，避免剧烈运动和使用肾毒性药物，预防感染，防止水、电解质和酸碱平衡紊乱。

3. 对有高脂血症、高血糖及高尿酸血症等患者应及时予以适当治疗，防止加重肾脏损害。

八、慢性肾盂肾炎

长 期 医 嘱	临 时 医 嘱
肾内科护理常规	血常规、尿常规
二级护理	肝功能、肾功能
多饮水❶	尿相位差＋镜检＋镜检白细胞
复方磺胺甲噁唑　1 片 po qd❷	中段尿细菌、真菌培养＋药物
或 左氧氟沙星　100mg po tid	敏感试验❺
或 阿莫西林胶囊　0.5g po tid	尿找抗酸杆菌❻
或 呋喃妥因片　100mg po tid	双肾、输尿管、膀胱、前列腺（男
发酵虫草菌粉　3 片 po tid❸	性）B 超检查
戊酸雌二醇（补佳乐）　1mg po qd❹	静脉肾盂造影
	中段尿高渗培养
	前列腺液常规（男性）
	白带常规（女性）
	双肾 CT 检查
	肾小管功能检测

❶ 多饮水，定期排空膀胱，睡前排尿。

❷ 为预防复发可长期用抑菌疗法，用量为正常口服剂量的 1/3～

1/2，持续半年，但要注意预防真菌。

❸ 使用虫草制剂提高免疫力，减少复发，保护肾小管。

❹ 雌激素替代疗法：对于反复发作的难治性肾盂肾炎的老年女性患者，在排除妇科肿瘤的情况下，可考虑使用，但要定期行妇科检查。

❺ 找出感染致病菌，针对性用药。

❻ 常规抗生素治疗效果差时应注意结核杆菌感染的可能。

注：1. 慢性肾盂肾炎急性发作期的用药同急性肾盂肾炎。有慢性肾功能不全时，抗生素剂量要根据肾功能酌减。

2. 反复发作者，要积极寻找诱因，纠正可能存在的易感因素，如结石、尿路梗阻、膀胱输尿管反流等。如有尿路梗阻表现，可考虑外科手术治疗。

九、肾病综合征

长 期 医 嘱	临 时 医 嘱
肾内科护理常规	血常规、尿常规
二级护理	尿相位差＋镜检
优质蛋白饮食❶	24h 尿蛋白定量
限制水、钠摄入❷	肝功能、肾功能、血脂、电解质
记 24h 尿量	血免疫学检查⑫
测血压 bid	尿圆盘电泳检查
醋酸泼尼松　40～60mg po（晨服）qd❸	活化部分凝血活酶时间、凝血酶原时间、纤维蛋白原、D-二聚体
或 5%GS　100ml❹　| iv gtt qd 甲泼尼龙　40mg　|	血清肿瘤标志物⑬
5%GS　250ml❺　| iv gtt qw 环磷酰胺注射液　0.6g　|	乙肝两对半
	HBV DNA 测定⑭
或 环磷酰胺　50mg po bid	梅毒血清学试验和(或)滴度⑭
或 来氟米特片　10mg po bid	ANCA
或 霉酚酸酯　0.75～1.0g po bid	肝、胆、胰、脾、双肾、输尿管、膀胱 B 超
双嘧达莫　100mg po tid	

续表

长 期 医 嘱	临 时 医 嘱
低分子肝素钠注射液　5000IU ih qd❻	肾活检
呋塞米　20mg po tid❼ 　　和（或）螺内酯　20mg po tid 　　和（或）氢氯噻嗪　25mg po tid	
辛伐他汀　20～40mg po qn❽ 　　或 阿托伐他汀　20～40mg po qn 　　或 氟伐他汀　20～40mg po qn	
奥美拉唑肠溶胶囊　20mg po qn❾	
α骨化醇　0.25μg po qd❿	
钙尔奇 D　600mg po qd	
贝那普利　10mg po qd⓫ 　　和（或）缬沙坦　80mg po qd	

❶ 饮食中蛋白含量 0.8～1.0g/(kg·d)，优质蛋白，如鸡蛋、牛奶、瘦肉等。

❷ 水肿时应进低盐饮食，每天摄取食盐 2～3g，禁用腌制食品，尽量少用味精及食碱，以保证尿钠排出量在 100mmol/d 以下。

❸ 糖皮质激素使用原则：起始足量、减药缓慢、长期维持。按 1mg/(kg·d)，持续 6～8 周，有时甚至需要 8～12 周，最长不超过 12 周；开始时每 2 周减 5mg，减至 30mg/d 时，减药速度为每月 5mg 或更慢（视情况），减量时需常规做尿常规检查；一般需要维持量 2.5～10mg/d，持续半年至 1 年。

❹ 在患者存在胃肠道症状（如恶心、呕吐、腹泻）、大量腹水时应静脉使用激素。

❺ 激素依赖或常复发的肾病综合征患者可加用环磷酰胺（CTX）、环孢素（CyA）、来氟米特（LEF）及酶酚酸酯（MMF）。

a. CTX 冲击用量每次 0.6～1.0g，每月 1 次，连用 6 个月或直到病情缓解。环磷酰胺口服 2～3mg/(kg·d)，累计剂量不超过 8g。CTX 的主要副作用为肝功能损害、骨髓抑制、消化道症状及出血性膀胱炎，远期副作用为性腺抑制和致癌作用，应用过程中应监测白细胞计数和肝功能。

　　b. CyA 的首剂为 3～5mg/(kg·d)，服药期间需监测并维持血环孢素浓度谷值为 100～200ng/ml，服药 2～3 个月后缓慢减量，疗程半年至 1 年。CyA 的副作用有肝肾毒性、高血压、高尿酸血症、多毛及牙龈增生等。

　　c. LEF 及 MMF 是选择性的 T 淋巴细胞抑制药，LEF 推荐剂量为 20～30mg/d，应用 3 个月后减量，维持治疗半年到 1 年；MMF 的推荐的剂量 1.5～2.0g/d，共用 3～6 个月，减量后维持半年。

　　❻ 血浆白蛋白<20g/L 时，应用低分子肝素抗凝治疗。

　　❼ 对于水肿明显，通过限钠、限水后不能消肿的患者可适当使用利尿药，首选呋塞米 20～40mg，每天 3 次，口服，应用时要防止电解质紊乱；螺内酯剂量为 20～40mg，每天 3 次，单独使用利尿效果不显著，可与噻嗪类或襻利尿药联合应用；氢氯噻嗪剂量为 25～50mg，每天 3 次。根据病情选用一种或同时、先后几种联合应用。

　　❽ 合并以高胆固醇血症为主的高脂血症患者应积极降脂治疗，可选用一种他汀类降脂药。

　　❾ 用于大剂量激素或原有消化道溃疡病史。

　　❿ 长期应用激素易并发骨质疏松，少数患者还可能发生股骨头坏死，使用维生素 D_3 及钙片进行预防。

　　⓫ 合并高血压患者应使用血管紧张素转换酶抑制药（ACEI）或血管紧张素转换酶受体阻滞药（ARB）。在血肌酐（SCr）<3mg/dl 时可用 ACEI 类药物，以减少蛋白尿，延缓肾脏病变进展，但要防止引起高钾血症。同时应监测肾功能和血压情况：使用 ACEI 药物 1～2 周内 SCr 升高幅度>50％，提示肾脏缺血，予停用；SCr 升高幅度<30％，若血压已达标，则继续用 ACEI 并监测 SCr，若血压未达标，调整剂量或加其他降压药物使血压达标。

　　⓬ 免疫学检查包括 Ig：A、Ig：G、Ig：M；ASO＋RF；补体 C3＋C4；ENA 多肽抗体谱、ANA、ds-DNA 抗体及抗心磷脂抗体等检查。

　　⓭ 老年患者应排除肿瘤相关性肾病。包括 CA125、CA153、CA199、CEA 等。

⑭ 膜性肾病可继发于乙肝相关性肾病、狼疮肾炎、肿瘤、梅毒、药物中毒等，因此治疗本病前，应尽可能排除继发性可能。

注：1. 考虑肾病综合征的患者应尽早行肾穿刺活检，根据肾穿刺病理类型分为微小病变或系膜增生性肾小球肾炎、局灶节段性肾小球硬化、膜性肾病以及系膜毛细血管性肾炎五种类型。

2. 肾病综合征患者应注意休息，减少外界接触及预防感染；病情稳定者适当活动是必需的，以防止静脉血栓形成；当有感染时，应及时选用对致病菌敏感、强效且无肾毒性的抗生素积极治疗，有明显感染灶则应尽快去除。

3. 避免使用肾毒性药物。并发急性肾功能衰竭时，可给予襻利尿药，若无效，并已达到透析指征者，应血液透析治疗。

4. 既往认为本病理类型治疗效果不好，循证医学表明部分患者（30%～50%）对激素治疗有效，但显效较慢，建议足量激素治疗 [1mg/(kg·d)] 应延长至 3～4 个月。上述足量激素用至 6 个月后无效时，才能称为激素抵抗。激素效果不佳者可试用 CyA。

5. 膜性肾病病理改变为 Ⅰ、Ⅱ 期对糖皮质激素的疗效相对较好，Ⅲ、Ⅳ 期对糖皮质激素治疗则无效，应与细胞毒药物 CTX 或 CyA 联合使用，可显著提高疗效，减少副作用。

6. 膜性肾病易出现血栓、栓塞并发症，应常规抗凝治疗，治疗中应严密监测出血情况。

7. 系膜毛细血管性肾炎对单纯糖皮质激素治疗反应较差，预后不好，常表现为难治性肾病综合征，5～10 年有半数以上患者进展为终末期肾功能衰竭，但表现为肾病综合征者仍需标准激素疗程治疗。临床如出现下列情况，应考虑强化治疗：肾功能短期内进行性下降、贫血加重、血补体持续明显降低、肾活检有明显新月体形成时，可考虑用甲泼尼龙或 CTX 冲击治疗。

十、IgA 肾病

长 期 医 嘱	临 时 医 嘱
肾内科护理常规	血常规、尿常规
二级护理	尿相位差＋镜检
或 一级护理❶	24h 尿蛋白定量

续表

长 期 医 嘱	临 时 医 嘱
低盐低蛋白饮食❷	肝功能、肾功能、血脂、电解质
记 24h 尿量	血免疫学检查
测血压　bid	ANCA
双嘧达莫　100mg po tid	乙肝两对半
缬沙坦　80mg po qd❸	活化部分凝血活酶时间、凝血
和（或）贝那普利　10mg po qd	酶原时间、纤维蛋白原、D-二聚体
	前列腺液常规（男性）
	肝、胆、胰、脾、双肾、输尿管、膀胱 B 超
	耳鼻咽喉科会诊❹
	肾活检❺

❶ 表现为新月体性肾炎时需一级护理。

❷ 每天进食蛋白含量 0.6～0.8g/(kg·d)（成人在 30～40g/d，且大部分为优质蛋白，如蛋、牛奶、瘦肉，必要时加上必需氨基酸，如复方 α-酮酸片）。

❸ 应用 ACEI 和（或）ARB，以降压、保护肾脏并降低蛋白尿，延缓肾脏病变进展。应监测肾功能和血压情况。

❹ 对于反复发作的急性和慢性扁桃体炎，可考虑摘除扁桃体。

❺ IgA 肾病为免疫病理学诊断，确诊必须依靠肾脏免疫和病理学检查。

注：本病的预后差异较大，治疗需根据病理改变和临床表现具体决定。临床表现为肾病综合征，参照"肾病综合征肾活检病理为微小病变或系膜增生"的治疗方案；表现为慢性肾炎，参照"慢性肾炎"治疗方案；肾活检表现新月体肾炎或有襻坏死者，可参照"急进性肾小球肾炎"治疗方案；表现为慢性肾功能衰竭者，参照"慢性肾功能衰竭"治疗方案。

一、IgA 肾病行肾穿刺活检临床路径（2009 年版）

　　IgA 肾病行肾穿刺活检临床路径标准住院流程

　　(1) 适用对象　第一诊断为慢性肾炎综合征、复发性或持续性血尿，病理诊断为 IgA 肾病（ICD-10：N02.801）。

（2）诊断依据　根据中华医学会肾脏病学分会编著或修订的《临床诊疗指南-肾脏病学分册》、《临床技术操作规范-肾脏病学分册》和《原发性肾小球疾病的诊断及其分类标准》进行诊断。

① 起病缓慢，病程迁延，患病时间超过 3 个月，部分患者急性起病，病程较短。

② 血尿以畸形红细胞尿为主，常有不同程度的蛋白尿，可伴有高血压和肾功能减退。

③ 肾活检病理诊断为 IgA 肾病。

④ 排除继发性因素。

（3）标准住院日为 10～14 天。

（4）进入路径标准

① 第一诊断必须符合慢性肾炎综合征、复发性或持续性血尿，病理诊断为 IgA 肾病（ICD-10：N02.801）疾病编码。

② 当患者同时具有其他疾病诊断，但在住院期间不需要特殊处理也不影响第一诊断的临床路径流程实施时，可以进入本路径。

（5）住院后 3～7 天（指工作日）需完成的检查项目

① 住院后必需的检查项目

a. 血常规、尿常规、粪常规；

b. 肝肾功能、电解质、血糖、血脂、凝血功能、蛋白电泳、CRP、ESR、免疫指标（ANA 谱、IgG、IgA、IgM、C3、C4、RF、ASO）、感染性疾病筛查（乙肝、丙肝、梅毒、HIV 等）；

c. 24h 尿蛋白定量、尿红细胞位相；

d. 双肾（形态大小）、输尿管和膀胱 B 超检查及胸部 X 线摄片、心电图。

② 如无禁忌，必须行肾活检病理检查，明确诊断及病理类型，以指导治疗，估计预后。肾活检前必需的检查项目：

a. 血常规、尿常规；

b. 肝肾功能、凝血功能、感染性疾病筛查（乙肝、丙肝、梅毒、HIV 等）；

c. 24h 尿蛋白定量；

d. 双肾（形态大小）、输尿管和膀胱 B 超检查。

③ 根据患者病情，必要时检查：ANCA、抗 GBM 抗体、HLA-27、超声心动图、腹部超声、双肾血管彩超、甲状腺功能、尿 β_2 微球蛋白、尿 N-乙酰-β-氨基葡萄糖苷酶（NAG）、血和尿免疫固定电泳、血和尿轻链定量、肿瘤标志物、电测听、眼底镜和裂隙灯检查等。

（6）选择用药

① 控制血压、减少尿蛋白、保护肾功能药：血管紧张素转换酶抑制药（ACEI）、血管紧张素转换酶受体阻滞药（ARB）（必要时）。

② 如果肾穿刺前使用了抗凝血药或抗血小板药，宜提前 7 天停用抗血小板药（包括具有活血化瘀作用的中药）、提前 3 天停用抗凝血药。

（7）肾穿刺病理检查　如果患者入院前已完成穿刺前的检查和准备，住院后即可进行肾活检。如果患者住院后开始安排肾活检前的检查和准备，则在完成评估后行肾活检。

① 麻醉方式：局麻。

② 术中用药：麻醉常规用药。

③ 取材方式：经皮肾活检。

④ 组织病理学检查：石蜡切片行光镜检查，冰冻切片行免疫荧光检查，必要时电镜检查。

（8）穿刺后用药

① 肾穿刺术后根据情况选择性使用止血药。

② 根据临床情况可选择性使用无肾毒性抗菌药物，按照《抗菌药物临床应用指导原则》（卫医发【2004】285 号）执行。

③ 根据肾活检病理诊断（分级或分型）结合临床表现，确定治疗方案，必要时合理使用 ACEI、ARB、肾上腺皮质激素或（和）免疫抑制药、抗凝血药、抗血小板药、促纤维蛋白溶解药、降脂药等。

（9）出院标准

① 临床诊断和病理诊断明确。

② 临床表现（血压、尿蛋白、血尿、肾功能）稳定或者好转。

③ 没有需要住院处理的并发症和（或）合并症。

(10) 变异及原因分析

① 出现肾功能急剧恶化、恶性高血压等严重并发症，需要在住院期间处理。

② 新出现其他系统合并症，需要住院治疗。

③ 出现治疗相关的并发症，或肾穿刺并发症，需要住院期间处理。

④ 虽然病理诊断是 IgA 肾病，但临床诊断不是慢性肾炎综合征、复发性或持续性血尿的患者，不进入本临床路径。

二、IgA 肾病行肾穿刺活检的诊断临床路径表单

适用对象：第一诊断为慢性肾炎综合征、复发性或持续性血尿，病理诊断为 IgA 肾病（ICD-10：N02.801）

患者姓名：____ 性别：____ 年龄：____ 门诊号：____ 住院号：____

住院日期：____年____月____日 出院日期：____年____月____日

标准住院日 10～14 天

日期	住院第 1 天	住院第 2 天	住院第 3～7 天
主要诊疗工作	□ 询问病史及体格检查 □ 完成病历书写 □ 开化验单	□ 上级医师查房 □ 根据初步的检查结果制订下一步诊疗计划 □ 根据情况调整基础用药 □ 申请必要的相关科室会诊 □ 向患者及家属交代病情 □ 签署各种必要的知情同意书、自费用品协议书	□ 完成慢性肾炎综合征及其合并症（高血压等）的诊断 □ 完成进行肾穿刺活检的术前评估 □ 签署肾活检的知情同意书

续表

日期	住院第 1 天	住院第 2 天	住院第 3～7 天
重点医嘱	**长期医嘱** ☐ 肾脏病护理常规 ☐ 一级或二级护理 ☐ 低盐饮食 **临时医嘱** ☐ 血常规、尿常规、粪常规 ☐ 肝肾功能、电解质、血糖、血脂、凝血功能、蛋白电泳、CRP、ESR、免疫指标、感染性疾病筛查 ☐ 24h 尿蛋白定量、尿红细胞位相 ☐ 肾脏超声、心电图、胸部 X 线摄片	**长期医嘱** ☐ 肾脏病护理常规 ☐ 一级或二级护理 ☐ 低盐饮食 ☐ 使用 ACEI/ARB 类药物(酌情) ☐ 使用抗菌药物(酌情) **临时医嘱** ☐ 酌情使用降压、利尿药 ☐ 必要时检查：AN-CA、HLA-27、抗GBM 抗体、尿NAG、超声心动图、双肾血管彩超、甲状腺功能、血和尿免疫固定电泳、血和尿轻链定量、肿瘤标志物等 ☐ 其他特殊医嘱	**长期医嘱** ☐ 肾脏病护理常规 ☐ 一级或二级护理 ☐ 低盐饮食 ☐ 患者既往基础用药 ☐ 根据并发症的诊断给予相应的治疗 **临时医嘱** ☐ 必要时复查血常规、凝血四项、电解质、肾功能、肝功能、尿蛋白定量 ☐ 开具肾穿刺医嘱(完善检查后) ☐ 肾穿刺前停用抗凝血药和抗血小板药 ☐ 其他特殊医嘱
主要护理工作	☐ 介绍病房环境、设施和设备 ☐ 入院护理评估	☐ 宣教	☐ 观察患者病情变化 ☐ 心理与生活护理
病情变异记录	☐ 无 ☐ 有,原因: 1. 2.	☐ 无 ☐ 有,原因: 1. 2.	☐ 无 ☐ 有,原因: 1. 2.
护士签名			
医师签名			

续表

时间	住院第 8~13 天	住院第 14 天(出院日)
主要诊疗工作	□ 完成肾穿刺和病理诊断 □ 完成必要的其他专科会诊 □ 评估一般情况、慢性肾炎综合征并发症或合并症、肾功能、治疗副作用等 □ 上级医师查房,结合病理诊断和临床表现,提出系统的治疗方案 □ 明确出院时间	□ 完成出院记录、出院证明书、出院病历等 □ 向患者交代出院后的注意事项
重点医嘱	**长期医嘱** □ 根据病情调整长期用药 **临时医嘱** □ 复查入院时阳性检查项目和血压、肾功能、24h 尿蛋白定量等专科重要检查项目	**出院医嘱** □ 出院带药
主要护理工作	□ 肾穿刺手术后护理	□ 指导患者办理出院手续
病情变异记录	□ 无 □ 有,原因: 1. 2.	□ 无 □ 有,原因: 1. 2.
护士签名		
医师签名		

十一、狼疮肾炎

长 期 医 嘱	临 时 医 嘱
肾内科护理常规	血常规、尿常规、粪常规
一级护理 或 二级护理	肝功能、肾功能、电解质（钾、钠、氯、钙）、血脂
低盐饮食	乙肝两对半
记 24h 尿量	血沉
醋酸泼尼松 30～60mg po qd（晨服）❶	活化部分凝血活酶时间、凝血酶原时间、纤维蛋白原、D-二聚体
双嘧达莫 100mg po tid	24h 尿蛋白定量
NS 250ml | iv gtt qd❷ 环磷酰胺 0.6～0.8g	血清补体 C3、C4、IgA、IgG、IgM
硫唑嘌呤 50mg po tid❸	抗核抗体、抗 dsDNA、ENA 抗体谱、ANCA
环孢素 15mg po bid❹	抗心磷脂抗体
霉酚酸酯 0.5g po tid❺	双肾 B 超检查
雷公藤多苷 20mg po tid❻	心电图
血浆置换术 每周 2 次❼	胸部正侧位片
	超声心动图
	肾活检
	5%GS 500ml | iv gtt qd❽ 甲泼尼龙 0.5～1.0g

❶ 目前激素仍是治疗狼疮肾炎（LN）的传统药物。若肾活检病理为Ⅰ型和Ⅱ型者，临床表现为慢性肾小球肾炎，给予中等量醋酸泼尼松治疗 30～40mg；临床表现为肾病综合征者，给予醋酸泼尼松，每天 1mg/kg，每天清晨顿服，8 周后开始减量，每周减原用量的 10%，至小剂量（每天 0.5mg/kg）改隔日清晨顿服，视情况维持一段时间，继续减量至维持量（隔日晨服 0.4mg/kg）。

❷ 若肾活检病理为弥漫增殖或重度局灶增生者加用环磷酰胺（CTX）。静脉 CTX 冲击疗法国外多采用每次 0.5～1.0g/m² 体表面

枳，每月1次，用6次后改为每3个月1次，共2年，同时联合口服醋酸泼尼松。

❸ 硫唑嘌呤（Aza）主要用于诱导缓解后的维持期治疗。

❹ 环孢素（CsA）可用于LN肾脏病理为Ⅴ型者。CsA能早期诱导LN临床缓解。一般CsA用量为每天3～5mg/kg，分2次口服，服用3个月，以后每月减1mg/kg至每天3mg/kg作维持治疗。血药谷浓度应维持在100～200ng/ml。应用期间必须密切监测肝肾功能。

❺ 酶酚酸酯（MMF）用于弥漫增殖性LN常规治疗疗效不好时，如Ⅲ型、Ⅵ型、Ⅴ型、Ⅴ＋Ⅲ型。MMF有助于改善某些难治性严重病例的预后，尤其对血管性病变有明显疗效。用量1.5～2.0g/d，分2～3次口服。用药期间需注意血象改变及防止感染发生。

❻ 雷公藤多苷主要用于诱导缓解后的维持性治疗。每天剂量为60mg，分3次服用。其不良反应为对性腺的毒性如出现月经减少、停经、精子活力及数目降低、皮肤色素沉着、指甲变薄软、肝损害、胃肠道症状等。

❼ 对危害生命的系统性红斑狼疮（SLE）、暴发型狼疮、急进性LN、迅速发展的肾病综合征、高度免疫活动者、常规治疗无效或对激素免疫抑制药治疗无效或有应用禁忌证者可考虑应用。

❽ 对暴发型狼疮或出现急进性肾功能衰竭者，每次可先予甲泼尼龙0.5～1.0g，加入5％葡萄糖水中静脉滴注，冲击治疗3天，必要时间隔3～5天可重复1个疗程，一般不超过3个疗程；冲击治疗前需控制高血压和感染，治疗时应注意继发感染和水钠潴留等不良反应。冲击治疗后再改为标准疗程的泼尼松口服。

注：1. 狼疮肾炎根据肾脏病理进行分型治疗，分为诱导期治疗和缓解期治疗两个阶段。

2. 注意免疫抑制药的副作用。

3. LN患者出现终末期肾功能衰竭，可选择腹膜透析或血液透析，移植肾较少再发狼疮肾炎。

4. 停药的指征：狼疮肾炎患者在病情控制后，尚需接受长期维持性治疗，有学者主张维持治疗4～5年才可停药，也有主张终身服药。

十二、过敏性紫癜肾炎

长 期 医 嘱	临 时 医 嘱
肾内科护理常规	血常规、粪常规＋隐血试验
二级护理	尿常规＋沉渣镜检
普通饮食	尿相位差＋镜检
马来酸氯苯那敏　4mg po tid	24h 蛋白定量、尿 NAG
维生素 C　0.2g po tid❶	肝肾功能、电解质
或 复方芦丁　2 片 po tid	出血、凝血时间
泼尼松　30mg po qd(早晨顿服)❷	血沉、C 反应蛋白
10%GS　20ml ⎫ iv qd	血免疫学检查(IgG、IgA、IgM、
10%葡萄糖酸钙　10ml ⎭	CH50、C3、C4 等)
雷公藤多苷　10～20mg po tid❸	毛细血管脆性试验
	双肾、输尿管、膀胱 B 超
	心电图
	胸部正侧位片
	山莨菪碱注射液　10mg im st!❹
	肾活检

❶ 用于改善血管通透性。

❷ 非肾病综合征但有轻度蛋白尿患者，在过敏反应急性发作、肾外症状明显时使用中小剂量泼尼松，持续时间为 2 周至 1 个月，疗程一般不超过 1 个月。但对已行肾活检的患者，激素需根据不同病理类型的免疫抑制药使用原则来使用。

❸ 适用于以慢性肾炎为临床表现的患者。

❹ 适用于腹痛明显的患者。严重肺功能不全、出血急性期及青光眼患者慎用，前列腺肥大、颅内压增高等疾病患者禁用。

注：1. 本病的治疗原则在于保护肾功能或延缓肾功能恶化进展。

2. 过敏性紫癜肾炎治疗时，首先应注意寻找和驱除变应原。

3. 临床表现较重，特别是肾活检表现为较多新月体形成的患者可应用糖皮质激素联合环磷酰胺甚至血浆置换治疗。

十三、肾小管性酸中毒

(一) I 型 (低血钾型远端肾小管性酸中毒)

长 期 医 嘱	临 时 医 嘱
肾内科护理常规	血常规、尿常规
二级护理 或 一级护理[1]	肝功能、肾功能、电解质(钾、钠、氯、钙、磷、镁)、CO_2 结合力
普通饮食	血气分析
枸橼酸钾口服液　20ml po tid[2]	尿 pH、尿氨、可滴定酸、碳酸氢根测定
碳酸氢钠　1g po tid	
骨化三醇　0.25μg po qd[3]	尿渗透压
钙尔奇 D　0.6g po qd[3]	甲状旁腺激素(iPTH)[4]
	氯化铵负荷试验[5]
	双肾、输尿管、膀胱 B 超[6]
	心电图
	胸部正侧位片
	骨关节 X 线摄片(必要时)[6]

[1] 重度酸中毒 (CO_2 结合力<13.5mmol/l) 或合并重度低钾血症 (血钾<2.5mmol/l)。

[2] 枸橼酸钾不仅可以纠正酸中毒,还可以补钾。

[3] 对已发生严重骨病而无肾钙化的患者,可小心应用钙剂及骨化三醇治疗。

[4] 了解是否存在继发性甲状旁腺功能亢进症。

[5] 适用于不完全性远端肾小管性酸中毒患者,有肝病的患者可用氯化钙代替,若获阳性结果 (尿 pH 值不能降至 5.5 以下),远端肾小管性酸中毒诊断成立。

[6] 了解肾性骨病、泌尿系结石等并发症情况。

注:1. 肾小管酸中毒的治疗主要是积极治疗原发病,驱除诱因,其次是改善症状,减轻痛苦。

2. 早期治疗、对症治疗、综合治疗是治疗肾小管性酸中毒的三大原则。

3. 在服用碳酸氢钠、枸橼酸钾口服液等时应定期进行血气分析和血钾测定。

4. 补钾不宜用氯化钾，以免加重高氯性酸中毒。

（二）Ⅱ型 （近端肾小管性酸中毒）

长 期 医 嘱	临 时 医 嘱
肾内科护理常规	血常规
二级护理	尿常规
低盐饮食❶	肝功能、肾功能、电解质（钾、钠、氯、钙、磷、镁）、CO_2 结合力❹
碳酸氢钠❷　　　2g po tid	
氢氯噻嗪❸　　　25mg po tid	血气分析
枸橼酸钾口服液❹　10ml po tid	血糖
	尿 pH、尿氨、可滴定酸、碳酸氢根测定
	尿糖、尿渗透压、尿比重
	碳酸氢钠重吸收试验❺
	B 超（泌尿系统）
	心电图
	胸部正侧位片
	骨关节 X 线摄片（必要时）

❶ 限制钠的入量可以减少碳酸氢根的排除。

❷ Ⅱ型肾小管性酸中毒患者，碳酸氢钠用量要大（6～12g/d）。

❸ 适用于重症患者，以增强近端小管碳酸氢根离子的重吸收。

❹ 近端肾小管性酸中毒时，低钾血症常较明显。

❺ 适用于疑诊患者，碳酸氢根排泄分数＞15％，即可诊断。

注：Ⅱ型肾小管性酸中毒与Ⅰ型一样均为高血氯性代谢性酸中毒，但不同之处在于尿液仍能在远端肾小管酸化，所以尿 pH 值常在 5.5 以下；临床上低钾血症常较明显，而低钙及低磷血症远比Ⅰ型轻，极少出现肾结石及肾钙化。

十四、肾动脉狭窄

长 期 医 嘱	临 时 医 嘱
内科护理常规	血常规、尿常规
二级护理	生化全套
或 一级护理❶	眼底检查
低盐普通饮食	心电图
硝苯地平　30mg po qd	超声心动图
贝那普利　10mg po qd❷	双肾、肾上腺 B 超
或 氯沙坦　50mg po qd	肾动脉数字减影血管造影（DSA）
盐酸普萘洛尔　10mg po tid❸	血肾素活性、血管紧张素Ⅱ测定
呋塞米　20mg po tid❸	分肾静脉肾素活性和血管紧张
阿托伐他汀　40mg po qd❹	素Ⅱ测定
或 辛伐他汀　20mg po qd	泌尿系 X 线平片
	静脉肾盂造影
	肾脏 ECT
	肾动脉造影
	血管紧张素抑制试验
	血管紧张素转化酶抑制试验

❶ 合并恶性高血压时应注意。

❷ 应用时 ACEI 类药降压要特别谨慎，单侧肾动脉狭窄呈高肾素者，必须从小剂量开始，逐渐加量，即使有轻微的血清肌酐水平增高或肾小球滤过率降低也可以用，但若使用后血肌酐比原来增高≥44.2μmol/L 或肾小球滤过率比原来下降＞10%，则应随时停用。监测肾功能改变和血钾变化，特别是合并使用利尿药时。对于双侧肾动脉严重狭窄或孤立肾有肾动脉狭窄者；或已有肾功能受损，SCr＞265μmol/L 或 2 周之内 SCr 较前升高超过 30%～50%者禁用。

❸ 对于双侧肾动脉狭窄或孤立肾伴严重肾动脉狭窄者，药物治疗常采用血管扩张药联合 β 受体阻滞药（抑制交感神经系统活性）和襻利尿药（减少钠的潴留）。

❹ 控制高脂血症，减慢动脉粥样硬化进展。

注：1. 治疗原则：纠正肾动脉狭窄，逆转或延缓肾功能进展，控制高血压，防治高血压的各种并发症。

2. 严重高血压难以控制者，可考虑经皮内血管成形术（PTA）或手术治疗。血管重建是保护肾功能的主要治疗手段。

3. 手术治疗方法包括旁路移植术、动脉内膜切除术、肾自体移植术、肾切除术、部分肾切除。

十五、糖尿病肾病

（一）糖尿病肾病早期（微量白蛋白尿期）

长 期 医 嘱	临 时 医 嘱
肾内科护理常规	血常规、尿常规、粪常规
二级护理　　或 三级护理	肝功能、肾功能、电解质、血脂全套
糖尿病低盐优质蛋白饮食❶	活化部分凝血活酶时间、凝血酶原时间、纤维蛋白原、D-二聚体
测指末梢血糖　　tid	尿微量白蛋白、尿微量白蛋白/肌酐比值❸
测血压　　bid❷	
正规胰岛素❹	血清胱抑素 C、尿转铁蛋白、尿 α_1
或 二甲双胍　　0.25g po tid❺	微球蛋白、尿 β_2 微球蛋白
格列齐特　　40mg po qd	眼底检查
或 瑞格列奈　　0.5mg po tid	B 超（双肾大小、皮质厚度）
或 吡格列酮　　15mg po qd	胸部 X 线摄片
贝那普利　　10mg po qd❻	心电图
或 氯沙坦　　50mg po qd	超声心动图
氢氯噻嗪 12.5mg po qd	双肾 ECT(肾小球滤过率)

❶ 每天热量摄入计算与普通糖尿病患者相同，血糖控制靶目标为 $HbA_1c < 6.5\% \sim 7.0\%$，发现微量蛋白尿时，可限制蛋白饮食 $0.8 \sim 1g/(kg \cdot d)$。

❷ 高血压在糖尿病肾病（DKD）中不仅常见，同时是导致 DKD 发生、发展的重要因素，有效的抗高血压治疗能延缓糖尿病肾病进展并改善心血管疾病的预后。

❸ 微量白蛋白尿的检查，应在 6 个月内检测 3 次，分别为 1 个

月、3 个月和 6 个月且排除尿路感染后，方可诊断为微量白蛋白尿。在进行微量白蛋白尿筛查时，应停用 ACEI 和 ARB 类药物。

❹ 对新诊断的糖尿病肾病患者，早期使用胰岛素强化控制血糖，可明显减轻高血糖毒性，控制炎症反应，保护胰岛 B 细胞功能，进而缓解病情，降低慢性并发症的发生风险。

❺ 在血清肌酐＞132μmol/L 的男性及血清肌酐＞124μmol/L 的女性患者中，不宜再使用二甲双胍，因为其由肾脏清除，而且在肾功能轻度下降时，二甲双胍即可出现剂量累积，使得患者乳酸中毒的概率增加。

❻ 使用血管紧张素转化酶抑制药（ACEI）要防止功能性 GFR 下降，当血肌酐＞350μmol/L 而未透析的患者不用 ACEI；ACEI 使用 2 周之内 SCr 较前升高超过 30% 者应积极寻找原因或停药，如超过 50% 者应立即停用。且应用此药期间，要严密观察肾功能、血钾等变化。

注：1. 糖尿病患者发生糖尿病肾病后，其进展至终末期肾病的速度大约是其他肾病的 14 倍。糖尿病肾病的 Ⅰ、Ⅱ、Ⅲ 期病变不同程度的可逆性，Ⅳ、Ⅴ 期病变为不可逆改变。然而糖尿病肾病早期症状不明显，一经发现往往已进入Ⅳ期，多数患者在 5 年左右发展到Ⅴ期。因此，糖尿病肾病的早期诊断就成为延缓糖尿病肾病病程，提高糖尿病肾病患者生活质量的关键环节。

2. 2007 年美国肾脏病基金会（NKF）指南推荐在糖尿病高血压伴Ⅰ～Ⅳ期肾病的患者应使用 ACEI 或 ARB 治疗，并常与利尿药合用，认为利尿药可增强 ACEI 和 ARB 对糖尿病肾病高血压患者的有益作用。

3. 高脂血症是糖尿病代谢紊乱的一个突出表现，脂毒性在糖尿病并发症中的作用日益受到人们重视。目前尚缺乏控制血脂在延缓 DKD 进展方面的大规模临床研究。降脂的靶目标：低密度脂蛋白胆固醇＜2.6mmol/L（降脂治疗的首要目标）。治疗中强调饮食管理，脂肪摄入占总能量的 25%，高胆固醇患者首选羟甲基戊二酰辅酶 A 还原酶抑制药（他汀类药）治疗。

4. 经肾脏代谢排泄的药物剂量，可根据下列公式调整：患者每天所需剂量＝正常人所需剂量×患者 GFR/正常人 GFR。

（二）临床期糖尿病肾病

长 期 医 嘱	临 时 医 嘱
肾内科护理常规	血常规、尿常规、粪常规
二级护理 　或 一级护理	生化全套
糖尿病低盐优质低蛋白饮食❶	活化部分凝血活酶时间、凝血酶原时间、纤维蛋白原、D-二聚体
测指末梢血糖　tid	血清胱抑素 C
测血压　bid	眼底检查
正规胰岛素 　或 格列齐特　40mg po qd 　或 瑞格列奈　0.5mg po tid 　或 吡格列酮　15mg po qd	双肾 B 超（大小、皮质厚度）检查
	胸部 X 线摄片、心电图、超声心动图
贝那普利　10mg po qd 　或 氯沙坦　50mg po qd	双肾 ECT（肾小球滤过率）
非洛地平　5mg po qd 　或 琥珀酸美托洛尔缓释片 　　47.5mg po qd	
复方 α-酮酸　2.52g po tid❷	

❶ 临床糖尿病肾病时应实施低蛋白治疗，肾功能正常的患者饮食蛋白入量为每天 0.8g/kg 体重，在 GFR 下降后，饮食蛋白入量为每天 0.6～0.8 g/kg 体重。蛋白质来源应以优质动物蛋白为主。合并有肝病、妊娠和生长发育期不宜过度限制蛋白。

❷ 实施低蛋白饮食需防止营养不良发生，除保证患者起码的蛋白质入量及足够热量，密切监测患者依从性及各种营养指标外，如每天蛋白摄入量≤0.6g/kg 体重，应适当补充复方 α-酮酸制剂可加用复方 α-酮酸制剂。

注：1. 肾功能不全时，出现低血糖的风险会增加，约 1/3 的胰岛素是由肾脏降解，肾功能受损将导致胰岛素的半衰期延长。肾实质受损使肾脏糖原异生能力下降。肾功能受损的情况下，磺脲类药物及其代谢产物的清除率均下降，需要减少药物剂量，避免低血糖反应。肾功能不全（CKD3～CKD5 期）时降糖药的剂量应进行调整。

2. 临床肾病期仅靠正常的血糖水平已不能逆转肾病的进展，严格控制血压成为本期治疗重点。严格控制高血压能减少糖尿病肾病患者尿蛋白水平，延缓肾功能进展，强化血压控制可使心血管疾病终点事件的风险下降 20%～30%。24h 尿蛋白≤1g，血压需控制在 130/80mmHg 以下，24h 尿蛋白＞1g，血压需控制在 125/75mmHg 以下。

（三）晚期糖尿病肾病

长 期 医 嘱	临 时 医 嘱
肾内科护理常规	血常规、尿常规、粪常规
病重通知	生化全套
或 病危通知	活化部分凝血活酶时间、凝血酶原时间、纤维蛋白原、D-二聚体
一级护理	
或 二级护理	血清铁、血清铁蛋白、总铁结合力
糖尿病低盐低磷优质低蛋白饮食	乙肝两对半、丙肝抗体、梅毒、艾滋病病毒抗体
或 普通饮食（维持性血液透析患者）	
	甲状旁腺激素
测指末梢血糖　tid	血气分析
测血压　bid	血型
记 24h 出入量	双肾 B 超(大小、皮质厚度)检查
正规胰岛素	胸部 X 线摄片
呋塞米　40mg po tid[1]	心电图
碳酸氢钠　1g po tid[2]	甲状旁腺 B 超
叶酸　10mg po tid	超声心动图
琥珀酸亚铁薄膜衣片　0.2g po tid	双肾 ECT(肾小球滤过率)
硝苯地平控释片　30mg po qd[3]	
或 非洛地平　5mg po qd	
复方 α-酮酸　2.52g po tid	
贝那普利　10mg po qd	
或 氯沙坦　50mg po qd（维持性血液透析患者）	
琥珀酸美托洛尔缓释片　47.5mg po qd	

续表

长 期 医 嘱	临 时 医 嘱
碳酸钙胶囊　0.5g po qd❹	
骨化三醇　0.25μg po qd❺	
重组人红细胞生成素　3000U ih 2～3次/周❻	
血液透析　每周2～3次	

❶ 用于合并水肿、高血压者。

❷ 用于合并小管性酸中毒者。

❸ 用于合并高血压者。

❹ 补钙前应控制血磷＜1.78mmol/L，当血磷高于1.78mmol/L或钙磷乘积＞65（mg/dl)^2，应减量或暂停补钙。

❺ 参见氮质血症期的使用。

❻ 参见尿毒症期的使用。

注：1. 糖尿病肾病患者的糖尿病并发症多见，尿毒症症状出现较早，应适当将透析指征放宽，一般内生肌酐清除率降至20～30ml/min即可开始准备实施肾脏替代治疗（包括血液透析、腹膜透析及肾移植），当肌酐清除率进一步下降达10～15ml/min和（或）血肌酐＞442μmol/L即应开始透析。若患者有心功能不全或出现血容量负荷过重，血压难以控制，电解质紊乱或因尿毒症及胃轻瘫，导致严重呕吐及营养不良等，肾脏替代治疗的时机可以更早。

2. 血液透析与腹膜透析长期生存率相近，前者利于血糖控制、透析充分性较好，但动静脉内瘘难建立，透析过程中易发生心、脑血管意外；后者常选用持续不卧床腹透或循环持续腹透，但以葡萄糖作为渗透溶质使患者血糖水平难以控制，并导致肥胖。

3. EPO治疗的最佳Hb目标值一般为11～12g/dl，不应超过13g/dL，EPO治疗时若Hb超过13g/dl，威胁生命的不良事件风险会显著增加。使用EPO的副作用包括高血压、血管通路堵塞、肌痛及流感样综合征、高钾血症。减少EPO副作用的关键在于严格控制Hb上升速度，并且严密监测血压变化。

4. EPO治疗或自EPO剂量调整后，直至达到稳定的Hb/HCT

靶目标和 EPO 用量确定前，每 1~2 周监测 Hb/HCT。达到稳定 Hb/HCT 靶目标及 EPO 用量确定后，每 1~2 个月监测 Hb。治疗 3 个月内每月复查铁代谢情况，稳定后至少每 3 个月 1 次。

5. 输血只能短期缓解患者的贫血状况，目前认为仅适用于严重贫血或急需肾移植者。反复输血会带来铁负荷过重、病毒感染以及组织相容性白细胞抗原（HLA）免疫，会增加肾移植排斥反应风险。

6. 肾移植术，应在充分透析半年以上，全身情况明显改善后再考虑。

第五章 血液系统疾病

一、缺铁性贫血

长 期 医 嘱	临 时 医 嘱
内科护理常规	血常规、血细胞比容
二级护理	网织红细胞计数
或 三级护理❶	骨髓穿刺检查
普通饮食❷	骨髓铁染色检查
维生素C 0.1g po tid	红细胞内铁蛋白测定
硫酸亚铁 0.3g po tid	血清铁蛋白测定
或 右旋糖酐铁 50mg po bid	转铁蛋白受体测定
多糖铁复合物（力蜚能）	血清铁及总铁结合力测定
150mg po qd	血清转铁蛋白饱和度
或 右旋糖酐铁 50～100mg	红细胞游离原卟啉（FEP）测定及
im qd❸	FEP/Hb 比值
	肝功能、肾功能
	腹部 B 超检查
	纤维胃镜、纤维肠镜检查（必要时）
	妇科会诊（必要时）

❶ 护理等级根据患者贫血症状程度而定。

❷ 应建议患者多服用含铁丰富的食品，如猪瘦肉、猪肝、蛋类等，纠正偏食习惯。

❸ 不能接受口服铁剂者可由胃肠外给药，如右旋糖酐铁100mg/d，肌内注射，注射总量（mg）的计算方法是［正常血红蛋白（g/dl）－患者血红蛋白（g/dl）］×300＋500。

注：1. 对于缺铁性贫血患者，应寻找病因，并进行病因治疗。

2. 口服铁剂有效的表现首先是网织红细胞增多，高峰一般在服药后 5～10 天，2 周后血红蛋白浓度上升，一般 2 个月左右恢复正常。

3. 铁剂治疗应在血红蛋白正常后，继续服药至铁蛋白正常后再停药。饭后服药可减轻胃肠道反应。进食谷类、乳类和茶等会抑制铁剂的吸收，鱼、肉类、维生素 C 可加强铁剂的吸收。

二、巨幼细胞贫血

长期医嘱	临时医嘱
内科护理常规	血常规、网织红细胞计数
二级护理	骨髓穿刺检查及铁染色
或 三级护理❶	肝功能、血清总胆红素及直接
普通饮食❷	胆红素测定
叶酸　5～10mg po tid❸	血清叶酸测定
维生素 B₁₂　500μg im 每周 2 次❹	红细胞叶酸测定
或 维生素 B₁₂　500μg po qd	血清维生素 B₁₂ 测定
	胃酸、内因子抗体测定❺

❶ 护理等级根据患者贫血症状程度、是否存在全血细胞减少等情况而定。

❷ 注意多进食新鲜蔬菜、肉类，纠正偏食及不良烹饪习惯。

❸ 口服叶酸应用药至贫血表现完全消失，如无原发病，不需要维持治疗，如同时有维生素 B₁₂ 缺乏，则需同时注射维生素 B₁₂。

❹ 有神经系统表现者治疗应维持半年至 1 年；恶性贫血者治疗维持终生。

❺ 恶性贫血者需检测胃酸、内因子抗体，以排除胃癌。

注：1. 本病由叶酸或（和）维生素 B₁₂ 缺乏所致。若血清、红细胞叶酸低于正常值，诊断为叶酸缺乏。若血清维生素 B₁₂ 伴红细胞叶酸低于正常值，诊断为维生素 B₁₂ 缺乏。有 10%～20% 维生素 B₁₂ 缺乏患者血清维生素 B₁₂ 是正常的，可进一步做维生素 B₁₂ 吸收试验、甲基丙二酸盐排泄试验证实。

2. 无条件进行特殊试验以区分叶酸或维生素 B₁₂ 缺乏时，可通过诊断性治疗来鉴别。方法：叶酸 0.1mg/d 或维生素 B₁₂ 500μg/d，分别为口服和肌注 10d，若网织红细胞增多，血象逐渐恢复应分别

考虑叶酸或维生素 B_{12} 缺乏。

3. 治疗注意事项

a. 疑有维生素 B_{12} 缺乏者，不宜单用叶酸治疗，否则会加重维生素 B_{12} 负荷或使神经系统症状加重。

b. 在应用维生素 B_{12} 治疗时应予补钾，以防血钾突然下降。

c. 伴有缺铁性贫血者，应同时补充铁剂。

4. 治疗应去除病因。

三、再生障碍性贫血

（一）非重型

长 期 医 嘱	临 时 医 嘱
内科护理常规	血常规
二级护理	血型
或 三级护理❶	网织红细胞计数
高蛋白饮食	骨髓穿刺检查
环孢素　5mg/kg po qd❷	骨髓活检
司坦唑醇　2mg po tid	中性粒细胞碱性磷酸酶测定
或 丙酸睾酮　100mg im qd❸	血清酸化溶血试验
或 十一酸睾酮(安雄)　80mg po bid	血清铁蛋白测定
或 达那唑　0.2g po tid	骨髓干/祖细胞培养
粒系集落刺激因子　5μg/kg H qd❹	染色体核型分析
红细胞生成素　10000U H 每周 2 次	肝肾功能
复方皂矾丸　7~9 粒 po tid❺	肝炎病毒抗原抗体系统检查
	腹部 B 超检查
	悬浮红细胞输注❻

❶ 根据患者全血细胞减少程度、有无合并感染等情况而定。

❷ 环孢素疗程一般长于 1 年，使用时应个体化，参照患者造血功能、药物不良反应（如肝肾功能等）调整，一般保持血药浓度 $150\sim250$ng/ml。

❸ 丙酸睾酮长期应用可出现痤疮、多毛、声音变粗和性欲改变等男性化作用，肌内注射部位常发生硬块。司坦唑醇对肝脏可有

毒性作用,应定期检查肝功能。

❹ 粒系集落刺激因子一般在粒细胞减低明显、存在感染等情况下使用。

❺ 属于中药治疗,对部分患者有效。可使部分患者病情改善,但疗效并不恒定,各家报道不一。

❻ 血红蛋白低于 60g/L 且患者对贫血耐受较差时,可通过输血改善贫血症状,但应防止输血过多。

注:1. 再生障碍性贫血患者平素应预防感染,包括注意饮食及环境卫生,防止外伤及剧烈活动,避免接触各类危险因素(如骨髓抑制性药物等)。

2. 雄激素司坦唑醇或十一酸睾酮或丙酸睾酮合并环孢素联合治疗慢性再生障碍性贫血有一定疗效,但疗程至少 3 个月以上,如治疗半年以上无网织红细胞或血红蛋白上升趋势,方可认为无效。

3. 造血刺激因子一般在免疫抑制治疗的基础上使用,不推荐作为单独治疗再生障碍性贫血的方法。

4. 非重型再生障碍性贫血转化为重型再生障碍性贫血的治疗参照重型再生障碍性贫血治疗方案。

(二) 重型

长 期 医 嘱		临 时 医 嘱
内科护理常规		血常规、血型
一级护理		网织红细胞计数
高蛋白半流质饮食		骨髓穿刺检查
病重通知❶		骨髓活检
或 病危通知		染色体核型分析
口腔护理		肝功能
住无菌隔离室治疗		肝炎病毒抗原抗体系统检查
NS 500ml	iv gtt qd	肾功能、电解质
兔抗人胸腺细胞球	(6h)d1~5	T 细胞亚群测定
蛋白❷ 3mg/kg		骨髓干/祖细胞培养
醋酸泼尼松 1mg/kg po qd d1~9❸		血清、骨髓 EBV DNA、CMV
环孢素 5mg/kg/d po bid❹		DNA 测定

续表

长 期 医 嘱	临 时 医 嘱
粒系集落刺激因子　5μg/kg H qd❺	环孢素血药浓度测定
红细胞生成素　10000U H 每周 2 次	胸部 X 线摄片
5%GS　250ml 酚磺乙胺　500mg ∣ iv gtt qd❻	腹部 B 超检查
	血、咽拭子，痰、中段尿真菌培养
	血、咽拭子，痰、中段尿细菌定量培养＋药物敏感试验
	输浓缩红细胞（必要时）
	血小板悬液（必要时）
	异基因骨髓移植

❶ 患者中性粒细胞<0.5×10⁹/L，血小板<2×10⁹/L 时可下病重通知，如合并感染、出血或存在严重出血倾向则可下病危通知。

❷ 使用兔抗人胸腺细胞球蛋白（ATG）前，应先给予异丙嗪或苯海拉明等抗过敏治疗，ATG 第 1 天使用时先取 1mg 加入生理盐水中静滴 1h，观察无明显不良反应后将剩余剂量缓慢静滴，持续 6～12h。

❸ 泼尼松与 ATG 同时应用，具体用法为 1mg/kg，d1～d9；0.5mg/kg，d10～d15；0.2mg/kg，d16～d21。

❹ 环孢素可与 ATG 治疗同时开始或于 ATG 治疗结束后开始使用，先按照每日 5mg/kg 剂量，分 2 次口服，第 12 周后根据血药浓度调整剂量。治疗持续时间应在 1 年以上。

❺ 粒系集落刺激因子一般在粒细胞减低明显、存在感染等情况下使用。

❻ 血小板减低明显，有出血症状或出血倾向者选用。

注：1. 重型再生障碍性贫血一旦确诊应及早考虑免疫抑制药或造血干细胞移植治疗。

2. 30 岁以下、无感染及其他并发症、有合适供者的重型再生障碍性贫血患者应考虑异基因造血干细胞移植。

3. 免抗人胸腺细胞球蛋白（ATG）/抗淋巴细胞球蛋白（ALG），可考虑为重型再生障碍性贫血（SAA）治疗的首选药物。ATG/ALG取得明显疗效后，继用环孢素治疗，并逐渐减量，直至临床表现、血象、骨髓象、骨髓活检、造血祖细胞培养恢复正常。ATG/ALG常见副作用：过敏反应、类血清病反应、感染和出血加重等。严重者应停止使用。

4. 造血刺激因子一般在免疫抑制治疗的基础上使用，不推荐作为单独治疗再生障碍性贫血的方法。

5. 中性粒细胞缺乏并发感染时，做血、尿、痰和局部泌物培养，可联合应用抗生素或单一广谱抗生素经验抗感染治疗，待培养结果回报后，换用敏感抗生素。注意是否合并真菌感染。

6. 免疫抑制治疗除环孢素外，也有学者选择 CD3 单克隆抗体、霉酚酸酯（麦考酚吗乙酯，MMF）、环磷酰胺、甲泼尼龙等。

四、葡萄糖-6-磷酸脱氢酶（G-6-PD）缺乏症

长 期 医 嘱	临 时 医 嘱
内科护理常规	血常规、网织红细胞计数
二级护理❶	血型
或 三级护理	尿隐血试验、尿胆原测定
或 一级护理	肾功能,血钾、钠、氯测定
病重通知❷	血气分析
或 病危通知	肝功能、血清总胆红素及直接胆红素测定
高蛋白饮食	
停用诱发药物	血清游离血红蛋白、血清结合珠蛋白测定
或 停用诱发食物（蚕豆等）❸	
5%GS 250ml ┐	高铁血红蛋白还原试验
地塞米松 10mg ┘iv gtt qd❹	变性珠蛋白小体（Heinz）生成试验
叶酸片 5mg po tid❺	氰化物抗坏血酸试验
	G-6-PD 荧光斑点试验
	G-6-PD 活性测定（定量）

续表

长 期 医 嘱	临 时 医 嘱
	抗人球蛋白试验
	血清酸化溶血试验
	血红蛋白电泳
	输浓缩红细胞（必要时）

❶ 根据患者溶血发作的急慢性程度、是否伴随全身症状（如发热、腹痛、呕吐等）而定。

❷ 急性溶血发作并出现循环衰竭、急性肾功能衰竭者应下病重、病危通知。

❸ 蚕豆病患者应禁食生、熟蚕豆。

❹ 控制溶血发作时可使用激素，注意不应长期应用。

❺ 慢性患者可选用。

注：1. G-6-PD 缺乏症根据发病诱因不同，可分五型：伯氨喹型溶血性贫血、蚕豆病、感染性溶血、新生儿黄疸溶血性贫血和慢性非球形细胞溶血性贫血。

2. 生化方法可确定 G-6-PD 缺乏症，但无法确定 G-6-PD 变异方式。PCR（聚合酶链反应）是鉴定其变异方式的最好检测方法。

3. 慢性非球形细胞溶血性贫血多数为轻度贫血，不需要特殊治疗，应避免食用蚕豆等食物和能诱发的药物，避免感染，避免诱发急性溶血。无须输血，可用抗氧化剂缓解溶血。

4. 严重速发溶血的患者处理

a. 输注新鲜全血或浓缩红细胞，使 HB 达到 $100\sim110g/L$ 为宜，要注意不可输入 G-6-PD 缺乏的供血者血液，否则有再次溶血的危险；

b. 监测肾功能和血电解质，注意水与电解质平衡，纠正酸中毒，血红蛋白尿患者应保持足够尿量；

c. 短期内应用较大剂量糖皮质激素；

d. 积极防治感染。

5. 一般切脾无效，但巨脾、脾功能亢进者及输血间歇期缩短者，可考虑切脾治疗。

五、自身免疫性溶血性贫血（温抗体型）

长期医嘱	临时医嘱
内科护理常规	血常规、网织红细胞计数
二级护理[1]	骨髓穿刺检查、骨髓铁染色检查
或 三级护理	肝功能
高蛋白饮食	血清总胆红素及直接胆红素测定
泼尼松　1～1.5mg/kg po qd[2]	肾功能，血钾、钠、氯测定
硫唑嘌呤　1.5mg/kg po qd[3]	尿隐血试验、尿胆原测定
氯化钠注射液　500ml｜iv gtt	血清结合珠蛋白测定
利妥昔单抗　375mg/m² ｜qw[4]	游离血红蛋白测定
	直接、间接抗人球蛋白试验
	血沉
	血型
	血清免疫球蛋白、补体
	抗核抗体
	抗双链 DNA 抗体
	可溶性抗原（ENA）多肽抗体谱
	冷凝集素试验及冷热溶血试验[5]
	腹部 B 超检查（肝、脾及腹腔淋巴结）
	输注浓缩红细胞（必要时）[6]
	脾切除[7]

[1] 根据患者贫血程度及是否伴随发热等全身症状确定，少数急性溶血发作者应予一级护理。

[2] 泼尼松起始量为1～1.5mg/(kg·d)，待红细胞恢复正常后维持治疗剂量1个月，之后逐渐缓慢减量，以小剂量（5～10mg/d）维持治疗至少6个月。

[3] 可与激素同用，待血象缓解后先将激素减量停用，以硫唑嘌呤小剂量维持，总疗程一般半年以上。

[4] 利妥昔单抗即 CD2 单克隆抗体，近年发现对自身免疫性溶

血性贫血（AIHA）有较高缓解率。用于难治性 AIHA 的治疗。

❺ 用于冷抗体型自身免疫性溶血性贫血。

❻ 输血限于严重贫血，以输洗涤后红细胞为宜。

❼ 脾切除有效率可达 $50\% \sim 60\%$，其适应证为：a. 激素治疗无效或有依赖者，或使用激素有禁忌者；b. 抗人球蛋白试验证实为单纯 IgG 型；c. 抗人球蛋白间接反应阴性；d. ^{51}Cr 标志红细胞选择性地在脾内破坏。

注：1. 该病按其病因可分为原发性及继发性两种，可继发于淋巴细胞增殖性疾病、结缔组织病、免疫缺陷性疾病、肿瘤等，因此在诊断后应积极寻找病因，治疗原发病。

2. 糖皮质激素是本病首选治疗药物，80% 左右的患者可获得早期缓解，但只有不足 20% 的患者在停用激素后能获得长期缓解，如至少需要 15mg/d 的泼尼松才能维持血象者，应考虑改换其他方法治疗。

3. 免疫抑制药使用的指征：糖皮质激素和脾切除都不能缓解者；脾切除有禁忌者；泼尼松需要 15mg/d 以上才能维持缓解者。常用的免疫抑制药有硫唑嘌呤、环磷酰胺、甲氨蝶呤及丙卡巴肼。治疗期间应监测血象及肝肾功能，注意骨髓抑制。

4. 急性溶血的其他治疗，如大剂量丙种球蛋白、环孢素（CsA）、兔抗人胸腺细胞球蛋白（ATG）/抗淋巴细胞球蛋白（ALG）、血浆置换术等。

5. 冷抗体型自身免疫性溶血性贫血者，轻型患者若无明显溶血，一般只需注意保温，不需要特殊治疗。必须输血时，需在保温下输洗涤后红细胞。

六、遗传性球形细胞增多症

长 期 医 嘱	临 时 医 嘱
内科护理常规	血常规、网织红细胞计数
二级护理❶	骨髓穿刺涂片检查
或 三级护理	血涂片观察红细胞形态
普通饮食	红细胞渗透脆性试验❸

续表

长 期 医 嘱	临 时 医 嘱
叶酸　5mg po tid[2]	红细胞孵育渗透脆性试验
维生素 E　100mg po qd	自体溶血试验
	红细胞电镜扫描
	十二烷基硫酸钠（SDS）-聚丙烯酰胺凝胶电泳分析红细胞膜蛋白
	肝功能
	血清总胆红素及直接胆红素测定
	肝脏、脾脏、胆囊 B 超
	抗人球蛋白试验
	脾切除术[4]

❶ 根据患者贫血、黄疸及脾大的程度确定。

❷ 用于溶血或贫血严重者。

❸ 红细胞渗透脆性试验常规为低渗盐水脆性试验，临床疑诊本病而该试验阴性时，可进一步做孵育脆性试验、酸化甘油溶解试验。

❹ 年龄 6 岁以上，无手术禁忌者考虑脾切除术。

注：1. 遗传性球形细胞增多症是一种红细胞膜异常的遗传性溶血性贫血，属于常染色体显性遗传。外周血中球形细胞明显增多和红细胞渗透脆性增加是其主要特征。

2. 轻型患者一般不需要治疗，重症患者或有溶血危象及再生障碍性贫血危象时需输血。

3. 年龄在 6 岁以上，若无手术禁忌证，脾切除有显效，可使 90%以上患者获临床和血象进步。

七、珠蛋白生成障碍性贫血（地中海贫血）

长 期 医 嘱	临 时 医 嘱
内科护理常规	血常规、网织红细胞计数、血型
二级护理[1]	骨髓穿刺检查
或 三级护理	血涂片观察红细胞形态

续表

长 期 医 嘱	临 时 医 嘱
高蛋白饮食	血红蛋白电泳
NS　100ml 去铁胺　100mg ┃ iv gtt qd❷	抗碱血红蛋白测定
	红细胞渗透脆性试验
维生素 E　100mg po qd	红细胞变性珠蛋白小体
	地中海贫血基因分析
	肝功能、肾功能
	血清总胆红素及直接胆红素测定
	肝脏、脾脏、胆囊 B 超检查
	家系调查❸
	输注浓缩红细胞(必要时)❹
	脾切除术(必要时)❺
	异基因造血干细胞移植❻

❶ 根据患者贫血程度确定，重度贫血者需予一级护理。

❷ 反复输血，铁负荷过重者需使用去铁胺，可长期应用。

❸ 确诊本病的患者应进行家系调查。

❹ 一般主张输血使血红蛋白浓度在 100～120g/L，以保证生长发育。

❺ 脾切除适用于血红蛋白 H 病和重型 β 型珠蛋白生成障碍性贫血伴脾功能亢进及明显压迫症状者。

❻ 异基因造血干细胞移植是目前治愈中间型及重型 β 型珠蛋白生成障碍性贫血的唯一方法，对有 HLA 相合同胞供者的患者来说应作为首选。

注：1. 本病分 α 和 β 两类，两大类中各又包括若干亚型。本病的实验室检查旨在鉴别类型和判断疾病的严重程度。目前基因诊断包括限制性内切酶图谱分析法和 PCR 法，可准确作出以上判断。鉴于本病缺乏有效治疗方法，用基因诊断尤其 PCR 可以准确预测产前诊断，对优生优育有重要价值。

2. 轻型患者不需要治疗。对重型贫血患者，可采取定期输血辅以除铁剂（去铁胺）治疗。

3. 脾切除适用于血红蛋白 H 病和重型 β 型珠蛋白生成障碍性贫血伴脾功能亢进及明显压迫症状者，宜在 6 岁以后进行。

4. 本病的高发地区应进行社区筛查、婚前检查和遗传咨询，父母为本病患者时应进行产前检查，取胎儿绒毛、羊水及脐带血进行基因检查，检出纯合子应终止妊娠。

八、阵发性睡眠性血红蛋白尿症

长 期 医 嘱	临 时 医 嘱
内科护理常规	血常规、网织红细胞计数、血型
一级护理	骨髓穿刺检查、骨髓铁染色检查
或 二级护理❶	血清结合珠蛋白、游离血红蛋白测定
高蛋白饮食	尿隐血试验
泼尼松　40mg po qd❷	尿含铁血黄素试验
碳酸氢钠　0.5g po tid❸	肝功能
司坦唑醇　2mg po tid	血清总胆红素及直接胆红素测定
或 丙酸睾酮　100mg im 每	肾功能,血清钾、钠、氯测定
周 3 次	糖水溶血试验
或 十一酸睾酮（安雄）	血清酸化溶血试验
80mg po bid	蛇毒因子溶血试验
硫酸亚铁　0.3g po qd❹	红细胞单克隆抗体 CD59、CD55 检
叶酸　5mg po qd	测(流式细胞仪)
维生素 E　100mg po tid	补体溶血敏感试验
右旋糖酐　500ml iv gtt qd❺	血清铁蛋白测定
	抗人球蛋白试验
	腹部 B 超检查
	输注浓缩红细胞(必要时)❻
	异基因造血干细胞移植

❶ 重度贫血、溶血发作频繁者应给予一级护理。

❷ 糖皮质激素治疗用于控制溶血发作，溶血缓解后逐渐减量。

❸ 急性溶血、血红蛋白尿者可使用。

❹ 缺铁者可应用小剂量铁剂治疗，但有诱发溶血的危险，如

有溶血应停用。

❺ 用于急性溶血时，能快速阻止血红蛋白尿的发作。但反复应用后，体内易产生抗体而致过敏反应，故宜用于血红蛋白尿发作较重者。

❻ 贫血严重者宜输注经生理盐水洗涤的红细胞。

注：1. 不发作患者应预防急性溶血的发生，如避免感染、避免使用可致氧化损伤及激活补体的药物等诱发因素。

2. 要注意有无缺铁或叶酸缺乏，应用小剂量补铁，以免诱发溶血。

3. 本病属于干细胞异常的疾病，尤其是在骨髓功能衰竭时，可考虑异基因造血干细胞移植。

九、急性淋巴细胞白血病（ALL）

长 期 医 嘱	临 时 医 嘱
内科护理常规	血常规、血型
一级护理	骨髓穿刺检查
普通饮食	髓片细胞化学染色❼
病重通知❶	过氧化物酶染色
或 病危通知	糖原染色
口腔护理	酯酶染色（氯乙酸萘酯酶、醋
盐酸雷莫司琼　0.3mg iv qd❷	酸萘酯酶及氟化钠抑制试验、
或 盐酸昂丹司琼　8mg iv qd	酸性非特异性酯酶）
NS　20ml 长春新碱（V）　2mg｜iv（d1、d8、d15、d22）	肝功能、肾功能、血糖
	流式细胞仪免疫学分型❽
5%GS　250ml❸ 盐酸柔红霉素（D）｜iv gtt d1、d8、d15、d22 　60mg/m²	免疫球蛋白基因重排和 TCR 检测
	骨髓制备染色体核型分析❾
5%GS　250ml❹ L-门冬酰胺酶（L）｜iv gtt d19~d28 　1000U	肝炎病毒抗原抗体系统检测
	血清钾、钠、氯、钙测定
泼尼松　1mg/kg po qd	血液及其他体液致病菌培养＋药物敏感试验（发热时）

续表

长 期 医 嘱		临 时 医 嘱
NS 4ml 甲氨蝶呤 12.5mg 地塞米松(P) 5mg	鞘内注射 d15❺	APTT、PT、纤维蛋白原、 FDP、D-二聚体
		胸部 X 线摄片
NS 250ml 注射用奥美拉唑 40mg	iv gtt qd	心电图
		肝脏、胆囊、胰脏、脾脏 B 超
粒系集落刺激因子 300μg H qd❻		腰椎穿刺及脑脊液常规、生 化检查、细胞染色镜检
碳酸氢钠片 0.5g po tid		输注浓缩红细胞(必要时)
别嘌醇 0.1g po tid		输注机采血小板(必要时)

❶ 根据患者血象情况、生命体征以及有无合并感染、出血等情况而定。

❷ 止吐药物在化疗药给药前半小时静注或静滴。

❸ 使用柔红霉素时需避光,可静脉推注,静滴时需严密注意不可漏出血管外,可造成组织坏死。

❹ L-门冬酰胺酶使用前应按照说明书进行皮试,结果阴性后方可静滴。

❺ 用于完全缓解后进行中枢神经系统白血病预防,且尽早用鞘内注射甲氨蝶呤 (MTX) $8\sim12mg/m^2$,加用地塞米松 5mg,每周 1~2 次,连用 4~6 次,以后每隔 8~12 周重复 1 次,可维持 1~3 年。鞘内注射化疗药物可引起头晕、头痛、恶心、呕吐、颈项强直等近期反应,以及感染、意识障碍、脑白质病等远期反应。术中应注意无菌操作,术后去枕平卧 6h,并严密观察不良反应。如并发中枢神经系统白血病,参见有关内容。

❻ 化疗药物对骨髓有抑制作用,要注意定期检查血常规和骨髓穿刺检查。粒细胞缺乏时用重组粒-单系或粒系细胞刺激因子 (G-CSF 或 GM-CSF) 300μg,H,9d,可恢复中心粒细胞,降低感染风险。

❼ 细胞化学染色:原始细胞过氧化物酶和苏丹黑阳性率<3%。

❽ 免疫表型特征:前体 B-ALL 表达 CD19、CD20、CD22、

CD79a 抗原；前体 T-ALL 表达 CD2、CD3、CD5、CD7。

❾ 染色体异常：t（9；22），t（4；11），＋8（指 8 号染色体三体），提示不良预后。

注：1. 本医嘱列举的 VDLP 方案是最常使用的诱导缓解方案，具体用法如下：硫酸长春新碱（VCR）2mg 静注，第 1、第 8、第 15、第 22 日各 1 次；盐酸柔红霉素（DNR）60mg/m² 静滴，第 1、第 8、第 15、第 22 日各 1 次；泼尼松（Pred）60mg 口服，第 1～14 日，第 15 日起减量；L-门冬酰胺酶（L-ASP）10000U 静滴，第 19～28 日。第 14 日、第 28 日做骨髓穿刺检查。

2. 根据患者年龄、初诊时的白细胞计数、达完全缓解（CR）的时间和细胞遗传学特征，ALL 可划分为预后良好组、预后不良组及预后中间组，见表 5-1。

表 5-1 成人 ALL 的预后分组

预后良好组　显示所有如下特征：
(1)无不良的细胞遗传学异常；
(2)年龄＜30 岁；
(3)初诊时白细胞＜30×10^9/L；
(4)达 CR 时间＜4～6 周
预后中间组　预后特征不符合预后良好组和预后不良组
预后不良组　显示下列一项和以上特征：
(1)有不良的细胞遗传学异常：t(9;22),t(4;11),＋8；
(2)年龄＞60 岁；
(3)前体 B-ALL,白细胞＞100×10^9/L；
(4)达 CR 时间＞4～6 周

3. 缓解后治疗应按照不同的预后分组选择相应治疗方案，预后不良组建议于 CR1 期选择异基因造血干细胞移植，预后良好组可选择常规方案巩固。

4. 上述各化疗方案，60 岁以上患者应根据全身情况选用方案及剂量。

5. 严重贫血和血小板减少时，可输全血、浓缩红细胞或血小板悬液。

6. 维持治疗使用：硫嘌呤（6-MP）75～100mg/m²，每天口服；甲氨蝶呤（MTX）20mg/m²，每周 1 次口服，需历时 2～3 年。

十、急性髓细胞白血病（AML）

长 期 医 嘱	临 时 医 嘱
内科护理常规	血常规、网织红细胞计数、血型
一级护理	尿常规、粪常规
高蛋白饮食	骨髓穿刺检查
病重通知❶	髓片细胞化学染色
或 病危通知	过氧化物酶染色
住隔离室治疗	氯乙酸萘酯酶
或 无菌层流室治疗	醋酸萘酯酶及氟化钠抑制试验
口腔护理	流式细胞仪免疫学分型❺
盐酸雷莫司琼注射液　0.3mg iv qd❷	染色体核型分析❻
	肝功能、肾功能、血糖
5%GS　250ml❸ 盐酸柔红霉素（D）　60mg ｜ iv gtt qd d1～d3	肝炎病毒抗原抗体系统检测
	血清钾、钠、氯、钙、磷测定
	血液及其他体液致病菌培养＋药物敏感试验（发热时）
NS　250ml 阿糖胞苷（A）　200mg ｜ iv gtt qd d1～d7	APTT、PT、纤维蛋白原、FDP、D-二聚体
羟基脲　2.0g po bid❹	
碳酸氢钠片　0.5g po tid	胸部 X 线摄片
别嘌醇　0.1g po tid	心电图
	肝脏、胆囊、胰脏、脾脏 B 超检查
	输注浓缩红细胞（必要时）
	输注机采血小板（必要时）

　❶ 根据患者血象情况、生命体征以及有无合并感染、出血等情况而定。

　❷ 止吐药物在化疗药给药前半小时静注或静滴。

　❸ 使用柔红霉素时需避光，可静脉推注，静滴时需严密注意不可漏出血管外，避免造成组织坏死。

　❹ 用于起病时白细胞计数过高患者，服药时应密切监测血象，

白细胞计数下降后及时停药。

❺ 主要免疫标志。造血祖细胞：CD34、HLA-DR、TdT、CD45；髓细胞系：CD13、CD33、CD15、MPO、CD117；红细胞系：血型糖蛋白A；巨核细胞系：CD41、CD42、CD61。

❻ 常见细胞遗传学异常：t（8；21），inv-16，3q$^-$等。

注：1. AML按照FAB分型可分M_1～M_7型，除M_3型，各型AML化疗方案均可选用DA方案或IA方案。DA方案用法：盐酸柔红霉素（DNR）30～70mg/m^{2}静滴，第1～3天；阿糖胞苷（Ara-C）100mg/m^2，静滴，每12h 1次，共7～10天。IA方案用法：伊达比星8～12mg/m^2，Ara-C用法同上。其他常用方案如HA，用法：高三尖杉酯碱（HHRT）4mg（或三尖杉碱6mg）静滴，每天1次，第1～7天；Ara-C剂量和用法同上。亦可将DA和HA方案交替使用。60岁以上患者，应根据全身情况决定化疗方案和剂量、用药天数。

2. 高白细胞性急性白血病，即外周血白细胞数＞100×10^9/L，化疗前，先行降低白细胞至50×10^9/L以下，方可开始常规诱导治疗，措施有：a. 白细胞减除术，利用血细胞分离机迅速降低血液循环中的白细胞数；b. 羟基脲、别嘌醇口服，如医嘱内容。

3. 获完全缓解（CR）后，应及早进行巩固强化治疗，方案有：a. 用原诱导缓解方案巩固2个疗程；b. 以中、大剂量Ara-C为主的方案进行早期强化治疗2个疗程左右；c. 采用与诱导缓解无交叉耐药的二线药物组成新方案；d. 上述3种方式的组合，进行序贯治疗。

4. 可进行自体或异基因骨髓移植和外周血干细胞移植。

5. 粒细胞缺乏并发感染时应给予广谱、高效的抗生素治疗。

6. 复发及难治性AML可选择大剂量Ara-C化疗或使用新药（如氟达拉滨）或进行异基因造血干细胞移植等方法。

十一、急性早幼粒细胞白血病（APL）

长 期 医 嘱	临 时 医 嘱
内科护理常规	血常规、网织红细胞计数、血型
一级护理	骨髓穿刺检查

续表

长 期 医 嘱	临 时 医 嘱
高蛋白饮食	髓片细胞化学染色
病重通知❶	过氧化物酶染色
或 病危通知	氯乙酸萘酯酶
住隔离室治疗	醋酸萘酯酶及氟化钠抑制试验
或 无菌层流室治疗	流式细胞仪免疫学分型❻
口腔护理	骨髓制备染色体分析❼
维 A 酸 20mg po tid❷	PCR 检测/PML-(RARα)基因
地塞米松 4mg po q12h❸	APTT、PT、纤维蛋白原、FDP、
5%GS 100ml❹ | iv gtt	D-二聚体
柔红霉素 60mg | d2、d4、d6	肝功能
5%GS 250ml |iv gtt qd❺	肝炎病毒抗原抗体系统、MCV
三氧化二砷 10ml |	DNA 检测
	肾功能
	血清钾、钠、氯、钙、磷测定
	血液及其他体液致病菌培养＋
	药物敏感试验(发热时)
	胸部 X 线摄片
	心电图
	肝脏、胆囊、胰脏、脾脏和腹腔
	淋巴结 B 超检查
	输注浓缩红细胞(必要时)
	输注机采血小板(必要时)
	输注新鲜冰冻血浆(必要时)

❶ 存在出血倾向或已存在出血、发热等情况时酌情下病重、病危通知。

❷ 维 A 酸(全反式维 A 酸,ATRA)是治疗 APL(白细胞<$3.0×10^9$/L)的首选药物。平均 1 个月左右达骨髓缓解。但需注意,在 ATRA 治疗中,出现外周血白细胞数及早幼粒细胞明显增多,可能致使肺、心、肾受损,出现发热、呼吸窘迫、组织水肿、渗出、心力衰竭和肾功能衰竭等危急征象(称维 A 酸综合征和维 A

酸相关综合征)。相应治疗包括停服药物、吸氧、利尿、使用地塞米松等。维A酸用量一般为 $45mg/m^2$,分次口服,用药持续至血液学缓解。

❸ 地塞米松的主要作用为预防维A酸综合征,一般用药15天左右。

❹ 使用柔红霉素时需避光,可静脉推注,静滴时需严密注意不可漏出血管外,避免造成组织坏死。

❺ 砷剂也可以作为一线药物,尤其对于高白细胞患者,每4周为1个疗程,疗程间隔5~7d。三氧化二砷(亚砷酸)对初治或复治APL均有良好疗效。

❻ 典型免疫表型特征:表达CD13、CD33、CD117,不表达HLA-DR、CD34。

❼ 典型染色体异常:t(15;17),部分患者为t(11;17)。

注:1. 目前多推荐ATRA与化疗联用的方案,可提高缓解率,并可降低维A酸综合征的发生率和病死率。

2. 在获得完全缓解后,一般采用ATRA与化疗联合巩固治疗3个疗程,之后用ATRA、甲氨蝶呤等维持治疗2~3年。

3. APL合并出血者,除服用ATRA外需输注新鲜冰冻血浆和血小板。如有弥散性血管内凝血(DIC)证据,可酌情应用小剂量肝素或低分子肝素。

4. 对于难治性和复发性APL,可以考虑异基因造血干细胞移植。

一、急性早幼粒细胞白血病临床路径(2009年版)

急性早幼粒细胞白血病(APL)临床路径标准住院流程

(1)适用对象 第一诊断为急性早幼粒细胞白血病(ICD-10:C92.4,M9866/3)。

(2)诊断依据 根据《World Health Organization Classification of Tumors. Pathology and Genetic of Tumors of Haematopoietic and Lymphoid Tissue》(2008),《血液病诊断及疗效标准》(张之南、沈悌主编,科学出版社,2008年,第3版)

① 体检有或无以下体征:发热、皮肤黏膜苍白、皮肤出血点及瘀斑、淋巴结及肝脾肿大、胸骨压痛等。

② 血细胞计数及分类。

③ 骨髓检查：形态学（包括组化检查）。

④ 免疫分型。

⑤ 细胞遗传学：核型分析 [t (15；17) 及其变异型]，FISH（必要时）。

⑥ 白血病相关基因（PML/RARα 及其变异型）。

(3) 选择治疗方案的依据　根据《急性早幼粒细胞白血病 (APL) 治疗的专家共识》(中华医学会血液学分会，白血病学组)

① 诱导治疗

a. 单独使用全反式维甲酸（ATRA）或联合使用柔红霉素 (DNR)

ATRA　$25\sim45mg/(m^2 \cdot d) \times (28\sim40)d$

如联合 DNR，DNR 在 ATRA 治疗后第 4 天开始，最大量可达 $135mg/m^2$，至少拆分为 3 天给予。

b. ATRA 联合三氧化二砷（ATO）

ATRA　$25\sim45mg/(m^2 \cdot d) \times (28\sim40)d$

ATO　$10mg/d \times (28\sim35)$ d

可根据治疗过程中白细胞数量变化适量加用 DNR、羟基脲等细胞毒药物。

② 缓解后巩固治疗

可行 3 疗程化疗，分别为 DA、MA、HA 方案。

a. DA 方案：DNR $40\sim45mg/(m^2 \cdot d) \times 3d$，Ara-C $100\sim200mg/(m^2 \cdot d) \times 7d$。

b. MA 方案：米托蒽醌（MTZ）$6\sim10mg/(m^2 \cdot d) \times 3d$，Ara-C $100\sim200mg/(m^2 \cdot d) \times 7d$。

c. HA 方案：高三尖杉酯碱（HHT）$2.0\sim2.5mg/(m^2 \cdot d) \times 7d$，Ara-C $100\sim200mg/(m^2 \cdot d) \times 7d$。

如为高危患者（初诊时白细胞 $\geqslant 10 \times 10^9/L$），可将 DA 或 MA 方案中的 Ara-C 换为 $1\sim2g/m^2$，q12h $\times 3d$。

③ 中枢神经白血病（CNSL）的防治：腰穿及鞘内注射至少 4 次，确诊 CNSL 退出本路径。鞘注方案如下：甲氨蝶呤（MTX）

10～15mg，Ara-C 40～50mg，地塞米松（DXM）5mg。

④ 缓解后维持治疗：序贯应用 ATO、ATRA、巯嘌呤（6-MP）+甲氨蝶呤（MTX）三方案，每方案 1 个月，3 个月为 1 个周期，共 5 个周期。

a. ATO：10mg/d×（21～28）d。

b. ATRA：25～45mg/（m² · d）×28d。

c. 6-MP + MTX：6-MP 100mg　d1～d7，d15～d21；MTX 20mg　d1、d12、d23、d26。

（4）根据患者的疾病状态选择路径

二、初治 APL 临床路径标准住院流程

（1）标准住院日为 40 天内。

（2）进入路径标准

① 第一诊断必须符合 ICD-10：C92.4，M9866/3 急性早幼粒细胞白血病（APL）疾病编码，行诱导分化治疗。

② 当患者同时具有其他疾病诊断时，但在住院期间不需要特殊处理，也不影响第一诊断的临床路径流程实施时，可以进入路径。

（3）明确诊断及入院常规检查需 3～5 天（指工作日）。

① 必需的检查项目

a. 血常规、尿常规、大粪常规；

b. 肝肾功能、电解质、凝血功能、血型、输血前检查；

c. 胸部 X 线摄片、心电图、腹部 B 超、眼底检查。

② 发热或疑有感染者可选择病原微生物培养、影像学检查。

③ 骨髓检查（形态学包括组化）、免疫分型、细胞遗传学、白血病相关基因（PML/RAR 及其变异型）检测。

（4）化疗前准备

① 建议对发热患者立即进行病原微生物培养并使用抗菌药物，可选用头孢菌素类（或青霉素类）±氨基糖苷类抗炎治疗，3天后发热不缓解者，可考虑更换碳青霉烯类和（或）糖肽类和（或）抗真菌治疗；有明确脏器感染患者应根据感染部位及病原微生物培养结果选用相应抗菌药物。

② 对于血红蛋白<80g/L，血小板<30×10⁹/L 或有活动性出

血的患者，分别输浓缩红细胞和单采血小板；若存在弥散性血管内凝血（DIC）倾向时，当血小板＜50×10^9/L 即应输注单采血小板。有心功能不全可放宽输血指征。

③ 对于有凝血功能异常的患者，输注相应血液制品。纤维蛋白原＜1.5g/L 时，输注新鲜血浆或浓缩纤维蛋白原。

（5）化疗开始于诊断第 1 天。

（6）化疗方案

诱导治疗：可选用下列方案之一进行治疗

a. ATRA 方案：ATRA 25～45mg/($m^2 \cdot d$)×(28～40)d。

b. ATRA + DNR 方案：ATRA 25～45mg/($m^2 \cdot d$)×(28～40)d，DNR 在 ATRA 治疗后第 4 天开始，最大量可达 135mg/m^2，至少拆分为 3 天给予。

c. ATRA + ATO 方案：ATRA 25～45mg/($m^2 \cdot d$)×(28～40)d，ATO 10mg/d×(28～35)d，可根据治疗过程中白细胞数量变化适量加用 DNR、羟基脲等细胞毒药物。

（7）治疗后 30 天内必须复查的检查项目

① 血常规、肝肾功能、电解质。

② 脏器功能评估。

③ 骨髓检查。

④ 微小残留病变检测（有条件时）。

（8）化疗中及化疗后治疗

① 感染防治：发热患者建议立即进行病原微生物培养并使用抗菌药物，可选用头孢菌素类（或青霉素类）±氨基糖苷类抗炎治疗；3 天后发热不缓解者，可考虑更换碳青霉烯类和（或）糖肽类和（或）抗真菌治疗；有明确脏器感染的患者，应根据感染部位及病原微生物培养结果选用相应抗菌药物。

② 脏器功能损伤的相应防治：止吐、保肝、水化、碱化、防治尿酸肾病（别嘌醇）、治疗诱导分化综合征（地塞米松）、抑酸药等。

③ 成分输血：适用于血红蛋白＜80g/L，血小板＜30×10^9/L 或有活动性出血患者，分别输浓缩红细胞和单采血小板；若存在 DIC 倾向，当血小板＜50×10^9/L 即应输注血小板。有心功能不全

者可适当放宽输血指征。

④ 造血生长因子：化疗后中性粒细胞绝对值（ANC）$\leqslant 1.0 \times 10^9$/L，可使用粒细胞集落刺激因子（G-CSF）5μg/(kg·d)。

(9) 出院标准

① 一般情况良好。

② 没有需要住院处理的并发症和（或）合并症。

(10) 变异及原因分析

① 治疗过程中出现感染、贫血、出血及其他合并症者，需进行相关的诊断和治疗，可适当延长住院时间。

② 诱导分化治疗 40 天未达完全缓解者退出本路径。

③ 若腰穿后脑脊液检查显示存在白血病神经系统侵犯，建议隔日腰穿鞘鞘注射化疗药物直至脑脊液检查正常，同时退出此途径，进入相关途径。

三、初治 APL 临床路径表单

适用对象：第一诊断为初治急性早幼粒细胞白血病（ICD-10：C92.4，M9866/3）

行诱导化疗

患者姓名：_____ 性别：_____ 年龄：_____ 门诊号：_____ 住院号：_____
住院日期：_____年_____月_____日　出院日期：_____年_____月_____日
标准住院日40天内

时间	住院第 1 天	住院第 2 天
主要诊疗工作	□ 询问病史及体格检查 □ 完成病历书写 □ 开化验单 □ 上级医师查房与化疗前评估 □ 根据血象及凝血功能决定是否成分输血 □ 确定治疗方案和日期 □ 向家属告知病重或病危并签署病重或病危通知书 □ 患者家属签署骨穿同意书、腰穿同意书、输血知情同意书、静脉插管同意书（必要时）	□ 上级医师查房 □ 完成入院检查 □ 骨穿：骨髓形态学检查、免疫分型、细胞遗传学、白血病相关基因检测 □ 根据血象及凝血功能决定是否成分输血 □ 完成必要的相关科室会诊 □ 住院医师完成上级医师查房记录等病历书写

续表

时间	住院第 1 天	住院第 2 天
重点医嘱	**长期医嘱** □ 血液病护理常规 □ 一级护理 □ 饮食 □ 抗菌药物(必要时) □ 补液治疗(水化、碱化) □ ATRA 25～45mg/(m^2·d)，ATO 10mg/d(可选) □ 重要脏器功能保护 **临时医嘱** □ 血常规、尿常规、粪常规 □ 肝肾功能、电解质、血型、凝血功能、输血前检查 □ 胸部 X 线摄片、心电图、腹部 B 超 □ 超声心动(视患者情况而定) □ 静脉插管术(必要时) □ 病原微生物培养(必要时) □ 输血医嘱(必要时) □ 眼科会诊(眼底检查) □ 其他医嘱	**长期医嘱** □ 患者既往基础用药 □ 抗菌药物(必要时) □ 补液治疗(水化、碱化) □ ATRA 25～45mg/(m^2·d)，ATO 10mg/d(可选) □ 重要脏器功能保护：防治尿酸肾病(别嘌醇)、保肝等 □ 其他医嘱 **临时医嘱** □ 骨穿 □ 骨髓形态学、免疫分型、染色体核型、FISH(必要时)、白血病相关基因检测 □ 血常规 □ 输血医嘱(必要时) □ 其他医嘱
主要护理工作	□ 介绍病房环境、设施和设备 □ 入院护理评估	□ 宣教(血液病知识)
病情变异记录	□ 无 □ 有,原因： 1. 2.	□ 无 □ 有,原因： 1. 2.
护士签名		
医师签名		

续表

时间	住院第3～7天	住院第8～21天
主要诊疗工作	□ 上级医师查房 □ 根据初步骨髓结果制订治疗方案 □ 患者家属签署化疗知情同意书 □ 化疗 □ 复查血常规、凝血功能 □ 住院医师完成病程记录	□ 上级医师查房,注意病情变化 □ 住院医师完成病历书写 □ 每天复查血常规 □ 复查凝血功能、肝肾功能、电解质 □ 注意观察体温、血压、体重等 □ 成分输血、抗感染等支持治疗(必要时) □ 造血生长因子(必要时)
重点医嘱	**长期医嘱** □ DNR:在 ATRA 治疗后第4天开始,最大量可达135mg/m², 至少拆分为3天(可选) □ 羟基脲(可选) □ 重要脏器功能保护:止吐、保肝等 □ 其他医嘱 **临时医嘱** □ 输血医嘱(必要时) □ 心电监护(必要时) □ 每周复查肝肾功能、电解质、凝血功能 □ 每天复查血常规 □ 影像学检查(必要时) □ 血培养(高热时) □ 病原微生物培养(必要时) □ 静脉插管维护、换药 □ 其他医嘱	**长期医嘱** □ 洁净饮食 □ 羟基脲(可选) □ 地塞米松(治疗诱导分化综合征) □ 重要脏器功能保护:保肝、抑酸等 □ 抗感染等支持治疗(必要时) □ 其他医嘱 **临时医嘱** □输血医嘱(必要时) □ 血常规、尿常规、粪常规 □ 肝肾功能、电解质、凝血功能 □ G-CSF 5μg/(kg·d)(必要时) □ 影像学检查(必要时) □ 血培养(高热时) □ 病原微生物培养(必要时) □ 静脉插管维护、换药 □ 其他医嘱

续表

时间	住院第3~7天	住院第8~21天
主要护理工作	☐ 观察患者病情变化 ☐ 心理与生活护理 ☐ 化疗期间嘱患者多饮水	☐ 观察患者情况 ☐ 心理与生活护理
病情变异记录	☐ 无 ☐ 有,原因: 1. 2.	☐ 无 ☐ 有,原因: 1. 2.
护士签名		
医师签名		

时间	住院第22~39天	出院日
主要诊疗工作	☐ 上级医师查房 ☐ 住院医师完成常规病历书写 ☐ 根据血常规情况,决定复查骨穿	☐ 上级医师查房,进行化疗(根据骨穿)评估,确定有无并发症情况,明确是否出院 ☐ 完成出院记录、病案首页、出院证明书等 ☐ 向患者交代出院后的注意事项,如返院复诊的时间、地点,发生紧急情况时的处理等
重点医嘱	**长期医嘱** ☐ 洁净饮食 ☐ 停抗菌药物(根据体温及症状、体征及影像学) ☐ 其他医嘱 **临时医嘱** ☐ 骨穿 ☐ 骨髓形态学、微小残留病变检测 ☐ 血常规、尿常规、粪常规 ☐ 肝肾功能、电解质 ☐ 心电图	**出院医嘱** ☐ 出院带药 ☐ 定期门诊随访 ☐ 监测血常规、肝肾功能、电解质

续表

时间	住院第 22～39 天	出院日
重点医嘱	☐ 输血医嘱（必要时） ☐ G-CSF 5μg/(kg·d)（必要时） ☐ 完全缓解后可行腰穿，鞘内注射（MTX 10～15mg，Ara-C 40～50mg，DXM 5mg） ☐ 脑脊液常规、生化、离心甩片（有条件时） ☐ 其他医嘱	
主要护理工作	☐ 观察患者情况 ☐ 心理与生活护理 ☐ 指导患者生活护理	☐ 指导患者办理出院手续
病情变异记录	☐ 无　☐ 有，原因： 1. 2.	☐ 无　☐ 有，原因： 1. 2.
护士签名		
医师签名		

四、完全缓解的 APL 临床路径标准住院流程

（1）标准住院日为 28 天内。

（2）进入路径标准

① 第一诊断必须符合 ICD-10：C92.4，M9866/3 急性早幼粒细胞白血病（APL）疾病编码。

② 经诱导化疗达 CR。

③ 当患者同时具有其他疾病诊断，但在住院期间不需要特殊处理，也不影响第一诊断的临床路径流程实施时，可以进入路径。

（3）完善入院常规检查需 2 天（指工作日）。

① 必需的检查项目

a. 血常规、尿常规、粪常规；

b. 肝肾功能、电解质、血型、凝血功能、输血前检查；

c. 胸部 X 线摄片、心电图、腹部 B 超。

② 发热或疑有某系统感染者可选择病原微生物培养、影像学检查。

③ 骨髓检查（必要时活检）、微小残留病变检测。

(4) 化疗开始于入院第 3 天内。

(5) 化疗方案

① 缓解后巩固治疗：可行 3 个疗程化疗，分别为 DA、MA、HA 方案。

a. DA 方案：DNR $40 \sim 45mg/(m^2 \cdot d) \times 3d$，Ara-C $100 \sim 200mg/(m^2 \cdot d) \times 7d$。

b. MA 方案：米托蒽醌（MTZ）$6 \sim 10mg/(m^2 \cdot d) \times 3d$，Ara-C $100 \sim 200mg/(m^2 \cdot d) \times 7d$。

c. HA 方案：高三尖杉酯碱（HHT）$2.0 \sim 2.5mg/(m^2 \cdot d) \times 7d$，Ara-C $100 \sim 200mg/(m^2 \cdot d) \times 7d$。

如为高危患者（初诊时白细胞 $\geqslant 10 \times 10^9/L$），可将 DA 或 MA 方案中的 Ara-C 更改为 $1 \sim 2g/m^2$，每 12h 1 次，持续 3 天。

② 中枢神经白血病（CNSL）的防治：腰穿及鞘内注射至少 4 次（确诊 CNSL 退出本路径）。鞘内注射方案如下：MTX $10 \sim 15mg$，Ara-C $40 \sim 50mg$，DXM 5mg。

③ 缓解后维持治疗：序贯应用 ATO、ATRA、6-MP + MTX 三个方案，每方案 1 个月，3 个月为 1 周期，共使用 5 个周期。

a. ATO：$10mg/d \times (21 \sim 28)d$。

b. ATRA：$25 \sim 45mg/(m^2 \cdot d) \times 28d$。

c. 6-MP + MTX：6-MP 100mg d1 ～ d7，d15 ～ d21；MTX 20mg d9、d12、d23、d26。

(6) 化疗后恢复期复查的检查项目

① 血常规、肝肾功能、电解质。

② 脏器功能评估。

③ 骨髓检查（必要时）。

④ 微小残留病变检测（必要时）。

(7) 化疗中及化疗后治疗

① 感染防治：发热患者建议立即进行病原微生物培养并使用抗菌药物，可选用头孢菌素类（或青霉素类）±氨基糖苷类抗炎治疗；3天后发热不缓解者，可考虑更换碳青霉烯类和（或）糖肽类和（或）抗真菌治疗；有明确脏器感染的患者，应根据感染部位及病原微生物培养结果选用相应抗菌药物。

② 防治其他脏器功能损伤：止吐、保肝、水化、碱化。

③ 成分输血：适用于血红蛋白＜80g/L，血小板＜20×10^9/L或有活动性出血的患者，分别输注浓缩红细胞和单采血小板。有心功能不全者可放宽输血指征。

④ 造血生长因子：化疗后中性粒细胞绝对值（ANC）≤1.0×10^9/L，可使用G-CSF 5μg/(kg·d)。

(8) 出院标准

① 一般情况良好。

② 没有需要住院处理的并发症和（或）合并症。

(9) 变异及原因分析。

① 治疗中、后有感染、贫血、出血及其他合并症者，进行相关的诊断和治疗，并适当延长住院时间。

② 若腰穿后脑脊液检查示存在白血病中枢神经系统侵犯，建议隔日腰穿鞘注化疗药物直至脑脊液检查正常，同时退出此途径，进入相关途径。

五、完全缓解的 APL 临床路径表单

适用对象：第一诊断为急性早幼粒细胞白血病达 CR 者（ICD-10：C92.4，M9866/3）

行巩固化疗

患者姓名：＿＿＿ 性别：＿＿＿ 年龄：＿＿＿ 门诊号：＿＿＿ 住院号：＿＿＿

住院日期：＿＿＿年＿＿＿月＿＿＿日 出院日期：＿＿＿年＿＿＿月＿＿＿日

标准住院日 28 天内

时间	住院第 1 天	住院第 2 天
主要诊疗工作	□ 询问病史及体格检查 □ 完成病历书写 □ 开化验单	□ 上级医师查房 □ 完成入院检查 □ 骨穿（骨髓形态学检查、微小

续表

时间	住院第 1 天	住院第 2 天
主要诊疗工作	□ 上级医师查房与化疗前评估 □ 患者家属签署输血同意书、骨穿同意书、腰穿同意书、静脉插管同意书	残留病变检测) □ 腰穿＋鞘内注射 □ 根据血象决定是否成分输血 □ 完成必要的相关科室会诊 □ 完成上级医师查房记录等病历书写 □ 确定化疗方案和日期
重点医嘱	**长期医嘱** □ 血液病护理常规 □ 二级护理 □ 饮食 □ 抗菌药物(必要时) □ 其他医嘱 **临时医嘱** □ 血常规、尿常规、粪常规 □ 肝肾功能、电解质、血型、凝血功能、输血前检查 □ 胸部 X 线摄片、心电图、腹部 B 超 □ 超声心动(视患者情况而定) □ 静脉插管术(有条件时) □ 病原微生物培养(必要时) □ 输血医嘱(必要时) □ 其他医嘱	**长期医嘱** □ 患者既往基础用药 □ 抗菌药物(必要时) □ 其他医嘱 **临时医嘱** □ 骨穿 □ 骨髓形态学、微小残留病变检测 □ 腰穿、鞘内注射(MTX 10～15mg, Ara-C 40～50mg, DXM 5mg) □ 脑脊液常规、生化、细胞形态(有条件时) □ 输血医嘱(必要时) □ 其他医嘱
主要护理工作	□ 介绍病房环境、设施和设备 □ 入院护理评估	□ 宣教(血液病知识)
病情变异记录	□ 无　□ 有,原因: 1. 2.	□ 无　□ 有,原因: 1. 2.

续表

时间	住院第 1 天	住院第 2 天
护士 签名		
医师 签名		

十二、中枢神经系统白血病

长 期 医 嘱	临 时 医 嘱
内科护理常规	血常规、网织红细胞计数
一级护理	骨髓穿刺检查
普通饮食❶	腰椎穿刺术、测脑脊液压力
或　流质饮食	脑脊液常规和生化检查（蛋白 质、糖、氯化物定量）
病重通知❷	
或　病危通知	脑脊液涂片找白血病细胞
NS　4ml 甲氨蝶呤　15mg ⎱ iv（慢）❸ 地塞米松　5mg ⎰ 2 次/周	脑脊液细胞学检查
	脑脊液末端脱氧核苷酸转移酶 （TdT）活性测定
甘露醇　250ml iv gtt qd❹	脑脊液 β_2-MG，LDH 测定
盐酸雷莫司琼　0.3mg iv qd	脑电图
NS　500ml ⎱ iv gtt qd d1❺ 甲氨蝶呤　3g/m² ⎰	头颅 CT 检查
	眼科会诊检查眼底
	头颅脊椎照射治疗❻

❶ 因颅内压升高引起明显呕吐者予流质饮食。

❷ 根据患者头痛等症状严重程度及有无合并意识障碍等确定。

❸ 鞘内注射甲氨蝶呤（MTX）8～12mg/m²，疗效不佳或引起蛛网膜炎者可改用阿糖胞苷（Ara-C）30～50mg 和地塞米松联合应用，也可 MTX＋Ara-C＋地塞米松鞘内注射。上述各方案均可每周 2 次，直至脑脊液细胞学和生化指标恢复正常后，改为每 4～6 周 1

次，持续至全身化疗结束，再改为每 6 周 1 次，维持 2 年以上。鞘内注射后，可能引起一过性头痛、呕吐、发热等，应去枕平卧 6h。

❹ 有颅内压升高症状者可选用。

❺ 全身用药，给予大剂量甲氨蝶呤（MTX）或阿糖胞苷（Ara-C）。

❻ 必要时可并用鞘内注射 MTX＋⁶⁰Co 头颅骨髓放疗。即鞘内注射 MTX 8～12mg/m²，每周 2 次，直至脑脊液正常，全颅 24～30Gy 照射，分 14～18 次，在 3 周内完成，脊髓照射 12～18Gy，分 6～12 次完成。

注：中枢神经系统白血病多见于急性淋巴细胞性白血病，在缓解及未缓解状态下均可发生。

十三、慢性粒细胞白血病（CML）

长 期 医 嘱	临 时 医 嘱
内科护理常规	血常规、网织红细胞计数、血型
二级护理	骨髓穿刺检查
普通饮食	骨髓活检
伊马替尼（格列卫）　400mg po qd❶	中性粒细胞碱性磷酸酶活性测定
羟基脲　1.0g po tid❷	染色体核型分析(Ph 染色体)❺
重组 IFN-α-2b　300 万 U im qod❸	多聚酶链反应(PCR)检测 bcr/abl 基因
碳酸氢钠片　500mg po tid❹	
别嘌醇　100mg po tid❹	单克隆抗体进行急变期白血病细胞免疫分型
	肝功能
	肝炎病毒抗原抗体系统
	肾功能及血尿酸
	血糖，血清钾、钠、氯测定
	胸部 X 线摄片
	心电图
	肝脏、胆囊、胰脏、脾脏和腹腔淋巴结 B 超检查
	异基因造血干细胞移植

❶ 常规剂量为 400mg/d，剂量范围 200～800mg/d。为慢性期治疗的首选药物，对初治 CML 的血液学缓解率达 95％以上。最常见的血液学不良反应为骨髓抑制，用药期间需监测血象，必要时停药。

❷ 羟基脲治疗可使患者达血液学缓解，控制病情，但无法获得分子生物学缓解及遗传学缓解，不能有效延长生存期。用药期间需监测血象，在白细胞降至 $(10～20)×10^9$/L 时即应该减量或停药。

❸ 常用剂量范围 300 万～500 万 U/m^2，皮下或肌内注射，每周 3～7 次。

❹ 在白细胞计数较高时需给予碳酸氢钠片及别嘌醇，以碱化尿液、减少尿酸生成。

❺ 检测有无 t (9；22) 染色体易位。

注：1. CML 临床分三期，即慢性期、加速期和急变期。各期治疗不尽相同，本治疗方法针对慢性期。

2. 慢性期治疗，首选药物为伊马替尼（格列卫）。

3. 外周血白细胞计数显著升高超过 $200×10^9$/L 时，患者可能出现白细胞淤滞，紧急处理可选择血细胞分离机，单采清除过高的白细胞，需配合使用羟基脲和别嘌醇。

4. 急变期治疗：急变期患者仍可选用伊马替尼、羟基脲等药物。根据急变期细胞类型，可参照相应类型急性白血病的化疗方案。如 ALL 变可用 COAP、VDP（VCR 或 VDS＋DNR＋Pred）、VDLP（VCR 或 VDS＋DNR＋ASP＋Pred）方案。AML 变可采用难治性复发性 AML 的诱导化疗方案，如 HDAC＋IDA（伊达比星）、HADC 与其他药物 NVT 或 VP-16 等联合使用。

5. 目前认为异基因造血干细胞移植是根治慢性髓细胞白血病的标准治疗。有条件者，50 岁以下，可考虑造血干细胞移植。

十四、慢性淋巴细胞白血病（CLL）

长 期 医 嘱	临 时 医 嘱
内科护理常规	血常规、网织红细胞计数、血型
二级护理❶	骨髓穿刺检查
或 三级护理	流式细胞仪免疫学分型❺

续表

长 期 医 嘱		临 时 医 嘱
普通饮食		骨髓制备染色体分析❻
苯丁酸氮芥　4mg po tid❷ 　或 环磷酰胺　50mg po tid		PCR 检测 Ig 重链基因重排、T 细胞抗原抗体（TCR）
泼尼松　30mg po qd		淋巴结活检
NS　250ml	iv gtt qd	肝功能
氟达拉滨❸　35mg/m²	d1～d3	肝炎病毒抗原抗体系统
NS　500ml	iv gtt d1❹	血清蛋白电泳
利妥昔单抗　375mg/m²		血清免疫球蛋白测定
		抗人球蛋白试验❼
		肝脏、胆囊、胰脏、脾脏和腹腔淋巴结 B 超检查
		胸部 X 线摄片
		心电图

❶ 无明显症状患者可予三级护理，有淋巴结肿大及压迫症状、乏力等全身症状者予二级护理。

❷ 用药期间需监测血象，预防骨髓过度抑制。

❸ 抗肿瘤新药氟达拉滨可用于难治性 CLL 的治疗，每天 25mg/m² 静注 15～30min，连用 5 天，每 4 周重复 1 次。

❹ 免疫治疗方法：CD52 单克隆抗体（Campath-1H）和 CD20 单克隆抗体（美罗华）与化疗联用均有较好疗效。

❺ 典型免疫表型：表达 CD5、CD23、CD19，不表达 CD10、cyclin D1。

❻ 预后较好核型：13q⁻、正常核型；预后较差核型：＋12、11q⁻、17p⁻ 等。

❼ 约 20%患者阳性。

注：1. CLL 一般为慢性惰性病程，早期患者可不治疗，定期复查。疾病活动者如出现体重减轻、疲劳、发热、盗汗、肝脾肿大、淋巴结进行性肿大、淋巴细胞倍增时间小于 6 个月、贫血及血小板减少进行性加重等情况，可开始治疗。

2. 常用的其他方案有 COP（环磷酰胺、长春新碱、泼尼松）、CHOP（环磷酰胺、多柔比星、长春新碱、泼尼松）等。

3. 氟达拉滨可单用，或与环磷酰胺、米托蒽醌等联用组成联合化疗方案，每月重复1次。效果优于传统化疗方案

4. 大剂量丙种球蛋白（HD-IVIG）400mg/kg，每天1次，静滴，连用5天，每3周重复1次。可作为低丙种球蛋白血症的替代疗法，防治各种感染。

十五、淋巴瘤

（一）霍奇金病（HD）

长　期　医　嘱	临　时　医　嘱
内科护理常规	血常规
一级护理❶ 　或　二级护理	淋巴结活检❺ 　或 结外活组织标本病理检查
普通饮食	单克隆抗体检测细胞表型（免疫组化）❻
盐酸雷莫昔琼　0.3mg iv d1、d15❷	
5%GS　100ml❸ 多柔比星　40mg ┃ iv gtt d1、d15	骨髓涂片检查
	肝功能及乳酸脱氢酶
NS　100ml 博来霉素　15mg ┃ iv gtt d1、d15	肝炎病毒抗原抗体系统检测
	肾功能
NS　20ml 长春新碱　2mg ┃ iv d1、d15	血沉
	血浆蛋白电泳
NS　100ml❹ 达卡巴嗪　0.7g ┃ iv gtt d1、d15	免疫球蛋白测定
	血清铁蛋白测定
	腹部B超❼
	胸部、腹部、盆腔CT扫描

❶ 局部或全身症状严重、化疗期间应给予一级护理。

❷ 止吐药物在化疗药给药前半小时静注或静滴。

❸ 参见急性淋巴细胞白血病（ALL）。

❹ 部分患者可能出现发热、甚至寒战等不良反应，可对症处理或使用小剂量激素。

❺ 病理学检查是诊断淋巴瘤的基本方法。

❻ 可为进一步分型提供依据。

❼ B超检查准确性不及CT，重复性差，在无CT设备时选用。

注：1. 霍奇金淋巴瘤临床分期如下。

（1）Ⅰ期　病变仅限于1个淋巴结区（Ⅰ期），或单个结外器官局限部位受累（I_E期）。

（2）Ⅱ期　病变累及横膈同侧两个或更多淋巴结区（Ⅱ期），或病变局限侵犯淋巴结以外器官及横膈同侧1个以上淋巴结区（II_E期）。

（3）Ⅲ期　横膈两侧均有淋巴结病变（Ⅲ期），或同时伴有局限性淋巴结外器官受累（III_E期），或伴脾脏受累（III_S期），或伴局限性淋巴结外器官及脾受累（III_{SE}期）。

（4）Ⅵ期　1个或多个淋巴结外器官广泛性或播散性受累，伴或不伴淋巴结肿大。肝脏及（或）骨髓受累者，不论是局限性还是广泛性均属Ⅳ期。

2. 对霍奇金淋巴瘤的治疗原则是化疗为主的放、化疗结合治疗。

3. 本医嘱所列举的ABVD（多柔比星＋博来霉素＋长春新碱＋达卡巴嗪）方案是目前最常规使用的化疗方案，总疗程一般于化疗达缓解后巩固2个疗程。

4. 其他方案有MOPP（氮芥、长春新碱、丙卡巴肼、泼尼松），对Ⅳ期或放疗后结外复发者可用MOPP与ABVD交替治疗。

5. 高危患者可考虑行大剂量化疗＋自体造血干细胞移植。

（二）非霍奇金淋巴瘤（NHL）

长 期 医 嘱	临 时 医 嘱
内科护理常规	血常规、网织红细胞计数
一级护理❶ 或 二级护理	淋巴结活检❼ 或 结外活组织标本病理检查
普通饮食	单克隆抗体检测细胞表型（免疫组化）❽
盐酸雷莫司琼注射液　0.3mg iv qd d1❷	骨髓涂片检查及骨髓组织活检

续表

长 期 医 嘱	临 时 医 嘱
NS 100ml❸ 环磷酰胺 750mg/m² ┤iv gtt d1	PCR 检测免疫球蛋白基因重链重排、TCR
美司钠 400mg iv q4h×3 次❹	肝功能及乳酸脱氢酶
5%GS 250ml❺ 盐酸多柔比星 50mg/m² ┤iv gtt qd d1	肾功能及血尿酸
	血沉
NS 20ml 长春新碱 2mg ┤iv qd d1	腹部 B 超❾
	胸部、腹部、盆腔 CT 扫描
泼尼松 100mg po qd d1~d5	正电子发射计算机体层显像（PET）
奥美拉唑胶囊 20mg po bid	
NS 500ml 利妥昔单抗 375mg/m² ┤iv gtt d1❻	请外科会诊考虑脾切除或腹部包块剖腹探查术（必要时）

❶ 局部或全身症状严重、化疗期间应给予一级护理。

❷ 止吐药物在化疗药给药前半小时静注或静滴。

❸ 用药时应注意水化、碱化、利尿。

❹ 必要时吸氧，交代在哪种情况为吸氧的必要情况。

❺ 参见急性淋巴细胞白血病。

❻ 大部分 B 细胞性 NHL 表达 CD20，可应用 CD20 单克隆抗体（利妥昔单抗）治疗，R-CHOP 方案是目前弥漫性大 B 细胞性淋巴瘤治疗的首选方案。

❼ 病理学检查是诊断淋巴瘤的基本方法。

❽ 免疫组化检查可为淋巴瘤进一步分型诊断提供依据。

❾ 参见霍奇金病。

注：1. 非霍奇金淋巴瘤包含多种不同的病理类型，目前对 NHL 的分型依据 2001 年 WHO 出版的淋巴造血组织肿瘤分类，WHO 将淋巴系统恶性疾病分为三类：B 细胞肿瘤、T 细胞/自然杀伤细胞（NK）肿瘤和霍奇金淋巴瘤。其分类遵循以下原则：形态学和免疫表型特点确定主要的分化细胞类型；特殊病因学特点；主要的原发性细胞遗传学异常及特殊临床特点。

2. 非霍奇金淋巴瘤临床分期参考霍奇金淋巴瘤分期标准。

3. 根据淋巴瘤细胞的生物学行为，目前对 NHL 大体可分为侵袭性淋巴瘤和惰性淋巴瘤两大类。其中不同的病理类型尤其是惰性淋巴瘤的治疗应参照相关专业书籍、咨询专业人士。本医嘱所列举的 CHOP 方案适用于大多数侵袭性淋巴瘤。

4. 非霍奇金淋巴瘤的治疗策略是以化疗为主。除本医嘱的 CHOP 方案外，有许多二线方案如 EPOCH（依托泊苷、多柔比星、长春新碱、泼尼松、环磷酰胺）、MINE（米托蒽醌、异环磷酰胺、依托泊苷）等。可根据具体情况选择。

5. 年龄 55 岁以下，重要脏器功能正常、缓解期短、难治易复发的侵袭性淋巴瘤，可考虑行大剂量化疗＋自体造血干细胞移植。

十六、多发性骨髓瘤

长 期 医 嘱		临 时 医 嘱
内科护理常规		血常规、网织红细胞计数
二级护理		骨髓涂片检查
或 一级护理		染色体核型分析
普通饮食		骨髓活检
美法仑　8mg/m² po qd d1～d4 ❶		尿常规
泼尼松　100mg po qd d1～d4 ❷		尿本周蛋白测定
沙利度胺　200mg po qn ❸		24h 尿蛋白定量
阿司匹林片　100mg po qd		血清 β_2-微球蛋白
奥美拉唑胶囊　20mg po bid		肝功能、肾功能
NS　250ml	iv gtt ❹	肝炎病毒抗原抗体系统检测
长春新碱　0.4mg/m²	d1～d4	血清总蛋白及白蛋白/球蛋白
5%GS　250ml	iv gtt	比例
多柔比星　10mg/m²	d1～d4	血清蛋白电泳
地塞米松　40mg po d1～d4		血清免疫球蛋白
NS　250ml	iv gtt qw ❺	免疫固定电泳鉴定 M 蛋白
唑来膦酸　4mg		PCR 检测免疫球蛋白基因重排
或 NS　250ml	iv gtt	血钙、磷及碱性磷酸酶
帕米膦酸钠　90mg	q30d	血液及其他体液致病菌培养＋
促红细胞生成素　10000U H qod ❻		药物敏感试验（发热时）

续表

长 期 医 嘱	临 时 医 嘱
	颅骨、脊柱、肋骨、骨盆等 X 线摄片
	ECT 骨扫描和 MRI 骨检查

❶ 合并骨髓瘤骨病、肾功能异常者酌情予一级护理。

❷ 饭后服用，每日量可分为 2 次口服。

❸ 宜睡前服用，因部分患者有明显的嗜睡副作用，部分患者可能服药后出现便秘，必要时予通便治疗。可致胎儿海豹肢畸形，妊娠期绝对禁用，西方国家已禁止使用。

❹ 较年轻患者、考虑有可能行自体造血干细胞移植者，在初始治疗时应避免选择含烷化剂类的方案（如 MPT），目前推荐使用 VAD-T 方案：长春新碱 $0.4mg/m^2$，静注，第 1～4 日；多柔比星 $10mg/m^2$，静注，第 1～4 日；地塞米松 40mg，口服，第 1～4 日、第 9～12 日、第 17～20 日；沙利度胺 200mg，口服，每晚。或采用 DT 方案（仅包含地塞米松及沙利度胺，用法用量同 VAD-T）。

❺ 用于骨髓瘤骨病的治疗和预防。

❻ 贫血症状明显者除输血外可给予红细胞生成素治疗。

注：1. 多发性骨髓瘤的国际分期系统见表 5-2。

表 5-2　多发性骨髓瘤的国际分期系统

分期	分期依据	中位生存时间
I 期	$\beta_2\text{-MG}<3.5mg/L$，白蛋白$>35g/L$	62 个月
II 期	介于 I 期和 III 期之间	44 个月
III 期	$\beta_2\text{-MG}>5.5mg/L$	29 个月

2. 老年患者可首选 MPT（美法仑、泼尼松、沙利度胺）方案，以及本医嘱列举的内容，美法仑和泼尼松在第 1～4 天服药，沙利度胺每晚口服，每 4 周为 1 个疗程。

3. 注意预防和控制感染；肾功能不全者的处理应包括：有效的水疗法（保持尿量 100ml/h），纠正高钙血症，保持尿酸正常及利尿，以促进钙及轻链排出。

4. 新药: 硼替佐米 (万珂), $1.3mg/m^2$, 静滴, 2次/周, 连续2周, 停1周, 3周为1个疗程。

5. 年龄<65岁, 无重要脏器功能异常者, 可考虑行自体造血干细胞移植。

十七、特发性血小板减少性紫癜 (ITP)

长 期 医 嘱	临 时 医 嘱
内科护理常规	血常规、血型
二级护理	骨髓涂片检查
或 三级护理	出血时间测定
病重通知❶	血块退缩时间
普通饮食	毛细血管脆性试验
或 半流质饮食❷	抗人球蛋白试验
口腔护理❸	血小板抗体及人血小板相关补体3(PAC3)测定
泼尼松 1mg/kg po qd(晨服)❹	
奥美拉唑 20mg po bid	血小板膜糖蛋白Ⅰb、Ⅱb/Ⅲa
硫唑嘌呤 100mg po qd❺	血小板寿命测定
NS 500ml	自身抗体谱测定❻
利妥昔单抗 375mg/m² iv gtt d1❻	肝肾功能
达那唑 200mg po tid❼	肝炎病毒抗原抗体系统检查
	胸部X线摄片
	心电图
	腹部B超
	输血小板悬液(必要时)

❶ 血小板计数血小板<$20×10^9$/L者或出血症状明显者应下病重通知。

❷ 有消化道出血症状者酌情给予半流质饮食, 出血停止后逐渐恢复正常饮食。

❸ 口腔黏膜有出血点、血疱者需口腔护理。

❹ 泼尼松起始剂量$1mg/(kg \cdot d)$, 可分次服或顿服, 病情严重者可用等效地塞米松或甲泼尼龙静滴, 待好转后改口服泼尼松。

❺ 免疫抑制药治疗不宜作为首选，一般用于糖皮质激素治疗无效或效果不佳者，与激素合用可提高疗效及减少激素用量。

❻ 最近报道利妥昔单抗（CD20 单克隆抗体）用于难治性 ITP 也有较好的效果：$375mg/m^2$，每周 1 次，共 4 周。

❼ 慢性或难治性血小板减少性紫癜也可选择达那唑：$300\sim600mg/d$，分次口服。

❽ 用于排除系统性自身免疫性疾病。

注：1. 血小板 $>30\times10^9/L$，临床上无症状或仅有轻度紫癜者，可不治疗，临床观察。

2. 血小板 $<30\times10^9/L$ 或伴明显出血者，糖皮质激素是首选药物，起始剂量如上所述，待血小板升至正常或接近正常后，逐步减量，最后以 $5\sim10mg/d$ 维持治疗，持续 $2\sim3$ 周见效后，逐步减量至每日或隔日 $5\sim10mg$，维持 $3\sim6$ 个月。

3. 免疫抑制药治疗除硫唑嘌呤外，也可选择环磷酰胺、环孢素、长春新碱等。

4. 脾切除适应证：正规糖皮质激素治疗无效；糖皮质激素维持量需 $>30mg/d$；有糖皮质激素使用禁忌证等。

5. 难治性及重症血小板减少性紫癜治疗：大剂量丙种球蛋白（HD-IVIG），$0.4g/kg$，静滴，共 5 天。或大剂量甲泼尼龙：$1g/d$，静滴，共 $3\sim5$ 天。输注血小板悬液作为紧急防治出血的措施。

十八、过敏性紫癜

长 期 医 嘱	临 时 医 嘱
内科护理常规	血常规、血型
二级护理❶	骨髓涂片检查
或 三级护理	出血时间测定
普通饮食	血块退缩时间
或 半流质饮食❷	毛细血管脆性试验
盐酸异丙嗪　25mg po qn❸	肝功能
或 氯苯那敏　4mg po qn	肾功能
或 西替利嗪片　10mg po qn	尿常规及沉渣检测

续表

长 期 医 嘱	临 时 医 嘱
曲克芦丁片　2 片 po tid	心电图
维生素 C　200mg po tid❹	腹部 B 超
泼尼松　30mg po qd❺	
奥美拉唑　20mg po bid	

❶ 合并腹型、肾型紫癜者可适当提高护理等级。

❷ 有消化道症状者酌情给予半流质饮食，腹痛、腹泻停止后逐渐恢复正常饮食。

❸ 抗组胺药物可能有嗜睡等副作用，服药期间应注意。

❹ 症状较重者予静滴大剂量维生素 C，3g/d，持续 5 天。

❺ 症状较重者糖皮质激素可选用地塞米松或氢化可的松静滴，症状减轻后改口服，疗程一般不宜超过 30 天。

注：1. 过敏性紫癜按照临床表型可分为单纯性、腹型、关节型、肾型及混合型，少数患者可累及眼部、脑及脑膜血管等。

2. 过敏性紫癜为一种血管变态反应性疾病，致病因素有感染、食物、药物、花粉、尘埃、受凉、冷热刺激等，治疗上也首先应该防治感染、避免可能致敏的食物及药物等。

3. 有明显腹痛的患者可给予阿托品或山莨菪碱（654-2）等口服或肌注；关节痛者可酌情应用镇痛药物。

4. 肾型紫癜者疗程应适当延长，少数患者可转变为慢性肾炎或肾病综合征。

十九、骨髓增生异常综合征（MDS）

长 期 医 嘱	临 时 医 嘱
内科护理常规	血常规、血型
一级护理❶	网织红细胞计数
或　二级护理	骨髓穿刺
普通饮食	骨髓细胞化学染色、骨髓铁染色
维生素 B₆　50mg po tid	骨髓活检及免疫分型

续表

长 期 医 嘱	临 时 医 嘱
重组红细胞生成素　10000U H qod	体外干细胞/祖细胞培养
重组粒系集落刺激因子　　300μg 　　H qd❷	流式细胞仪检测细胞免疫表型
	染色体核型分析
司坦唑醇　2mg po tid	血清铁蛋白测定
或 十一酸睾酮（安雄）　80mg	血清叶酸、维生素 B_{12} 测定
po bid	肝功能、肾功能
或 丙酸睾酮　100mg im qod	血沉
或 达那唑　0.2g po tid	肝炎病毒抗原抗体系统检查
沙利度胺　200mg po qn❸	血液及其他体液致病菌培养＋
NS　100ml ⎫ 去铁胺　100mg ⎭ iv gtt qd❹	药物敏感试验（发热时）
	胸部 X 线摄片
	心电图
	肝脏、胆囊、胰脏、脾脏、腹腔淋 巴结 B 超检查
	输注输注浓缩红细胞（必要时）
	输注输注机采血小板（必要时）
	异基因造血干细胞移植

❶ 根据患者贫血及粒细胞、血小板减少程度及有无合并感染等情况确定护理等级。

❷ 粒细胞缺乏患者适用。

❸ 沙利度胺及其衍生物对 5q⁻ 综合征有较好疗效，其他类型 MDS 不适用。

❹ 长期输血、铁负荷过高者应给予祛铁治疗。

注：1. 英法美协作组（FAB）根据外周血、骨髓中原始细胞比例、形态学改变及单核细胞数量等，将 MDS 分五类型：难治性贫血（RA）；环形铁粒幼细胞性难治性贫血（RAS）；难治性贫血伴原始细胞增多（RAEB）；难治性贫血伴原始细胞增多转变型（RAEB-T）；慢性粒-单核细胞性白血病（CMML）。WHO 的 MDS 分型标准认为原始细胞达 20% 即为急性白血病，将 RAEB-T 归为

急性髓细胞性白血病（AML），将 CMML 归为骨髓增殖性疾病。并增加了 5q⁻ 综合征、MDS 未能分类（u-MDS）等。

2. MDS 的国际预后积分系统（IPSS）见表 5-3。

表 5-3　MDS 的国际预后积分系统

预后变量	标准	积分
骨髓原始细胞	<5%	0
	5%～10%	0.5
	11%～20%	1.5
	21%～30%	2.0
染色体核型	好［正常，-Y，del(5q)，del(20q)］	0
	中度（其余异常）	0.5
	差［复杂(≥3 个异常)或 7 号染色体异常］	1.0
血细胞减少	没有或 1 系	0
	2 系或 3 系	0.5

注：危险分组：低危，0 分；中危 1 组，0.5～1 分；中危 2 组，1.5～2 分；高危≥2.5 分。

3. 根据 IPSS 分型，对 MDS 的治疗原则也不尽相同。对低危及中危 1 组患者的治疗主要是改善生活质量，采用支持治疗、促进造血、诱导分化和生物反应调节剂等，而中危 2 组和高危组患者的治疗主要是提高存活，可采用 AML 的联合化疗方案和造血干细胞移植。

4. 异基因造血干细胞移植是目前唯一能治愈 MDS 的方法，中危 2 组、高危者，尤其是年轻、原始细胞增多和伴有预后不良染色体核型者首先应考虑移植治疗。

二十、血友病

长 期 医 嘱	临 时 医 嘱
内科护理常规	血常规、血型
一级护理❶ 或 二级护理	凝血功能测定（CT、APTT、PT、纤维蛋白原、FDP、D-二聚体）
病重通知❷	凝血活酶生成试验及纠正试验
普通饮食	凝血因子定量（FⅧ:C、FⅨ、

续表

长 期 医 嘱	临 时 医 嘱
重组人凝血因子Ⅷ　250IU iv bid❸ 　或 新鲜冰冻血浆　200ml iv gtt qd❹ 　或 冷沉淀　20U iv gtt qd❺	vWFAg 测定） FⅧ/FⅨ抑制物检测❼ 血友病基因分析
NS　50ml 去氨加压素　0.3μg/kg ｜iv qd❻	关节 X 线摄片 B 超检查（血肿部位）
氨甲环酸　0.25g po tid 　或 NS　250ml 　　氨基己酸　1g ｜iv gtt q8h	外科治疗（纠正关节强直或 畸形）❽

❶ 根据患者出血部位、程度确定护理等级。

❷ 严重出血（如呕血、颅内出血）者；血肿压迫大血管致供血部位缺血性坏死、水肿者；咽后壁、喉、颈部出血致呼吸困难等情况者需下病重通知。

❸ 剂量计算：在无 FⅧ抑制物时，每千克体重每次输注 1U 的 FⅧ制品，可使患者血液循环中 FⅧ水平提高 2%。计算公式：每次所需 FⅧ制品的单位（U）＝患者体重（kg）×（欲达 FⅧ止血水平%－实测患者 FⅧ水平%）×0.5。血友病 B 的替代补充治疗参照血友病 A。

❹ 新鲜冰冻血浆含所有凝血因子，计算时按照每毫升新鲜血浆含 FⅧ或 FⅨ 1IU 计算。

❺ 冷沉淀物主要含 FⅧ：C、ⅩⅢ、vWF 及纤维蛋白原等，但 FⅧ浓度较血浆高 5～10 倍。

❻ 适用于轻型血友病 A 及其携带者出血，对血友病 B 患者出血无效。老年人慎用，2 岁以下幼儿禁用。

❼ 对临床上反复应用血制品病史且对血制品治疗无效的患者需高度怀疑出现 FⅧ/FⅨ抑制物。

❽ 目前推荐的手术方法是放射性核素关节滑膜切除术。

注：1. 血友病 A/B 是一组性联隐性遗传性出血病，其缺陷基因位于 X 染色体，由女性（母亲）携带，遗传给男性（儿子）发病。故诊断时，必须进行家系调查，约 2/3 患者有阳性家族史。

2. 血友病 A/B 的临床分型（表 5-4）

表 5-4　血友病 A/B 的临床分型

分型	FⅧ:C/FⅨ水平/(%或 IU/ml)	出血严重程度
重型	<1%(<0.01)	自发性反复出血,见于关节、肌肉、内脏、皮肤黏膜等
中型	1%～5%(0.01～0.05)	有自发性出血,多在创伤、手术后有严重出血
轻型	5%～25%(0.05～0.25)	无自发性出血,创伤、手术后出血明显
亚临床型	25%～45%(0.25～0.45)	常在创伤、手术后有异常出血

3. 替代治疗是目前唯一有效的治疗血友病患者出血的方法,越早开始治疗越好,最好在症状出现 2h 以内;治疗越早,患者痛苦越小,凝血因子制品所需剂量越少,花费越低。

4. FⅧ:C 及 FⅨ 的半衰期分别为 8～12h 及 18～30h,故补充 FⅧ 需连续静脉滴注或每天 2 次;FⅨ 每天 1 次即可。

5. 血友病的预防性治疗尤为重要,因出血多与损伤有关,预防损伤是防止出血的重要措施之一。血友病患者应避免剧烈或易致损伤的活动、运动及工作,减少出血危险。重型患者可定期预防性输注凝血因子制品,使凝血因子水平长期维持在 1% 以上,以防治或减少出血的发生。

二十一、真性红细胞增多症

长　期　医　嘱	临　时　医　嘱
内科护理常规	血常规、血型
二级护理	骨髓细胞形态学检查
或 三级护理	骨髓活检术
普通饮食	中性粒细胞碱性磷酸酶活力测定
羟基脲　0.5g po tid[1]	染色体核型分析
干扰素 IFNα-2b　300 万 U H qod[2]	肝肾功能及血尿酸
阿司匹林　100mg po qd	血沉
	动脉血氧饱和度测定

续表

长 期 医 嘱	临 时 医 嘱
	全血黏滞度
	血清铁测定
	血清铁蛋白测定
	JAK2 基因突变检查[3]
	腹部 B 超
	静脉放血[4]

　　[1] 用药期间需监测血象，在白细胞降至（10～20）×10⁹/L 时即应该减量或停药。可长期间歇应用，以保持红细胞在正常水平。

　　[2] 干扰素用量范围为 300 万～500 万 U/次，每周 2 次至隔日 1 次。

　　[3] 检测 JAK2 基因突变目前已列入真性红细胞增多症的主要诊断标准。

　　[4] 静脉放血的频率根据患者红细胞、血红蛋白升高水平而定，直至红细胞计数在 $6.0×10^{12}$/L 以下。每次放血量可达 300～500ml。老年及伴有心血管疾病者放血应慎重，每次不应超过 200～300ml。使用血细胞分离机可减除红细胞。长期放血后易致缺铁和低蛋白血症，应适当补充铁剂和将血浆输还给患者。

　　注：1. 诊断真性红细胞增多症的患者需首先排除继发性红细胞增多症，如慢性缺氧状态、大量吸烟、分泌 EPO 增多的疾病（如肾囊肿、肾盂积水）等；另外，需排除相对性红细胞增多症，如脱水、烧伤等。

　　2. 出现高尿酸血症时，须多饮水，给予别嘌醇。痛风性关节炎可用秋水仙碱治疗。

二十二、弥散性血管内凝血（DIC）

长 期 医 嘱	临 时 医 嘱
内科护理常规	血常规、血型
一级护理	血涂片观察红细胞形态
半流饮食	凝血酶原时间

续表

长 期 医 嘱	临 时 医 嘱
病重通知❶ 　或 病危通知	部分凝血活酶时间（APTT）
	纤维蛋白原测定
测血压、呼吸、脉搏　q4h	鱼精蛋白副凝试验（3P 试验）
低分子肝素　5000IU H qd❷	纤维蛋白降解产物测定（FDP）
5%GS　100ml 复方丹参注射液　20ml ｜ iv gtt bid	血浆 D-二聚体测定
	凝血时间
右旋糖酐-40　500ml iv gtt qd	纤溶酶原测定
	FⅧ:C、vWFAg 测定
	血浆凝血酶-抗凝血酶复合物测定
	输注机采血小板（必要时）❸
	输注新鲜冰冻血浆（必要时）❹

❶ 有严重出血、休克及脏器功能衰竭表型者下病重或病危通知。

❷ 低分子肝素常用剂量为 75～150 IU/kg，1 次或分 2 次皮下注射。肝素宜在 DIC 早期应用，剂量视 DIC 临床类型及病期而定。剂量宜个体化，使 APTT 延长 1.5～2 倍。近年来趋于小剂量化。若肝素过量，立即停用肝素，并用鱼精蛋白对抗，两者比例 1∶1。活动性肺结核、溃疡病出血、脑出血、术后、大创面未愈者、DIC 后期禁用肝素。

❸ 血小板低于 20×10^9/L，疑有颅内出血或其他危及生命的出血者，需输注新鲜机采血小板。

❹ 多次血浆输注时需肝素化。

注：1. DIC 是在多种疾病基础上，凝血及纤溶系统被激活，导致全身微血栓形成，凝血因子大量消耗并继发纤溶亢进，引起全身出血及微循环衰竭的临床综合征。因此治疗基础疾病是治疗 DIC 的基础，如控制感染、治疗肿瘤，纠正缺氧、缺血及酸中毒等。只有在基础疾病得到有效控制的情况下，才可能取得较好的治疗效果。

2. DIC 后期继发纤维蛋白溶解亢进时可用纤维蛋白溶酶抑制药，如氨基己酸、氨甲苯酸或氨甲环酸。

第六章 内分泌系统疾病和代谢疾病

一、下丘脑综合征

长 期 医 嘱	临 时 医 嘱
内科护理常规	血常规、尿常规、粪常规
二级护理	全套血生化检查
低盐、低脂、高优质蛋白、	血气分析
高维生素饮食	心电图
记24h出入量	胸部正侧位片
测血压　bid	血皮质醇、ACTH 昼夜节律×2 次[1]
	24h 尿 17-羟孕酮(17-OH)、17-酮类固醇 (17-KS)、游离皮质醇测定×2 次
	FT_3、FT_4、sTSH、rT_3、TSH 受体抗体 (TRAb)、甲状腺过氧化物酶抗体(TPOAb)
	促卵泡激素(FSH)、黄体生成素(LH)、雌二醇(E_2)、孕酮(P)、睾酮(T)[2]
	血泌乳素(PRL)测定×3 次
	血生长激素(GH)测定×3 次
	促皮质释放激素(CRH)兴奋试验[3]
	促甲状腺释放激素(TRH)兴奋试验[4]
	垂体 CT 或 MRI 检查
	肾上腺 CT 或 MRI 检查
	肾上腺 B 超或彩超
	甲状腺彩超或 B 超
	眼科会诊(视力、视野、眼底检查)[5]
	头颅 X 线平片或分层摄片
	脑血管造影
	外科会诊手术治疗

❶ 8am、4pm、12pm 为主，抽血后用塑料试管，4℃条件，尽快送实验室。下丘脑-垂体疾病引起该轴功能紊乱时，血皮质醇与ACTH 往往同步升高或降低，正常节律消失。

❷ 检查时间：男性及无女性月经者，任意时间；女性月经不规则者，经期、干净后第 3 天、估计下次月经来潮前 1～2 周；月经规则者，月经干净第 3 天、下次经前 2 周、下次经前 2 天。

❸ CRH 兴奋试验用于部分性或完全性下丘脑性和垂体性功能减退的病因鉴别，并用以评价手术或放射后功能恢复或破坏程度。方法：给予超生理剂量牛 CRH，以刺激垂体分泌 ACTH。若垂体功能缺陷，ACTH 分泌反应低下或缺如。

❹ TRH 兴奋试验。静脉注射 TRH，在注射前后分段时间检测TSH 水平。可用于甲状腺功能减退症（甲减）的诊断和鉴别；反映垂体 TSH 的储备功能，垂体瘤、肢端肥大症、席汉综合征引起TSH 分泌不足，TRH 兴奋试验反应差；垂体催乳素受 TRH 兴奋后则分泌增多。该试验受雌激素、茶碱、抗甲状腺药物、皮质醇、甲状腺制剂以及左旋多巴的影响，应于试验前停药 1 个月。

❺ 病变侵犯视神经、视交叉可以产生不同程度的视力减退、视野缺损和眼底改变。

注：1. 下丘脑综合征　系由多种病因累及下丘脑所致的疾病，主要临床表现有内分泌代谢功能失调，自主神经功能紊乱，以及睡眠、体温调节和性功能障碍，尿崩症，多食肥胖或厌食消瘦，精神失常，癫痫等症候群。

2. 治疗原则　除对症、支持治疗及药物治疗外，还有放疗、手术。放射治疗：适用于病变体积不大、无视力及视野障碍、颅内压不高者。a. 深部 X 线照射，3500～4500Rad，30～50 天。b. ^{60}Co 照射，4500Rad 左右，30～40 天。c. 放射性同位素钇 90 或金 198 经蝶鞍植入者 4000～4500Rad，30～40 天。

3. 手术治疗　适用于视力障碍，可能发生失明、头痛剧烈及颅内压升高者。

4. 内分泌药物治疗　针对不同的病因，予以激素替代或抑制治疗以纠正内分泌功能的紊乱。

5. 对症治疗　如发热者物理降温或使用地西泮、盐酸氯丙嗪、苯巴比妥等治疗。

二、空泡蝶鞍综合征

长　期　医　嘱	临　时　医　嘱
内科护理常规	血常规、尿常规、粪常规
二级护理	全套血生化检查
低盐、低脂、高优质蛋白、高 维生素饮食	血气分析
	心电图
记 24h 出入量	胸部正侧位片
测血压　　bid	血皮质醇、ACTH 昼夜节律×2 次[2]
溴隐亭　1.25mg po qd[1]	24h 尿 17-OH、17-KS、游离皮质醇
赛庚啶　6mg po tid 或 qid	测定×2 次
生长抑素衍化物(SMS201-995) 50～100μg po qd	FT_3、FT_4、sTSH、rT_3、TRAb、TPOAb
	FSH、LH、E_2、P、T[3]
	血催乳素(PRL)测定×3 次
	血生长激素(GH)测定×3 次
	CRH 兴奋试验
	TRH 兴奋试验
	黄体生成素释放激素(LHRH)兴奋 试验
	头颅 X 线平片或分层摄片
	垂体 CT 或 MRI 检查[4]
	眼科会诊(视力、视野、眼底检查)[5]
	脑血管造影(必要时)
	外科会诊手术治疗

❶ 药物治疗用于伴有内分泌功能低下者。溴隐亭 1.25mg/d 开始，渐增至 7.5mg/d，肢端肥大症可用至 7.5～60mg/d（妊娠时宜停药）。

❷、❸ 参见"下丘脑综合征"。

❹ 垂体 CT 检查可显示扩大的垂体窝，窝内垂体萎缩，充满低密度的脑脊液。垂体 MRI 示垂体组织受压变扁，紧贴于鞍底，鞍

内充满水样信号的物质，垂体柄居中，鞍底明显下陷。

❺ 病变侵犯视神经、视交叉可以产生不同程度的视力减退、视野缺损和眼底改变。

注：1. 空泡蝶鞍综合征是因鞍隔缺损或垂体萎缩，蛛网膜下隙在脑脊液压力冲击下突入鞍内，致蝶鞍扩大，垂体受压而产生的一系列临床表现。可分两类：发生在鞍内或鞍旁手术或放射治疗引起而无明显病因可寻者为"原发性空泡蝶鞍综合征"。

2. 治疗原则和手术治疗参见"下丘脑综合征"。

3. 药物治疗：对少数伴有内分泌功能低下者，可酌情予以替代治疗。如上述药物。

三、垂体瘤

长 期 医 嘱	临 时 医 嘱
内科护理常规	全套血生化检查
二级护理	血气分析
低盐、低脂、高优质蛋白、高 维生素饮食	心电图
	胸部正侧位片
记 24h 出入量	血皮质醇、ACTH(0am、8am)❷
测血压　bid	24h 尿 17-OH、17-KS、游离皮质醇
溴隐亭　1.25mg po qd❶	测定
赛庚啶　6mg po tid 或 qid	甲状腺功能(FT$_3$、FT$_4$、TSH)检查
	FSH、LH、E$_2$、P、T❸
	血 PRL、GH 测定×3 次
	CRH 兴奋试验
	TRH 兴奋试验
	LHRH 兴奋试验
	胰岛素低血糖试验
	垂体 CT 或 MRI 检查
	肾上腺 B 超
	甲状腺彩超或 B 超
	眼科会诊(视力、视野、眼底检查)❹

续表

长 期 医 嘱	临 时 医 嘱
	头颅X线平片或分层摄片
	脑血管造影（必要时）
	外科会诊手术治疗

❶、❷、❸、❹ 参见"空泡蝶鞍综合征"。

注：1. 垂体瘤是一组从腺垂体和垂体后叶及颅咽管上皮残余细胞发生的肿瘤。临床上有明显症状者约占颅内肿瘤的10%。在常规连续尸检中可见20%～25%的亚临床垂体微腺瘤。

2. 治疗原则和手术治疗参见"下丘脑综合征"。

3. 伴有垂体功能减退者，应给予激素替代治疗（见成年人腺垂体功能减退症）。

四、高泌乳素血症和泌乳素瘤

长 期 医 嘱	临 时 医 嘱
内科护理常规	全套血生化检查
二级护理	心电图
低盐、低脂、高优质蛋白、高维生素饮食	胸部正侧位片
	血皮质醇、ACTH昼夜节律×2次❷
记24h出入量	24h尿17-OH、17-KS、游离皮质醇测定×2次
测血压　bid	
溴隐亭　1.25mg po qd❶	FT_3、FT_4、sTSH、rT_3、TRAb、TPOAb
赛庚啶　6mg po tid或qid	FSH、LH、E_2、P、T❸
	血PRL测定×3次❹
	血GH测定×3次
	CRH兴奋试验
	TRH兴奋试验
	LHRH兴奋试验
	垂体CT或MRI检查
	肾上腺CT或MRI检查

续表

长 期 医 嘱	临 时 医 嘱
	肾上腺 B 超
	甲状腺彩超或 B 超
	视力、视野、眼底检查及双侧眼底照相
	头颅 X 线平片或分层摄片
	外科会诊手术治疗

❶、❷、❸ 参见"空泡蝶鞍综合征"。

❹ 正常人泌乳素浓度为女性 $1\sim25\mu g/L$，男性 $1\sim20\mu g/L$。由药物引起的通常$<50\mu g/L$，如 PRL$>100\mu g/L$ 垂体瘤可能性大；如$>200\mu g/L$ 则有助于垂体泌乳素瘤的诊断。

注：1. 治疗以病因为主。如药物引起的应立即停药，甲状腺功能减退者则补充甲状腺激素；垂体瘤者手术治疗并辅以放疗和溴隐亭治疗；无垂体瘤的高泌乳素血症者可用雌激素及黄体酮周期治疗，或溴隐亭治疗；异源性 PRL 分泌者应尽量切除肿瘤组织，再辅以放疗或化疗。

2. 放射治疗参见"下丘脑综合征"。

3. 手术治疗适用于垂体瘤和异源性 PRL 分泌者。

五、巨人症和肢端肥大症

长 期 医 嘱	临 时 医 嘱
内科护理常规	全套血生化检查
三级护理	心电图
低盐、高优质蛋白、高维生素饮食	胸部正侧位片
	全腹 B 超
测血压　bid	血 PRL、GH×3 次❹
溴隐亭　1.25mg po qd❶	血清胰岛素生长因子(IGF-1)❺
赛庚啶　6mg po tid 或 qid❷	葡萄糖抑制试验
生长抑素衍化物(SMS201-995)	TRH 兴奋试验
50μg H bid❸	LHRH 兴奋试验

续表

长 期 医 嘱	临 时 医 嘱
	胰岛素低血糖试验
	垂体 CT 或 MRI
	蝶鞍 X 线平片或分层摄片
	颅骨、长骨、脊椎 X 线片
	骨龄测定
	骨密度测定
	眼科会诊(视力、视野、眼底检查)❻
	请外科会诊手术治疗

❶ 溴隐亭能刺激正常人分泌生长激素，但能抑制肢端肥大症患者分泌生长激素及泌乳素。应从小剂量开始。妊娠时宜停药。

❷ 赛庚啶为 5-羟色胺受体拮抗药，可降低生长激素水平，但长期疗效未明。

❸ 生长抑素衍化物（SMS201-995）是生长抑素的八肽类似物，治疗肢端肥大症有显著疗效。剂量为 $50\mu g$ 开始，皮下注射，每 12h 1 次，渐增至 $100\mu g$，每天 2～3 次。副作用为注射部位疼痛和胃肠道症状，如恶心、腹痛、腹胀、腹泻等。

❹ 血浆生长激素（GH）分泌有波动，应在安静、活动与睡眠后采血观察。一般均＞20ng/ml。

❺ 诊断价值比 GH 高。

❻ 病变侵犯视神经、视交叉可以产生不同程度的视力减退、视野缺损和眼底改变。

注：1. 巨人症和肢端肥大症系垂体生长激素细胞腺瘤或增生，分泌生长激素过多，引起软组织、骨骼及内脏的增生肥大及内分泌-代谢紊乱。临床上以面貌粗陋、手足厚大、皮肤粗厚、头痛眩晕、蝶鞍增大、显著乏力等为特征。发病在青春期前，骺部未闭合者为巨人症；发病在青春期后，骺部已闭合者为肢端肥大症。巨人症患者有时在骨骺闭合后继续受生长激素过度刺激可发展为肢端肥大性巨人症。若垂体未见病变者，应寻找垂体外的病因。

2. 治疗原则和手术治疗参见"下丘脑综合征"。

3. 药物治疗用于术后、放疗后的辅助治疗，如上所述。

4. 对于有合并垂体前叶功能减退者，需用相应的激素替代。

5. 预防和治疗感染。

六、垂体性侏儒症

长 期 医 嘱	临 时 医 嘱
内科护理常规	血常规、尿常规、粪常规
三级护理	全套血生化检查
高优质蛋白、高维生素饮食	心电图
测血压　bid	胸部正侧位片
人生长激素　0.1U/kg　H（睡前）3 次/周❶	全腹 B 超
	血 PRL 测定×3 次
苯丙酸诺龙　0.25～0.5mg/kg　im qw×1 周❷	血 GH 测定×3 次
	血清胰岛素生长因子（IGF-1）
绒毛膜促性腺激素　1000～1500U im qod❸	生理激发试验❺
	胰岛素低血糖试验 　或 精氨酸激发试验 　或 左旋多巴激发试验❻
左旋甲状腺素片　50～150μg　po qd❹	
	人生长激素释放激素（GHRH）激发试验❼
	垂体 CT 或 MRI 检查
	蝶鞍 X 线平片或分层摄片
	颅骨、长骨、脊椎 X 线片
	骨密度、骨龄测定
	眼科会诊（视力、视野、眼底检查）
	染色体检查
	妇科会诊（女性）
	泌尿外科会诊（男性）

❶ 持续应用生长激素 6～9 个月，早期用药疗效好。生长激素每周 0.5～0.7IU/kg，睡前皮下注射，先建议连续给药，连续给药比每周注射 2～3 次的疗效高 25%；如果 6 个月内生长速度达不到

5cm，则剂量加倍。

❷ 不宜过早使用雄性激素，建议诊断明确者于 12 岁后开始使用，主要用于生长激素疗效不明显或无条件使用者。推荐使用苯丙酸诺龙，每周 1 次，剂量 0.25～0.5mg/kg，疗程 1 年左右，女性适当减少。总疗程 1 年。

❸ 一般认为接近发育年龄开始应用绒毛膜促性腺激素（HCG）较好，剂量每为 500～1500U，im，隔天 1 次，总量以 10000～20000U 为 1 个疗程。可反复应用 6 个月至 1 年以上，对性腺及第二性征的发育有刺激作用。对男性疗效较好；女性至发育年龄后用 HCG 无效者才开始用雌激素及黄体酮治疗。

❹ 甲状腺激素有一定促进骨骼发育作用，一般可以小剂量应用左旋甲状腺素或甲状腺素片。

❺ 可以使用睡眠、饥饿和运动等方法。

❻ 激发试验（如胰岛素低血糖试验、精氨酸激发试验、左旋多巴激发试验），经兴奋后生长激素 5～10μg/L 为正常反应。若<5μg/L 为反应低下，垂体性侏儒症患者一般均反应低下。少数可正常或升高。

❼ 人生长激素释放激素（GHRH）激发试验也是激发试验的一种。剂量 1～10μg/kg，静脉注射，以区别下丘脑性或垂体性侏儒。

注：1. 生长激素缺乏性侏儒症又称垂体性侏儒症，是指青春期以前生长激素（GH）缺乏、GH 结构异常，或 GH 受体不敏感导致儿童期线形生长停滞，成年后身高明显矮小，通常不超过 130cm。但需排除其他疾病所引起的侏儒及发育障碍。

2. 必须检查确诊后才能进行用药。另外，需保证供应微量元素。

七、成年人腺垂体功能减退症

长 期 医 嘱	临 时 医 嘱
内科护理常规	全套血生化检查
三级护理	血气分析
高盐、高优质蛋白、高维生素饮食	心电图
记 24h 出入量	胸部正侧位片
测血压　bid	全腹 B 超

续表

长 期 医 嘱	临 时 医 嘱
可的松　25mg po 8am❶	血皮质醇、ACTH（0am、8am、
可的松　12.5mg po 4pm	4pm）
L-甲状腺素 25μg po qd❷	24h 尿游离皮质醇测定×2 次
己烯雌酚　0.5～1mg PC po×20d❸	T_3、T_4、sTSH、FT_3、FT_4、rT_3
或 黄体酮　10mg im qd×5d	TRAb、TPOAb
苯丙酸诺龙　25mg im qw❹	FSH、LH、E_2、P、T
	血 PRL、GH×3 次
	CRH 兴奋试验
	TRH 兴奋试验
	LHRH 兴奋试验
	精氨酸试验
	胰岛素低血糖试验
	甲氧氯普胺（胃复安）试验
	左旋多巴试验
	垂体 CT 或 MRI 检查
	肾上腺 CT 或 MRI 检查
	肾上腺 B 超
	甲状腺彩超或 B 超
	眼科会诊（视力、视野、眼底检查）
	头颅 X 线平片或分层摄片
	脑血管造影（必要时）

❶ 肾上腺激素替代治疗：以醋酸可的松为首选，剂量个体化，12.5～37.5mg/d，泼尼松次之，5～7.5mg/d，如有应激状态，适当加量，一般不需要补充盐皮质激素，因为醛固酮不是 ACTH 依赖型激素。

❷ 甲状腺激素替代治疗：从小剂量甲状腺片开始，10～20mg/d，逐渐增至 60～120mg/d，另外，L-甲状腺素从 25μg 开始，增至 100～150μg，监测甲状腺功能并调节剂量。

❸ 用于女性患者，为人工周期激素替代疗法。

❹ 用于男性患者。

注：1. 一般治疗：宜进高热量、高蛋白与维生素膳食，注意生活制度，尽量预防感染、过度劳累与激动。

2. 病因治疗：如因肿瘤引起者，采取放射治疗及手术疗法；由感染引起者，给予有效抗感染治疗，其他视病因而定。

3. 慎用镇静药、胰岛素等。

八、垂体危象

长 期 医 嘱	临 时 医 嘱
内科护理常规	血常规
一级护理	全套血生化检查
病重通知 　或 病危通知	血气分析
	血 PRL、GH×3 次
鼻饲饮食	血 FSH、LH、E_2、P、T
心电、血压、氧饱和度监测	血皮质醇、ACTH（0am、8am、
吸氧	4pm）
5%GNS　500ml ⎫ 氢化可的松　300mg ⎬ iv gtt qd	50%GS　40～60ml iv st！
5%GNS　1000ml iv gtt（20～30滴/秒）	

注：1. 垂体危象常见于继发性肾上腺皮质功能减退者，多由各种应激，如感染、呕吐、腹泻、受寒、中暑、手术、创伤；使用胰岛素、麻醉剂、镇静药等诱发。分为低血糖昏迷型（血糖低于 2.8mmol/L以下）、低体温型（30℃以下）、感染性昏迷、水中毒昏迷等。

2. 处理

（1）迅速静脉注射 50% 葡萄糖 40～60ml，继以静脉滴注 10% 葡萄糖氯化钠液 20～40 滴/min，以抢救低血糖及失水等。

（2）静脉注射或肌内注射氢化可的松 300mg/d 或地塞米松。

（3）低温者，保温热水浴疗法，给予兴奋药对症处理。

（4）水中毒者，口服泼尼松 10～25mg，每 6h 1 次，氢化可的松 50～200mg 或地塞米松 1～5mg 加入 50% 葡萄糖 40ml，缓慢静脉注射。

(5) 选择抗生素控制感染。

3. 慎用镇静药、胰岛素等。

九、尿崩症

长 期 医 嘱	临 时 医 嘱
内科护理常规	血常规、尿常规、粪常规
三级护理	血生化全套检查
高优质蛋白、高维生素饮食	心电图
记 24h 出入量	全腹 B 超
测血压 bid	血浆、尿渗透压测定
加压素水剂 5～10U im q4～6h❶	血、24h 尿同步电解质测定
或 DDAVP 10～20μg bid 鼻腔吸入❷	禁水-加压素试验❹
或 DDAVP 1～4μg im qd/bid	垂体 CT 或 MRI 检查
或 弥凝 0.1～0.4mg po q8h❸	眼科会诊（视力、视野、眼
或 去氨加压素 0.1mg im bid～tid	底检查）

❶ 根据尿量调整剂量，作用时间短，适用于一般尿崩症。

❷ 为目前治疗尿崩症的首选药物。

❸ 弥凝是鞣酸加压素注射液（DDAVP）的口服剂型，但价格较贵，安全性好。

❹ 禁水-加压素试验：禁水 8h 左右，在禁水前、禁水期间每 1h 检测体重、血压、尿量、尿比重、尿渗透压。当患者排尿增多，体重下降 3%～5% 或血压明显下降时应立即停止试验，然后让患者饮水。禁水一定时间，当渗透压达到高峰，连续两次尿渗透压之差 $<30\text{mOsm}/(\text{kg} \cdot \text{H}_2\text{O})$，且继续禁水尿渗透压不再增加时，查血浆渗透压，然后皮下注射加压素 5U，注射后 1h 和 2h 测尿渗透压。比较禁水后与使用血管加压素后的尿渗透压是确定尿崩症及鉴别血管加压素缺乏与其他原因所致多尿的一种简单可行的方法。结果分析：正常人禁水后体重、血压、尿量、尿比重、血渗透压变化不大 $[<295\text{mOsm}/(\text{kg} \cdot \text{H}_2\text{O})]$，尿渗透压可大于 $800\text{mOsm}/(\text{kg} \cdot \text{H}_2\text{O})$。注射加压素后，尿渗透压升高不超过 9%，尿崩症患者在禁水后体

重下降>3%，严重者可有血压下降，尿渗透压低于血渗透压。部分患者禁水后尿比重轻度上升，可达 1.015，但应小于 1.020，尿渗透压可稍超过血渗透压，但常<600mOsm/(kg·H_2O)，仍低于正常人。

注：1. 尿崩症是指血管加压素（又称抗利尿激素）分泌不足（又称中枢性或垂体性尿崩症），或肾脏对血管加压素反应缺陷（又称肾性尿崩症）而引起的一组症候群，其特点是多尿、烦渴、低比重尿和低渗尿。

2. 应用其他抗利尿药物，如噻嗪类利尿药（DHCT）、卡马西平、氯磺丙脲等。

3. 若为继发性尿崩症，应尽量治疗其原发病。

十、抗利尿激素分泌不当症

长 期 医 嘱	临 时 医 嘱
内科护理常规	血常规、尿常规、粪常规
二级护理	全套血生化检查
高优质蛋白、高维生素、高盐饮食	血气分析
限制水摄入❶	心电图
记 24h 出入量	胸部正侧位片
测血压 bid	全腹 B 超
呋塞米 20mg po tid～qid	尿、血浆渗透压测定❷
20%甘露醇 250ml iv gtt q4～6h	血、24h 尿同步电解质测定❸
	水负荷 ADH 抑制试验❹

❶ 严格限制水的摄入是十分重要的。轻度患者严格限水，每天给水 800～1000ml 即可消除症状。

❷ 渗透压：血浆渗透压随血钠浓度下降而降低 [<270mOsm/(kg·H_2O)]，而尿液呈高渗状态。

❸ 低钠血症和尿钠排泄增多（>30mmol/L）。

❹ 水负荷 ADH 抑制试验：本试验有一定的危险，只适用于血钠>125mmol/L 而无明显症状者。方法：于短时间内大量饮水（半小时内按 20ml/kg 体重饮水），正常人因 ADH 释放减少，应大量

排尿，于 5h 内可有饮水量的 80% 排出，尿渗透压低于 270mOsm/(kg·H_2O)。该病患者排尿量低于饮水量的 40%，且尿渗透压＞血浆渗透压）。

注：1. 抗利尿激素分泌不当症系指体内抗利尿激素（ADH）分泌异常增多或其活性作用超常，并不受血容量所制约，从而导致水潴留、尿排钠增多以及稀释性低钠血症等。治疗上首先应该针对原发疾病或用药不当予以对症治疗。

2. 纠正水负荷过多和低钠血症

（1）限制水摄入，每天给水 800～1000ml。

（2）对已经有水中毒者，可以使用呋塞米（速尿），并静脉或口服补充钠盐。

（3）20% 甘露醇 250ml，每 4～6h 1 次。

3. ADH 分泌抑制或活性拮抗药的应用。如：地美环素 600～1200mg/d，分 3 次口服，用于肿瘤等异源性 ADH 分泌，1～2 周内可缓解低钠血症，但有肾毒性且疗效不持久；氟氢可的松 0.1～0.2mg，每天 3 次。但有滞钠作用，可配合呋塞米静滴治疗。

十一、艾迪生病

长 期 医 嘱	临 时 医 嘱
内科护理常规	血常规、尿常规、粪常规
二级护理	全套血生化检查
高盐、少钾、高优质蛋白饮食❶	血气分析
测血压 bid	心电图
可的松（皮质素）❷　25mg po（8am）	胸部正侧位片
12.5mg po（2pm）	全腹 B 超
或 泼尼松（强的松）5mg po（8am）	血皮质醇、ACTH 昼夜节律×2 次❸
2.5mg po（2pm）	
或 氢化可的松（皮质醇）20mg po（8am）	24h 尿 17-OH、17-KS、游离皮质醇测定×2 次
10mg po（2pm）	
11-去氧皮质酮　1～5mg im qd（每周增加 0.5～1mg）	血、尿醛固酮
	ACTH 兴奋试验❹

续表

长 期 医 嘱	临 时 医 嘱
	TRAb、TPOAb
	FSH、LH、E_2、P、T
	垂体 CT 或 MRI 检查
	肾上腺 CT 或 MRI 检查
	肾上腺 B 超
	^{131}I 化胆固醇肾上腺扫描

❶ 高盐、少钾、高优质蛋白饮食：本病有代谢紊乱，表现为低钠、高钾等，故每天至少摄入 8～10g 食盐。

❷ 肾上腺皮质激素补充治疗：多数患者在服用生理剂量的激素和摄盐后可控制病情。一般可的松：早上 8 点口服 25mg，下午 2 点左右 12.5mg；氢化可的松：早上 8 点口服 20mg，下午 2 点左右 10mg；泼尼松：早上 8 点口服 5mg，下午 2 点左右 2.5mg；给药以餐后为宜，以避免胃肠刺激。本组药物对水盐调节作用较小，临床应用以前 2 种为主，在人体内需要经过肝脏代谢才能起作用，有肝功能不全时要注意。临床上应该以临床症状为判断指标，不是根据血中皮质醇浓度。

❸ 原发者血浆 ACTH 明显增高，继发者明显降低，接近于零。

❹ ACTH 兴奋试验，即 ACTH 刺激肾上腺素皮质分泌激素，可反映皮质储备功能。静脉或肌注 α_1-24 ACTH 0.25mg，于注射前、注射后 30min、60min 抽血测血浆皮质醇和醛固酮。

注：1. 艾迪生病　又称慢性肾上腺皮质功能减退症，是由于双侧肾上腺因自身免疫、结核等严重感染或肿瘤等导致严重破坏，或双侧大部分或全部切除所致，也可继发于下丘脑分泌 CRH 及垂体分泌 ACTH 不足所致。本症临床上呈衰弱无力、体重减轻、色素沉着、血压下降等综合征。

2. 治疗原则　纠正本病中的代谢紊乱，避免过度劳累，饮食富含糖类、蛋白质及维生素，多钠盐少钾盐。

3. 病因治疗　对症处理结核病、垂体瘤、席汉综合征等。

4. 避免应激，预防危象。

十二、库欣综合征（皮质醇增多症）

长期医嘱	临时医嘱
内科护理常规	血常规、尿常规、粪常规
三级护理	全套血生化检查
低盐、低脂、高优质蛋白、高维生素饮食	血气分析
	心电图
记 24h 出入量	胸部正侧位片
测血压　bid	全腹 B 超
美替拉酮（SU 4885）　1～2g po tid❶	血皮质醇、ACTH 昼夜节律×2 次❸
	24h 尿 17-OH、17-KS、游离皮质醇测定×2 次
或 酮康唑　200mg po tid❷	小剂量（2mg）地塞米松抑制试验❹
或 米托坦　2～6g/d po 分次（持续 1 个月）	大剂量（8mg）地塞米松抑制试验❺
或 氨鲁米特　0.75～1.0g/d po 分次	血、尿醛固酮
	血、尿同步电解质❻
或 赛庚啶　8～20mg/d po 分次	TRAb、TPOAb
	FSH、LH、E_2、P、T
	CRH 兴奋试验❼
	垂体 CT 或 MRI 检查
	肾上腺 CT 或 MRI 检查❽
	请外科会诊手术治疗

　❶ 美替拉酮（SU 4885）抑制肾上腺皮质激素生物合成中所需的 11-β 羟化酶，从而抑制皮质醇、皮质酮的合成。

　❷ 酮康唑能通过抑制肾上腺细胞色素 P450 所依赖的线粒体酶，阻断类固醇的合成。每天 600mg，分 3 次口服，注意肝功能变化。

　❸ 8am、4pm、12pm 为主，抽血后用塑料试管，4℃条件，尽快送实验室。ACTH 在库欣综合征或异位 ACTH 综合征者升高，在腺瘤或腺癌者下降。

　❹ 小剂量地塞米松抑制试验（2mg）：24h 尿 17-OH（或 UFC）

不能被抑制 50％以上者，皮质醇增多症成立。

❺ 大剂量地塞米松抑制试验（8mg）：24h 尿 17-OH（或 UFC）可被抑制 50％以上，库欣综合征符合率为 80％；肾上腺腺瘤或腺癌者一般被抑制在 50％以下。

❻ 血钾低于 3.5mmol/L，同时尿钾仍旧在 25mmol/(L·24h) 以上；或血钾低于 3.0mmol/L，同时尿钾仍旧在 20mmol/(L·24h) 以上，提示尿路失钾，注意排除肾上腺癌或异源性 ACTH 综合征。

❼ 库欣综合征正常反应或过度反应，肾上腺腺瘤或腺癌或异位 ACTH 综合征者则不受兴奋。

❽ 单侧肾上腺大者可能为肾上腺腺瘤或腺癌，双侧大者可能为库欣综合征或异位 ACTH 综合征。

注：1. 皮质醇增多症是肾上腺皮质疾病中最常见的一种，系由多种原因引起肾上腺皮质分泌过多糖皮质激素（主要是皮质醇）所致。主要临床表现有满月脸、多血质、向心性肥胖、紫纹、痤疮、糖尿病倾向、高血压、骨质疏松等。

2. 治疗原则　首先是病因治疗。

（1）库欣综合征　可经蝶窦切除垂体微腺瘤或开颅切除垂体大腺瘤，后者在术后辅以垂体放疗；未发现垂体腺瘤者可行肾上腺一侧全切加另侧大部切除加垂体放疗；对于轻症患者也可单用垂体放疗，必要时可辅以溴隐停、赛庚啶及丙戊酸钠等影响神经递质的药物。

（2）肾上腺皮质腺瘤　手术切除腺瘤，可的松替代或 ACTH 的应用，前者 25.0～37.5mg/d，后者 60～80U/d，2 周后每数日减量 10U。一般患者 3 个月至 1 年逐渐停药。

（3）肾上腺皮质腺癌　手术加放疗或药物化疗（米托坦）。

（4）不依赖 ACTH 的双侧肾上腺增生　双侧肾上腺全切加替代治疗。

（5）异位 ACTH 综合征　手术、放疗或化疗等治疗原发病，如肿瘤等。如皮质醇增多症不能缓解者可用阻断肾上腺皮质激素合成的药物。

3. 药物治疗　几乎无特效。尽管有报道赛庚啶、溴隐亭有抑制 ACTH 分泌的作用，但效果不理想。轻症者可使用。

4. 肾上腺瘤或增生的手术前后处理

（1）术前 24h 及 2h 各肌注醋酸可的松 100mg。

（2）术前氢化可的松 100～200mg 静滴，当日用量 200～300mg，同时可肌注醋酸可的松 50mg，每 6h 1 次。

（3）手术第 2～3 天，肌注醋酸可的松 50mg，每 8h 1 次，第 4～5 天，每 12h 1 次，以后改口服糖皮质激素。

库欣综合征临床路径

一、库欣综合征临床路径标准住院流程

（1）适用对象　第一诊断为库欣综合征（ICD-10：E24），入院行定性、定位诊断。

（2）诊断依据　《临床治疗指南-内分泌及代谢性疾病分册》（中华医学会编著，人民卫生出版社，2009 年）、《临床技术操作规范-内分泌及代谢性疾病分册》（中华医学会编著，人民军医出版社，2009 年）。

① 临床表现：向心性肥胖、满月脸、皮肤紫纹、水牛背、高血压等。

② 血尿皮质激素水平增高和（或）昼夜节律消失。

③ 小剂量地塞米松抑制试验不能抑制。

④ 影像学检查提示。

（3）选择治疗方案的依据　《临床治疗指南-内分泌及代谢性疾病分册》（中华医学会编著，人民卫生出版社，2009 年）、《临床技术操作规范-内分泌及代谢性疾病分册》（中华医学会编著，人民军医出版社，2009 年）。

① 经蝶垂体手术：适用于临床诊断库欣综合征的患者。

② 肾上腺占位切除手术：适用于临床诊断肾上腺病变包括腺瘤、腺癌、结节性增生的患者。

③ 异位 ACTH 综合征原发病灶手术：适用于临床诊断异位 ACTH 综合征，且有疑诊病灶的患者。

④ 肾上腺全切或大部分切除术：适用于临床诊断 ACTH 依赖性库欣综合征且无法明确病因的患者，切除肾上腺可缓解患者的临床症状，为继续随诊寻找病灶争取宝贵时间。

（4）标准住院日为≤20 天。

(5) 进入路径标准

① 第一诊断必须符合 ICD-10：E24 库欣综合征疾病编码。

② 当患者同时具有其他疾病诊断，但在住院期间不需要特殊处理也不影响第一诊断的临床路径流程实施时，可以进入路径。

(6) 住院期间定性检查和定位检查≤20 天。

① 必需的检查项目

a. 血常规、尿常规、粪常规。

b. 肝肾功能、电解质、血脂、凝血功能、肿瘤标志物、糖耐量检查及胰岛素释放试验。

c. 胸部 X 线摄片、心电图、腹部超声、超声心动图。

d. 垂体、肾上腺 CT 或 MRI 检查。

② 定位检查：鞍区 MRI（平扫＋动态增强）、双肾上腺 CT（平扫＋增强＋三维重建）、胸部或其他部位 CT 检查（必要时）。

③ 根据患者病情可选择如下检查项目

a. 血气分析、肺功能。

b. 血 ACTH（2～3 次）；联合小剂量及大剂量地塞米松抑制试验；血皮质醇昼夜节律测定、24h 尿游离皮质醇测定及过夜地塞米松抑制试验。

④ 若病因仍不明确，根据病情可选择以下检查。

a. 岩下静脉取血、奥曲肽扫描、PET 扫描（必要时）。

b. 必要时进行有关并发症的检查，如骨密度测定等。

c. 除外 MEN 的检查：甲状旁腺激素（PTH）、降钙素、胃泌素及垂体其他相关激素的检查。

d. 垂体-肾上腺轴其他激素的术前评估：生长激素、甲状腺功能、性激素、醛固酮、肾素、儿茶酚胺类激素（必要时）。

(7) 选择用药 继续使用患者既往基础用药，并根据患者的个体情况予以降压、控制血糖、补钾、控制感染、营养支持等治疗。

(8) 出院（转科）标准

① 症状减轻、好转。

② 满足手术条件。

③ 没有需要住院处理的并发症和（或）合并症。

(9) 变异及原因分析

① 有影响本病治疗效果的合并症，需要进行相关的诊断和治疗，导致住院时间延长、住院费用增加。

② 不能耐受手术的患者，可能需要病灶的放疗和（或）化疗，导致住院时间延长、住院费用增加。

③ 若出现化验结果和临床情况不符合时，需重复检查，导致住院时间延长、住院费用增加。

④ 若合并 MEN，则根据受累腺体的情况决定手术治疗的先后顺序，导致住院时间延长、住院费用增加。

二、库欣综合征临床路径表单

适用对象：第一诊断为库欣综合征（ICD-10：E24）拟明确定性、定位诊断

患者姓名：＿＿＿ 性别：＿＿＿ 年龄：＿＿＿ 门诊号：＿＿＿ 住院号：＿＿＿

住院日期：＿＿年＿＿月＿＿日 出院日期：＿＿年＿＿月＿＿日

标准住院日：≤20 天

时间	住院第 1 天	住院第 2～19 天	住院第 20 天
主要诊疗工作	□ 询问病史及体格检查 □ 完成病历书写 □ 完善检查 □ 上级医师查房	□ 上级医师查房 □ 完成定性、功能、病因及定位诊断的各项检查 □ 完成相关并发症的检查 □ 根据检查结果分析,确定诊断 **若病因仍不明确** □ 行岩下静脉取血测定 ACTH、奥曲肽扫描、骨密度测定、PET 扫描（必要时） □ 行除外 MEN 的检查：PTH、降钙素、胃泌素及垂体其他	□ 准备转科行手术 □ 向患者及家属交代病情 (1)根据疾病性质及病灶部位决定转科 (2)若病因仍不明确考虑转泌尿外科手术切除肾上腺缓解病情，为患者争取时间继续寻找病灶 □ 术后复查垂体-肾上腺轴激素水平 若有肾上腺皮质功能低减予糖皮

续表

时间	住院第 1 天	住院第 2～19 天	住院第 20 天
主要诊疗工作		相关激素等的检查（必要时） □ 垂体-肾上腺轴其他激素的术前评估（必要时） □ 完成相关科室会诊 □ 完成病程记录、上级医师查房记录等病历书写	质激素替代治疗 □ 出院后嘱患者定期复查
重点医嘱	**长期医嘱** □ 内分泌科护理常规 □ 二级护理 □ 饮食 **临时医嘱** □ 血常规、尿常规、粪常规 □ 肝肾功能、电解质、糖耐量检查及胰岛素释放试验、血脂、凝血功能、肿瘤标志物 □ 胸部 X 线摄片、心电图、腹部超声、超声心动图、垂体、肾上腺 CT 或 MRI 检查 □ 血气分析、肺功能（视情况而定）	**长期医嘱** □ 患者既往基础用药 □ 并根据患者的个体情况予以降压、控制血糖、补钾、控制感染、营养支持等治疗 **临时医嘱** □ 血 ACTH 测定、地塞米松抑制试验、皮质醇节律测定、尿游离皮质醇测定等（视情况而定） □ 鞍区 MRI、双肾上腺 CT、胸部或其他部位 CT（必要时） □ 相关并发症的检查（必要时） □ 若病因仍不明确则行相关检查	**长期医嘱** □ 继续患者的基础用药 **临时医嘱** □ 转科手术 □ 若有肾上腺皮质功能低减，进行激素替代治疗，逐渐减量 □ 安排患者出院，并嘱咐患者定期复查

续表

时间	住院第1天	住院第2～19天	住院第20天
主要护理工作	□ 介绍病房环境、设施和设备 □ 入院护理评估	□ 宣教、指导患者控制饮食、预防跌倒、感染等意外	□ 观察患者病情变化
病情变异记录	□ 无 □ 有,原因: 1. 2.	□ 无 □ 有,原因: 1. 2.	□ 无 □ 有,原因: 1. 2.
护士签名			
医师签名			

十三、原发性醛固酮增多症

长 期 医 嘱	临 时 医 嘱
内科护理常规	血常规、尿常规、粪常规
二级护理	全套血生化检查
低钠饮食❶	血气分析❺
记24h出入量	心电图
测血压 bid	胸部正侧位片
螺内酯 40～60mg po tid❷	全腹B超
或 氨苯蝶啶 40～80mg po tid❸	动态血压
地塞米松 10mg po tid❹	血肾素-血管紧张素-醛固酮❻
硝苯地平缓释片 30mg po qd	24h尿醛固酮
贝那普利 10mg po qd	24h尿17-OH、17-KS测定
	血、尿同步电解质×2次
	静脉盐水滴注试验❼
	卡托普利(开博通)试验❽
	螺内酯(安体舒通)试验

续表

长 期 医 嘱	临 时 医 嘱
	卧立位试验⑨
	赛庚啶试验⑩
	地塞米松抑制试验⑪
	血皮质醇、ACTH昼夜节律×2次
	24h尿儿茶酚胺
	肾上腺CT或MRI检查
	肾上腺B超或彩超
	^{131}I化胆固醇肾上腺扫描
	请外科会诊手术治疗

❶ 低盐饮食减少钠的摄入，以避免钠、水潴留加重血压增高。

❷ 长期使用可出现男性乳房发育、阳痿，女性月经失调、乳房胀感等。

❸ 使用时应注意补钾。

❹ 地塞米松仅用于糖皮质激素可抑制型原发性醛固酮增多症。

❺ 典型者为碱血症，血pH和CO_2结合力偏高。

❻ 正常状态下，血醛固酮（Ald）水平升高而肾素及血管紧张素水平受抑制；若血浆醛固酮浓度（PAC，ng/dl）/血浆肾素活性[PRA，ng/(ml·h)]>30者可能性大。

❼ 静脉盐水滴注试验：0.9%氯化钠以300~500ml/h的速度静脉滴注4h。正常人和原发性高血压患者滴注后，血浆醛固酮水平降到10ng/dl以下，血浆肾素活性也受到抑制；原发性醛固酮增多症，尤其是血浆醛固酮仍>10ng/dl（不被抑制）；自身免疫性溶血性贫血（IHA）患者可出现假阴性反应（醛固酮分泌受到抑制）。本试验不适用于血压较高、年龄大、心功能不全者，这些患者可以考虑进行卡托普利（开博通）试验。

❽ 开博通试验：上午8时空腹卧位口服开博通25mg后2h，取血测定服药前后肾素活性、血管紧张素、醛固酮水平。正常人或原发性高血压：服药后血浆醛固酮水平被抑制到15ng/dl以下；原发性醛固酮增多症不被抑制。

⑨ 卧位时醛固酮升高，立位时更高即受兴奋者多为特发性醛固酮增多症（增生型）。若立位不受兴奋或降低者则可能为腺瘤。

⑩ 特发性醛固酮增多症多可抑制醛固酮分泌，醛固酮瘤则不被抑制。

⑪ 糖皮质激素可抑制性醛固酮增多症患者，醛固酮过量分泌可被小剂量糖皮质激素持久抑制，需长期用外源性糖皮质激素以抑制促肾上腺皮质激素（ACTH）的分泌。口服地塞米松 2mg/d，3～4 周后，激素水平异常可纠正，症状可缓解，长期维持仅需地塞米松 0.5mg/d 即可维持正常状态。其他类型的原发性醛固酮增多症无此特点。

注：1. 醛固酮增多症可分为原发性和继发性两类。原发性醛固醇增多症简称原醛症，系一种继发性高血压症，占高血压症的 0.4%～2.0%。近年来发现肾上腺疾病所致的继发性高血压有上升趋势，甚至有的国外学者提出原醛症已成为继发性高血压中最常见的原因。其临床表现有三组特征：a. 高血压综合征；b. 神经肌肉功能障碍，以肌无力及周期性麻痹较常见；c. 失钾性肾病及血钾过低症。

2. 手术治疗为醛固酮瘤首选。特发性醛固酮增多症可肾上腺一侧全切加另一侧大部切除，但效果多较差，目前趋向于药物治疗。

3. 术前应纠正电解质紊乱、高血压等，可用低钠、高钾饮食及螺内酯（安体舒通）等，待血压下降、血钾正常、药物减至维持量时方可手术。术中术后应注意糖皮质激素的应用，静滴氢化可的松 100～300mg，逐渐减量。一般 1 周后可停药。

4. 药物治疗适用于增生者。

十四、嗜铬细胞瘤

长 期 医 嘱	临 时 医 嘱
内科护理常规	血常规、尿常规、粪常规
二级护理	全套血生化检查
低盐饮食	血气分析
记 24h 出入量	心电图
血压检测	胸部正侧位片

续表

长 期 医 嘱	临 时 医 嘱
酚妥拉明❶　　1～5mg ⎫ iv st! NS　20ml　　　⎬ 酚妥拉明　10～50mg ⎫ iv gtt qd（继） NS　500ml　　　　⎬ 　或 酚苄明　10mg po q12h 　或 哌唑嗪　1mg po tid	全腹 B 超
	动态血压❸
	心脏彩超
	24h 尿儿茶酚胺❹
	24h 尿 3-甲氧基-4-羟基苦杏仁酸（VMA）定量
盐酸普萘洛尔　10mg tid～qid❷	冷加压试验❺
	胰高糖素激发试验
	酚妥拉明试验❻
	肾上腺 B 超、CT 或 MRI 检查
	^{131}I-间碘苄胍（^{131}I-MIBG）扫描❼
	经静脉导管在不同部位采血测儿茶酚胺
	请外科会诊手术治疗

❶ 并发高血压危象时，可以先用酚妥拉明 1～5mg 加入注射用水静脉注射，严密观察血压、心率、心律等，继以酚妥拉明 10～50mg 溶于 5％葡萄糖氯化钠液中缓慢静脉滴注。一般术前用药 2 周。也可选择 α_1 受体阻滞药哌唑嗪，首剂 1mg，每天 3～4 次，可根据血压情况调整剂量。

❷ 建议在用足量 α 受体阻滞药后心率仍旧大于 100 次/min 时使用。

❸ 可以表现为阵发性或持续性高血压。

❹ 肾上腺素合成时必须有高浓度的糖皮质激素，故位于肾上腺内及主动脉旁的嗜铬细胞可产生较多的肾上腺素，其他部位仅能合成去甲肾上腺素，分别测定尿中去甲肾上腺素及肾上腺素，有助于判断肿瘤部位。

❺ 适于阵发性高血压型的间歇期，血压＞170/100mmHg 者不宜做，试验前降压药至少停用 1 周，镇静药至少停用 24h。卧床 15～20min 血压稳定后将左手放入 4℃冰水中至腕部，停留 1min 后退

出；从左手入冰水开始，每半分钟测右臂血压一次，直至血压恢复到原来水平。正常人血压波动很少，大于 40mmHg。

❻ 用于血压＞170/(100～110)mmHg 时，静脉注射 5mg 酚妥拉明后每分钟测血压 1 次，共测 15～20min。若于注射后 2min 内血压迅速下降，超过 35/24mmHg，且持续 3～5min 为阳性。

❼ ^{131}I-MIBG 可被嗜铬细胞瘤体组织特异摄取，但是不能被正常嗜铬细胞所摄取，故有助于瘤体显像。

注：1. 嗜铬细胞瘤是起源于肾上腺髓质、交感神经节、旁交感神经节或其他部位的嗜铬组织的肿瘤。由于瘤组织可阵发性或持续性地分泌多量去甲肾上腺素和肾上腺素，以及微量多巴胺，临床上常呈阵发性或持续性高血压、头痛、多汗、心悸及代谢紊乱等症候群。若能及早正确诊疗嗜铬细胞瘤，是完全可以治愈的，但如不能及时诊断或进行了错误治疗则可导致严重后果，乃至死亡。

2. 治疗原则　定性、定位明确者应尽早手术治疗。手术前、中、后检测血压。术前宜用 α 受体阻滞药，必要时辅以 β 受体阻滞药治疗。

3. 治疗并发症及嗜铬细胞瘤危象。

4. 对恶性嗜铬细胞瘤使用 α 受体阻滞药、I-MIBG 放疗、酪氨酸氧化酶抑制药均有一定疗效。

嗜铬细胞瘤/副神经节瘤临床路径

一、嗜铬细胞瘤/副神经节瘤临床路径标准住院流程

(1) 适用对象　第一诊断为嗜铬细胞瘤/副神经节瘤 (ICD-10：D35.0，M8700/0；M8693/1)。

(2) 诊断依据　《临床治疗指南-内分泌及代谢性疾病分册》(中华医学会编著，人民卫生出版社，2009 年)、《临床技术操作规范-内分泌及代谢性疾病分册》(中华医学会编著，人民军医出版社，2009 年)。

① 高血压，并具有嗜铬细胞瘤/副神经节瘤典型的症状，部分患者血压正常，且无症状。

② 血压监测提示为阵发性高血压、阵发性高血压加重或持续性高血压。

③ 血或 24h 尿儿茶酚胺（CA）或其代谢产物增高，发作性高血压患者发作日 4h 尿 CA 或其代谢产物较对照 24h 尿 CA 或其代谢产物高 3 倍以上。

④ 影像学检查发现肿瘤病灶。

⑤ ^{131}I 或 ^{125}I-MIBG 同位素功能显像阳性。

（3）选择治疗方案的依据　《临床治疗指南-内分泌及代谢性疾病分册》（中华医学会编著，人民卫生出版社，2009 年）、《临床技术操作规范-内分泌及代谢性疾病分册》（中华医学会编著，人民军医出版社，2009 年）。

① 控制血压及对症治疗。

② 手术切除肿瘤。

③ 同位素治疗。

（4）标准住院日（内分泌科）为≤28 天。

（5）进入路径标准

① 第一诊断必须符合 ICD-10：D35.0，M8700/0；M8693/1 嗜铬细胞瘤/副神经节瘤疾病编码。

② 当患者同时具有其他疾病诊断，但在住院期间不需要特殊处理也不影响第一诊断的临床路径流程实施时，可以进入路径。

（6）住院期间检查项目

① 必需的检查项目

a. 血常规、尿常规、粪常规＋隐血试验。

b. 肝肾功能、电解质、血气分析及肿瘤标志物。

c. 血、尿儿茶酚胺及其代谢物测定，激发试验和（或）抑制试验。

d. 胸部 X 线摄片、心电图、动态血压、超声心动图、腹部超声、肾上腺 CT 或 MRI 检查。

② 根据患者病情可选择的检查项目

a. 静脉分段取血测定血浆儿茶酚胺水平及其代谢产物。

b. ^{131}I 或 ^{125}I-MIBG。

③ 酌情行并发症的相关检查。

（7）选择用药（术前）

① β受体阻滞药。

② 钙离子拮抗药。

③ 血管紧张素转换酶抑制药。

④ 血管扩张药。

⑤ 儿茶酚胺合成抑制药。

⑥ 镇静药。

(8) 出院（转科）标准

① 症状减轻、好转。

② 满足手术条件。

(9) 变异及原因分析

① 病情复杂、严重、临床表现不典型，造成诊断和治疗困难，延长住院时间。

② 伴有其他系统合并症，需要特殊诊断治疗措施，治疗和住院时间变异。

③ 出现影响本病治疗效果的并发症，治疗效果不佳，延长住院时间。

二、嗜铬细胞瘤/副神经节瘤临床路径表单

适用对象：第一诊断为嗜铬细胞瘤/副神经节瘤（ICD-10：D35.0，M8700/0；M8693/1）

患者姓名：____ 性别：____ 年龄：____ 门诊号：____ 住院号：____

住院日期：____年___月___日 出院日期：____年___月___日

标准住院日：≤28天

时间	住院第1天	住院第2~7天	住院第2~4周
主要诊疗工作	□ 询问病史及体格检查 □ 完成病历书写 □ 完善检查 □ 上级医师查房与病情评估 □ 初步确定治疗方案	□ 上级医师查房 □ 完成第一天所开检查及评价检查结果	□ 手术前药物准备及评价药物准备效果 □ 外科及相关科室会诊，制定肿瘤处理方案，明确转科时间 □ 完善术前检查 □ 转科

续表

时间	住院第 1 天	住院第 2～7 天	住院第 2～4 周
重点 医嘱	**长期医嘱** □ 内分泌护理常规 □ 一级护理 □ 低盐饮食、普食 □ "嗜铬细胞瘤/副神经节瘤常规治疗"(参见相关治疗须知) □ 24h 动态血压监测 **临时医嘱** □ 血常规、尿常规、粪常规＋隐血试验 □ 肝肾功能、电解质、血气分析及肿瘤标志物 □ 血、尿儿茶酚胺及其代谢物测定,激发试验和(或)抑制试验 □ 胸部 X 线摄片、心电图、动态血压、超声心动图、腹部超声、肾上腺 CT 或 MRI 检查 □ 嗜铬细胞瘤/副神经节瘤定性检查、定位检查及并发症的相关检查(必要时)	**长期医嘱** □ 内分泌护理常规 □ 一级护理 □ 普食 □ "嗜铬细胞瘤/副神经节瘤常规治疗"(参见相关治疗须知)	**长期医嘱** □ 内分泌护理常规 □ 一、二级护理 □ 普食 □ "嗜铬细胞瘤/副神经节瘤常规治疗"(参见相关治疗须知) **临时医嘱** □ 药物准备 2 周及 4 周时检查 □ 体重 □ 血糖(谱) □ 24h 尿儿茶酚胺 □ 血压监测 □ 超声心动(必要时) □ 血常规 □ 尿常规

续表

时间	住院第 1 天	住院第 2～7 天	住院第 2～4 周
主要护理工作	□ 入院宣教护理评估 □ 正确执行医嘱	□ 高血压及体位性低血压护理 □ 正确执行医嘱	□ 高血压及体位性低血压护理 □ 正确执行医嘱 □ 完成转科
病情变异记录	□ 无　□ 有,原因: 1. 2.	□ 无　□ 有,原因: 1. 2.	□ 无　□ 有,原因: 1. 2.
护士签名			
医师签名			

十五、单纯性甲状腺肿

长 期 医 嘱	临 时 医 嘱
内科护理常规	血常规、尿常规、粪常规
三级护理	全套血生化检查
高碘饮食❶	心电图
或 普通饮食❶	胸部正侧位片
左旋甲状腺素片　$50\mu g$ po qd❷	甲状腺彩超
复方碘口服液　2～3 滴 po qd❸	T_3、T_4、FT_3、FT_4、$sTSH$、rT_3、甲状腺微粒体抗体(MCA)、抗甲状腺球蛋白抗体(TGAb)
	TRAb、甲状腺过氧化物酶抗体(TPOAb)
	TRH 兴奋试验
	T_3 抑制试验❹
	甲状腺^{131}I 摄取率❺

❶ 由缺碘所致的地方性甲状腺肿需进高碘饮食，并补充碘盐;

而成年人特别是结节性甲状腺肿患者应避免大剂量碘治疗，以免诱发碘甲状腺功能亢进症（碘甲亢）。

❷ 一般多采用甲状腺激素（TH）治疗。从小剂量开始，25～50μg，每天1次。逐渐加量至维持量75～150μg/d。因会加重老年人心脏负担，应酌情减量。

❸ 补充碘盐只适用于缺碘所致的地方性甲状腺肿。

❹ T_3抑制试验呈可抑制反应。

❺ 甲状腺[131]I摄取率常高于正常。

注：1. 单纯性甲状腺肿是以缺碘、致甲状腺肿物质或相关酶缺陷等原因所致的代偿性甲状腺肿。在人群中约有10%存在弥漫性或局限性甲状腺肿大。

2. 治疗原则 甲状腺激素治疗。

（1）干甲状腺素制剂，常用剂量为每天90～180mg，疗程一般为3～6个月。

（2）左旋甲状腺素，每天100～150μg，疗程同前。

3. 碘补充。可多进食富含碘的食物，使用加碘盐。

4. 病因治疗。

5. 手术治疗，适用于腺体过大，影响工作和生活；或产生局部压迫症状；或腺体内有结节者。

十六、毒性弥漫性甲状腺肿

（一）入院医嘱

长 期 医 嘱	临 时 医 嘱
内科护理常规	血常规、尿常规、粪常规
二、三级护理	血生化检查
低碘、高优质蛋白、高维生素饮食	心电图
甲巯咪唑（他巴唑） 10mg po tid❶	胸部正侧位片
或 丙硫氧嘧啶 100mg po tid	T_3、T_4、FT_3、FT_4、sTSH、rT_3、
普萘洛尔 10mg po tid～qid❷	MCA、TGAb
或 阿替洛尔 50mg po bid	TRAb、TPOAb
或 美托洛尔 25～50mg po bid	TRH 兴奋试验

续表

长 期 医 嘱	临 时 医 嘱
复方碘溶液　2～3滴 po qd❸	T_3 抑制试验
	甲状腺^{131}I 摄取率
	甲状腺彩超
	动态心电图❹
	心脏彩超❹

❶ 他巴唑（MM）：初始期5～10mg，每天3次，渐减量至5～10mg/d维持，共服1.5～2年。丙硫氧密啶（PTU）：初始期50～100mg，每天3次，渐减量至50～100mg/d维持，共服1.5～2年。主要不良反应为粒细胞减少或缺乏（MM较PTU多见），如中性粒细胞低于$1.5×10^9$/L，则应考虑停药。常见副作用为药疹，多可用抗组胺药控制，严重时应停药。

❷ 为β受体阻滞药，用于甲亢初治期，于心率正常后停药。支气管哮喘、喘息性支气管炎、心动过缓或传导阻滞患者禁用。

❸ 仅用于甲亢术前准备及甲亢危象，属暂时短期给药。

❹ 用于诊断或排除甲亢性心脏病。

注：1. 本病又称 Graves 病（简称 GD），是一种自身免疫性疾病，临床表现为累及包括甲状腺在内的多系统的综合征候群，包括高代谢症候群、弥漫性甲状腺肿、突眼征、特征性皮损和甲状腺肢端病，由于多数患者同时有高代谢症和甲状腺肿大，故称为"毒性弥漫性甲状腺肿"。

2. 治疗原则：初期适当休息，低碘、高热量、高蛋白、高糖、高维生素饮食，药物治疗，放射性碘治疗，手术治疗。

3. 辅助药物治疗

（1）B族维生素，如复合维生素。

（2）辅助能量代谢，如三磷腺苷（ATP）、肌苷。

4. 粒细胞减少者，可用利血生、鲨肝醇、肌苷。粒细胞缺乏者，需即停抗甲亢药，使用白细胞集落刺激因子，改其他方法治疗。

5. 服抗甲状腺药过敏者，服抗过敏药，直至过敏症状消失。严重过敏者，需停抗甲状腺药，改其他方法治疗。

6. 以下患者可采用甲状腺次全切除术。a. 中度重度甲亢、长期服药无效，或停药复发，或不能坚持服药者；b. 甲状腺肿大显著，有压迫症状；c. 胸骨后甲状腺肿；d. 结节性甲状腺肿伴甲亢。

（二）^{131}I治疗前准备

长　期　医　嘱	临　时　医　嘱
内科护理常规	血常规、尿常规、粪常规
三级护理	全套血生化检查
低碘、高优质蛋白、高维生素饮食	心电图
普萘洛尔　10mg po tid～qid❶	胸部正侧位片
	T_3、T_4、FT_3、FT_4、sTSH、rT_3、MCA、TGAb
	TRAb、TPOAb
	TRH 兴奋试验
	T_3 抑制试验
	甲状腺^{131}I摄取率❷
	甲状腺彩超
	甲状腺扫描

❶ 可以迅速阻断儿茶酚胺的作用，普萘洛尔还有减少 T_4 向 T_3 转换的作用，哮喘患者禁用。

❷ 用于估算甲状腺重量，评估投药剂量。

注：1. 放射性碘治疗适应证：年龄＞25 岁，中度甲亢；抗甲状腺药物长期治疗无效或治疗后复发，以及药物过敏者；心、肝、肾疾病不宜手术、术后复发、严重药物过敏者；某些结节性高功能性甲亢患者。

2. 禁忌证

（1）妊娠、哺乳期妇女。

（2）年龄 20 岁以下。

（3）严重心、肝、肾功能衰竭或活动性肺结核。

（4）中性粒细胞低于 1.5×10^9/L。

（5）重度浸润性凸眼。

（6）甲状腺危象。

病情严重者，先服抗甲状腺药 3 个月，症状减轻后，停药 3～5 天，再行放射碘治疗。

3. 投药剂量：根据触诊、甲状腺同位素显像、超声测定等方法，估测甲状腺重量，予以 5～15mCi 剂量一次或分次给予。

4. 急性期不良反应轻微，远期并发症主要是甲状腺功能减退。

(三) 合并周期性麻痹

长 期 医 嘱	临 时 医 嘱
内科护理常规	血常规、尿常规、粪常规
三级护理	全套血生化检查
低碘、高优质蛋白、高维生素饮食	心电图
甲巯咪唑 (他巴唑) 10mg po tid	胸部正侧位片
或 丙硫氧嘧啶 100mg po tid	全腹 B 超
普萘洛尔 10mg po tid～qid	T_3、T_4、FT_3、FT_4、sTSH、rT_3、
10%氯化钾溶液 10ml po tid～qid	MCA、TGAb
或 氯化钾缓释片 1～2 片 po bid	TRAb、TPOAb
或 NS 250ml ⎫ iv gtt	TRH 兴奋试验
10%KCl 5ml ⎭ qd～bid❶	T_3 抑制试验
	甲状腺[131]I 摄取率
	甲状腺彩超
	血、尿同步电解质×2
	血、尿同步醛固酮

❶ 用于低钾严重者。

注：1. 年轻男性多见，病因可能与血钾的细胞内转移或稀释有关，过多的甲状腺素促进 Na^+-K^+ 泵的活性，可能引起 K^+ 的转移。

2. 低钾血症是由于钾离子在细胞内外重新分布造成，一般情况下血钾恢复也较快。

(四) 合并格雷夫斯病 (Graves 病)

长 期 医 嘱	临 时 医 嘱
内科护理常规	血常规、尿常规、粪常规
三级护理	全套血生化检查

续表

长 期 医 嘱	临 时 医 嘱
低碘、高优质蛋白、高维生素饮食	心电图
甲巯咪唑(他巴唑)　10mg po tid 　或 丙硫氧嘧啶　100mg po tid	胸部正侧位片
	全腹 B 超
普萘洛尔　10mg po tid～qid	T_3、T_4、FT_3、FT_4、sTSH、rT_3、
左旋甲状腺片　25～75μg po qd❶	MCA、TGAb
5%GS　500ml 甲泼尼龙❷　500mg ｜ iv gtt qd	TRAb、TPOAb
	TRH 兴奋试验
NS　500ml 环磷酰胺❸　200mg ｜ iv gtt qd	T_3 抑制试验
	甲状腺[131]I 摄取率
	甲状腺彩超
	眼球 A 超
	眼眶 CT 检查
	眼压测定
	眼科会诊(视力、突眼度、眼底 等)❹
	核医学科会诊拟眶部放疗

❶ 干甲状腺制剂主要用于突眼明显者，可以维持使用1～3年。

❷ 作为免疫抑制药，可以减轻球后水肿，注意避免电解质紊乱等副作用。每3天为1个疗程，休息1周左右继续，一共3个疗程。

❸ 同糖皮质激素一样作为免疫抑制药。用法、疗程同上。用药时应随访血象。近年有研究表明，局部与全身应用效果相当。

❹ 必要时可以手术治疗

注：1. 本病为甲状腺肿伴甲状腺功能亢进症中的特殊表现之一。目前认为其发病机制与自身免疫有关。

2. 局部治疗，尤其注意眼球休息，戴深色眼镜避免强光及各种外来刺激，注意保护好角膜，避免暴露部分受刺激而发生炎症。

3. 球后或垂体放射治疗：可以抑制细胞增生，减轻突眼。

4. 生长抑制素也有一定疗效。

5. 血浆置换，祛除血中抗体物质。

6. 外科纠正治疗。对于严重且视力受明显威胁，可行眼眶后壁及顶部移除术、筛窦后壁和上颌窦顶部切除术。

Graves 病临床路径

一、Graves 病临床路径标准住院流程

(1) 适用对象　第一诊断为 Graves 病（弥漫性甲状腺肿伴甲状腺功能亢进症）（ICD-10：E05.0）。

(2) 诊断依据　《临床治疗指南-内分泌及代谢性疾病分册》（中华医学会编著，人民卫生出版社，2009 年）、《临床技术操作规范-内分泌及代谢性疾病分册》（中华医学会编著，人民军医出版社，2009 年）、《中国甲状腺疾病诊治指南》（中华医学会内分泌学会，2008 年）。

① 临床表现：有甲状腺毒症。

② 体征：心率加快，甲状腺肿大（可伴血管杂音），手震颤，甲状腺相关眼病表现，胫前黏液性水肿或类杵状指等。

③ 实验室检查：血清游离甲状腺激素（FT_4 和 FT_3）水平增加，血清超敏促甲状腺素（sTSH）水平降低，血清促甲状腺素受体抗体（TSAb）阳性和（或）[131]I 摄取率升高。

(3) 选择治疗方案的依据　《临床治疗指南-内分泌及代谢性疾病分册》（中华医学会编著，人民卫生出版社，2009 年）、《临床技术操作规范-内分泌及代谢性疾病分册》（中华医学会编著，人民军医出版社，2009 年）、《中国甲状腺疾病诊治指南》（中华医学会内分泌学会，2008 年）。

① 抗甲状腺药物治疗：适用于病情轻，甲状腺轻、中度肿大的甲亢患者。妊娠甲亢、年老体弱或合并严重心、肝、肾疾病不能耐受手术者均宜采用药物治疗。

② 甲状腺手术：手术治疗一定要在患者甲亢病情被控制的情况下进行。

③ 同位素[131]I 治疗：妊娠和哺乳期妇女禁忌。

(4) 临床路径标准住院日为≤20 天。

(5) 进入路径标准

① 第一诊断必须符合 ICD-10：E05.0 Graves 病（弥漫性甲状

腺肿伴甲状腺功能亢进症）疾病编码。

② 当患者同时具有其他疾病诊断，但在住院期间不需要特殊处理也不影响第一诊断的临床路径流程实施时，可以进入路径。

（6）住院期间检查项目

① 必需的检查项目

a. 血常规、尿常规、粪常规。

b. 肝肾功能、电解质、血糖、血沉。

c. 血清 TT_4、TT_3、FT_4、FT_3、sTSH、TRAb、TGAb、TPOAb。

d. ^{131}I 摄取率。

e. 胸部 X 线摄片、心电图、甲状腺 B 超。

② 酌情行并发症的相关检查。

（7）选择用药

① 抗甲状腺药物：甲巯咪唑、丙硫氧嘧啶、甲硫氧嘧啶。

② 放射性碘治疗。

（8）出院标准

① 症状好转，病情改善。

② 甲状腺功能（主要是 FT_4、FT_3）好转。

③ 治疗方法选择明确。

（9）变异及原因分析

① 病情复杂、临床表现不典型，造成诊断和治疗困难，导致住院时间延长、住院费用增加。

② 出现甲亢危象者，导致住院时间延长、住院费用增加。

③ 出现影响本病治疗效果的甲亢并发症，治疗效果不佳，导致住院时间延长、住院费用增加。

④ 伴有其他系统合并症，需要特殊诊断治疗措施，导致住院时间延长、住院费用增加。

⑤ 服用抗甲状腺药物后出现不良反应，导致住院时间延长、住院费用增加。

二、Graves 病临床路径表单

适用对象：第一诊断为 Graves 病（ICD-10：E05.0）

患者姓名：＿＿＿ 性别：＿＿＿ 年龄：＿＿＿ 门诊号：＿＿＿ 住院号：＿＿＿

住院日期：＿＿＿年＿＿＿月＿＿＿日 出院日期：＿＿＿年＿＿＿月＿＿＿日

标准住院日：≤20 天

时间	住院第 1 天	住院第 2～10 天	住院第 11～20 天 （出院日）
主要 诊疗 工作	□ 询问病史及体格检查 □ 完成病历书写 □ 完善检查 □ 上级医师查房与病情评估 □ 初步确定治疗方案	□ 上级医师查房 □ 明确诊断 □ 完成必要的相关科室会诊 □ 复查相关异常检查 □ 注意病情变化 □ 调整治疗	□ 上级医师查房，明确是否出院 □ 完成出院记录、病案首页、出院证明书等 □ 向患者交代出院后的注意事项
重点 医嘱	**长期医嘱** □ 内科护理常规 □ 二级护理 □ 忌碘饮食 □ β受体阻滞药 □ 抗甲状腺药物的选用 □ 并发症和合并症用药 **临时医嘱** □ 血常规、尿常规、粪常规 □ 肝肾功能、电解质、血糖、血沉 □ TT_4、TT_3、FT_4、FT_3、sTSH、TRAb、TGAb、TPOAb □ ^{131}I 摄取率 □ 甲状腺B超、胸部X线摄片、心电图 □ 酌情行并发症的相关检查	**长期医嘱** □ 内科护理常规 □ 二级护理 □ 忌碘饮食 □ β受体阻滞药 □ 抗甲状腺药物的选用 □ 并发症和合并症用药 **临时医嘱** □ 根据病情补充相关检测 □ 根据病情补充相关治疗	**出院医嘱** □ 出院带药 □ 门诊随访

续表

时间	住院第 1 天	住院第 2～10 天	住院第 11～20 天（出院日）
主要护理工作	□ 介绍病房环境、设施和设备 □ 入院护理评估	□ 病情观察 □ 观察治疗反应	□ 指导患者办理出院手续
病情变异记录	□ 无　□ 有,原因: 1. 2.	□ 无　□ 有,原因: 1. 2.	□ 无　□ 有,原因: 1. 2.
护士签名			
医师签名			

十七、多结节性甲状腺肿伴甲亢

长 期 医 嘱	临 时 医 嘱
内科护理常规	血常规、尿常规、粪常规
三级护理	全套血生化检查
高优质蛋白、高维生素饮食	心电图
普萘洛尔　10mg po tid	胸部正侧位片
	T_3、T_4、FT_3、FT_4、sTSH、rT_3、MCA、TGAb
	TRAb、TPOAb
	TRH 兴奋试验
	T_3 抑制试验
	甲状腺^{131}I摄取率
	甲状腺彩超
	甲状腺扫描
	核医学科会诊同位素放射治疗❶

❶ 可以使用抗甲状腺药物至甲状腺功能基本正常，放射治疗后常常出现甲状腺功能减退症（甲减）。

注：1. 病因及发病机制不详，核素扫描可见腺体内弥漫性积聚，但时有局灶性浓集，组织学上为细胞增生。多见于老年人。放疗后易出现甲减。

2. 治疗上首先选择放射性^{131}I治疗，有时需要的剂量偏大。放射性碘治疗应在抗甲状腺药物使甲状腺功能基本正常后开始。

十八、甲状腺功能减退症

长 期 医 嘱	临 时 医 嘱
内科护理常规	血常规、尿常规、粪常规
三级护理	全套血生化检查
高优质蛋白、高维生素饮食	心电图
甲状腺片　10～20mg po qd	胸部正侧位片
或 左旋甲状腺素（L-T$_4$）　25～	基础代谢率测定❷
50μg po qd❶	T$_3$、T$_4$、FT$_3$、FT$_4$、sTSH、rT$_3$ ❸
或 左旋三碘甲状腺原氨酸（L-T$_3$）	TRAb、TPOAb
（碘赛罗宁）　10～20μg po qd	血浆蛋白结合碘（PBI）❹
	甲状腺彩超
	甲状腺扫描
	甲状腺^{131}I摄取率
	促甲状腺激素（TSH）兴奋试验
	甲状腺穿刺细胞学检查

❶ 甲状腺片，起始量10～20mg/d，后每隔1～2周增加10～20mg，直至甲状腺功能正常。左旋甲状腺素（L-T$_4$），起始量25～50μg/d，每隔1～2周增加25～50μg直至甲状腺功能正常。左旋三碘甲状腺原氨酸（L-T$_3$），适于黏液水肿昏迷的抢救，老年人及心脏病者慎用，严重心脏病患者禁用。起始量10～20μg/d，1～2周加量，每次5μg直至甲状腺功能正常。

❷ 基础代谢率降低常在－35％～－45％。

❸ TSH测定对甲减有极重要的意义。若甲状腺性甲减TSH显

著增高；继发于下丘脑或垂体性甲减，根据下丘脑-垂体病情的轻重程度，TSH 可正常，或偏低，或明显降低。甲状腺性及中枢性甲减 rT_3（反 T_3）降低，而周围性甲减可能增高。

❹ 血浆蛋白结合碘（PBI）测定常低于正常，多在 $3\sim4\mu g/dl$ 以下。

注：1. 甲状腺功能减退症是由于甲状腺激素不足或缺如所致的疾病。按起病年龄分三型。

（1）呆小病（又称克汀病），见于新生儿。

（2）幼年黏液性水肿，始于发育前儿童。

（3）黏液性水肿，始于成人。

2. 为了避免或尽可能减轻永久性智力发育障碍，呆小病的早期诊断和早期治疗极为重要。

3. 病因治疗。

4. 黏液性水肿患者应慎用胰岛素、镇静药、麻醉剂等，以免诱发昏迷。

十九、黏液性水肿昏迷

长期医嘱	临时医嘱
内科护理常规	血常规、尿常规、粪常规
一级护理	全套血生化检查
鼻饲饮食	心电图
心电、血压、氧饱和度监测	T_3、T_4、FT_3、FT_4、$sTSH$、rT_3
病重通知	气管插管或切开（必要时）
持续吸氧	呼吸机辅助呼吸（必要时）
记 24h 出入量	左旋三碘甲状腺原氨酸(L-T_3)❷
5%GNS 500ml ｜iv gtt 氢化可的松 100～200mg ｜q6h❶	40～120μg iv st!
左旋三碘甲状腺原氨酸(L-T_3) 5～15μg iv q6h 或 L-T_3 20～30μg 鼻饲 q4h❷	

❶ 适用于垂体前叶功能减退所致者，200mg/d，恢复后停用。

❷ 起效快、排泄快，维持时间短，故首剂后 6h 5～15μg，直至神志清醒后改为口服。还可用于甲状腺功能的诊断。

注：1. 黏液性水肿昏迷为黏液性水肿最严重的表现，多见于老年患者。感染和受寒是最常见的诱因；外伤、手术、麻醉等应激状态，使用胰岛素、镇静药、麻醉剂均可促发。可表现为嗜睡、昏迷、低血压、心动过缓，伴发心力衰竭、肾功能衰竭。

2. 供氧，保持呼吸道通畅。必要时行气管插管或切开，呼吸机辅助呼吸。

3. 对垂体前叶功能减退且病情严重者，甲状腺素治疗应在皮质激素替代治疗后使用，避免发生肾上腺皮质功能减退。

4. 补液，葡萄糖氯化钠液静滴，量不宜过多。

5. 抗休克。在以上治疗的基础上，仍有低血压者，适当使用升压药。注意与甲状腺激素合用易发生心律失常。

6. 去除病因，如感染；保温。

二十、甲状腺炎

（一）亚急性

长 期 医 嘱	临 时 医 嘱
内科护理常规	血常规、尿常规、粪常规
三级护理	全套血生化检查
高优质蛋白、高维生素饮食	血沉
吲哚美辛（消炎痛）　25mg po tid❶	心电图
泼尼松　20～40mg po qd❷	T_3、T_4、FT_3、FT_4、sTSH
普萘洛尔　10mg po tid❸	甲状腺球蛋白（TG）
或 阿替洛尔　50mg po bid	血清蛋白电泳
或 美托洛尔　25～50mg po bid	甲状腺彩超
左旋甲状腺素片　50～150μg po qd❹	甲状腺[131]I摄取率❺
	甲状腺穿刺细胞学检查

❶ 症状较轻者使用甾体类药物足可控制症状。

❷ 糖皮质激素对此病有特效。如泼尼松 20～40mg/d，连用 1～2 周，以后每周逐减 5mg/d，维持 1～2 个月。

❸ 用于控制甲亢症状，心率正常后停药。哮喘、心力衰竭患者禁用。

❹ 甲状腺激素可以在甲状腺功能减退期使用。

❺ 甲状腺激素水平升高，同时伴有吸碘率下降为亚急性甲状腺炎特异性现象。

注：1. 该病又称为肉芽肿性甲状腺炎、巨细胞性甲状腺炎。

2. 一般认为本病与病毒感染有关，多见于中年女性。

3. 典型病程可以分为早期伴甲状腺亢进症、中期伴甲状腺功能减退症以及恢复期三期。

（二）慢性淋巴细胞性（自身免疫性）

长 期 医 嘱	临 时 医 嘱
内科护理常规	血常规、尿常规、粪常规
三级护理	血生化检查
高优质蛋白、高维生素饮食	血沉
甲状腺片　80～160mg po qd	心电图
或 左旋甲状腺素片　50～150μg po qd❶	T_3、T_4、FT_3、FT_4、sTSH
	抗甲状腺微粒体抗体（MCA）❷、抗甲状腺球蛋白抗体（TGAb）、抗甲状腺过氧化物酶抗体（TPOAb）
	血清蛋白电泳
	甲状腺彩超
	甲状腺^{131}I摄取率
	甲状腺穿刺细胞学检查

❶ 甲状腺激素可在甲状腺功能低下时使用。

❷ TGAb（抗甲状腺球蛋白抗体）阳性率达 70%～80%；MCA（抗甲状腺微粒体抗体）约 90%阳性。

注：治疗原则为甲状腺激素适用于甲状腺过度肿大造成局部压迫症状或影响美观者；甲状腺压迫明显或可疑合并甲状腺恶性肿瘤可以考虑进行手术治疗，但是术后往往出现甲减。

二十一、自主性高功能甲状腺结节

长 期 医 嘱	临 时 医 嘱
内科护理常规	血常规、尿常规、粪常规
三级护理	血生化检查
高优质蛋白、高维生素饮食	心电图
甲状腺素片　120mg po qd	胸部正侧位片
或 左旋甲状腺素片　150μg	全腹 B 超
po qd❶	FT_3、FT_4、sTSH、rT_3、MCA、TGAb
	TRAb、TPOAb
	甲状腺球蛋白（TG）
	降钙素
	CEA
	尿碘测定
	甲状腺彩超或 B 超
	甲状腺核素显像❷
	甲状腺 CT 检查
	甲状腺穿刺细胞学检查（必要时）
	请外科会诊手术治疗❸

❶ 术前准备可以使用干甲状腺素制剂或左旋甲状腺素。

❷ 甲状腺核素显像对疾病诊断最有意义。结节处可呈聚[131]I增高的"热结节"，而周围萎缩的甲状腺组织仅部分显示，甚至可在扫描时完全不显示。

❸ 以手术治疗为主，之前可行放射治疗。

注：1. 本病与普通所见弥漫性甲状腺肿伴功能亢进症者不同。高功能结节并非促甲状腺素受体抗体的刺激引起；结节周围的甲状腺组织由于 TSH 受反馈抑制而呈萎缩性改变，结节可单个或多个，质地较韧，有时可有压迫气管及喉返神经的症状及体征。

2. 治疗上以手术治疗为主，术中申请冰冻病理。对于老年人伴心脏病，不宜手术时可用放射性碘治疗。并于治疗前和治疗后服用甲状腺片，每次 40mg，每天 3 次，共 7～10 天。

3. 术后还可以补充甲状腺素以使 TSH 维持在较低水平。

4. 注意放射性碘治疗前应禁止摄入碘。

二十二、甲状旁腺功能减退症（甲旁减）

长 期 医 嘱	临 时 医 嘱
内科护理常规	血生化检查
二级护理	心电图
高钙、低磷饮食 ❶	胸部正侧位片
骨化三醇　0.25～1.0μg po qd ❷	血钙、磷、镁测定 ❸
碳酸钙/维生素 D₃　600mg po bid	尿磷/钙 ❹
	血降钙素
	骨密度
	血清甲状旁腺激素（PTH）❺
	Ellsworth-Howard 试验 ❻
	头颅、长骨等 X 线平片
	10％葡萄糖酸钙　10ml iv st! ❼

　　❶ 在间歇期宜进高钙、低磷饮食，不宜多进乳品、蛋黄、菜花等食物。

　　❷ 骨化三醇是活性维生素 D₃，可促进肠道钙的吸收。

　　❸ 血清钙常低至 80mg/L 以下，甚至低至 40mg/L。血钙过低应同时测血浆蛋白，排除血浆蛋白低下所致的血钙总量的降低。

　　❹ 当血钙低于 70mg/L 时，尿钙浓度显著降低或消失。

　　❺ 血清甲状旁腺激素（PTH）水平在不同疾病类型中不同，可降低或增高。

　　❻ 静脉注射外源性 PTH 后测定注射前、后尿 cAMP 以及尿磷，可以根据不同反应鉴别不同类型。

　　❼ 用于抽搐发作期处理，必要时辅助使用苯巴比妥等。少数患者经上述处理后，血钙正常，仍抽搐者应注意血镁降低所致，可使用镁剂，如 50％硫酸镁 10～20ml 加入 5％葡萄糖 500～1000ml 中静滴。但要检测血镁，以防过高。

　　注：1. 自腺体至靶组织细胞之间任何环节的缺陷均可引起甲状

旁腺功能减退症（简称甲旁减）。甲旁减可据血清免疫活性 PTH 水平的高低，分为减少、正常和增多性甲旁减，也可按发病情况分为继发性、特发性和假性甲旁减。

2. 间歇期处理，予高钙低磷饮食、口服维生素 D 及其活性代谢产物、钙盐。

二十三、甲状旁腺功能亢进症（甲旁亢）

（一）原发性

长 期 医 嘱	临 时 医 嘱
内科护理常规	血常规、尿常规、粪常规
二级护理	全套血生化检查
低钙饮食	心电图
西咪替丁　300mg po tid❶	胸部正侧位片
	全腹 B 超
	血降钙素
	血钙、磷、镁❷
	尿磷、钙
	双能 X 线骨密度测定（DEXA）
	血清甲状旁腺激素（PTH）❸
	血浆 $1,25\text{-}(OH)_2D_3$
	尿羟脯氨酸排泄量
	皮质醇抑制试验❹
	头颅、长骨等 X 线平片❺
	请外科会诊手术治疗

❶ 西咪替丁可阻滞 PTH 的合成和分泌，降低 PTH 以降低血钙。但停药后有反跳，应缓慢停药。

❷ 血钙在疾病的早期即可增高，对诊断有帮助。如多次超过 2.7mmol/L，为高度怀疑；如大于 2.8mmol/L，意义更大。血磷常低于 1.0mmol/L，但其意义不如血钙。

❸ 血清甲状旁腺激素（PTH）：原发性甲旁亢有 90％ 高于正常；继发性甲旁亢可明显增高，但癌症时可不增高。

❹ 皮质醇抑制试验：皮质激素具有抗维生素 D 的作用，但对本病无作用，不能降低高钙血症。方法是口服氢化可的松 50mg，每天 3 次，共 10 天。

❺ 可见骨膜下皮质吸收、脱钙、骨囊肿、骨折及骨畸形等。

注：1. 甲状旁腺功能亢进症简称甲旁亢，是一组由于甲状旁腺分泌过多甲状旁腺激素（PTH），导致骨质吸收及高钙血症引起的具有特殊症状和体征的临床综合征。可分为原发性、继发性、三发性以及假性四种。

2. 一般治疗，如多饮水、低钙饮食。

3. 手术治疗，如属腺瘤，应该切除腺瘤，但须保留一枚正常腺体；如属增生，则应切除其三枚，第四枚腺体切除 50％左右。

（二）甲状旁腺危象

长 期 医 嘱	临 时 医 嘱
内科护理常规	血常规、尿常规、粪常规
一级护理	血生化检查
病重通知	心电图
低钙、高磷饮食	血钙、磷、镁❶
心电、血压、氧饱和度监测	尿磷、钙
记 24h 出入量	血降钙素
西咪替丁　300mg po tid	血清甲状旁腺激素（PTH）
NS　40ml ｜ iv bid 呋塞米　40mg	降钙素　2～8U/（kg·d）im❷ q4～6h
	血液透析（必要时）❸
NS　2000ml iv gtt qd	外科会诊手术治疗

❶ 主要表现为高钙血症，血钙可超过 16mg/dl。当血钙＞13mg/dl 时，应立即处理。

❷ 降钙素可通过破骨细胞受体降低骨钙、磷的释放，以降低血钙。宜在补足液体的情况下使用，每 4～6h 重复使用至血钙正常。

❸ 可降低血钙。

注：甲状旁腺危象往往在应激后发生，症状急剧加重，出现恶心、呕吐、乏力、多尿、脱水、虚脱以及意识改变，甚至昏迷。一旦发现即予以抢救。措施：a. 视失水情况静滴生理盐水，有条件的在

中心静脉压监测下补液；b. 尽快纠正电解质、酸碱平衡紊乱；c. 在补充血容量的基础上使用呋塞米（速尿）；d. 使用降钙素；e. 血液透析可迅速降低血钙；f. 尽早手术切除。

二十四、胰岛细胞瘤

长 期 医 嘱	临 时 医 嘱
内科护理常规	血常规、尿常规、粪常规
二级护理	全套血生化检查
高蛋白质、高纤维素多餐饮食	心电图
50%GS　40ml iv qd❶	胸部正侧位片
10%GS　500ml iv gtt qd❷	全腹 B 超
	动态血糖监测
	血清胰岛素测定
	胰岛素释放指数❸
	低血糖时胰岛素测定值❹
	血清 C 肽测定❺
	延长(5h)口服葡萄糖耐量试验
	72h 饥饿试验❻
	胰腺 CT 或 MRI 检查
	选择性腹腔干、肠系膜上动脉造影
	经肝门静脉取样测定胰岛素水平
	请外科会诊手术治疗

　　❶ 轻者立即进食含糖食物、饮料，不能口服者静注 50%葡萄糖 50ml。

　　❷ 重者及昏迷者：立即注射 50%葡萄糖 50～100ml，同时予 10%葡萄糖静脉滴注，直至患者清醒，可自行进食。因服用优降糖所致低血糖者，需连续 3 天静滴 5%～10%葡萄糖直至血糖稳定。

　　❸ 胰岛素释放指数为血浆免疫反应性胰岛素（mIU/L）与同时测定的血糖值之比值，正常<0.3 为正常，>0.4 为异常，胰岛 B 细胞瘤常大于 1。

　　❹ 本病发作时血浆胰岛素水平常超过 10 μU/ml 时应考虑进行。

❺ C肽测定：本病患者高于正常 [正常值 (1.0±0.23)ng/ml]。

❻ 饥饿试验：有 2/3 患者经 12～18h 后血糖降至 3.3mmol/L 以下；若＜2.2mmol/L 伴典型症候群者应终止试验。如禁食 72h 而不发生低血糖者可排除本病。

注：1. 治疗原则　胰岛细胞瘤尽早手术切除。

2. 低血糖发作的治疗

（1）轻者，立即进食含糖食物、饮料，不能口服者静注 50％ 葡萄糖 50ml。

（2）重者及昏迷者，立即注射 50％ 葡萄糖 50～100ml，同时予 10％ 葡萄糖静脉滴注，直至患者清醒，可自行进食。

3. 有腺垂体（垂体前叶）、肾上腺皮质功能低下者，或低血糖持续严重，可予可的松 100～300mg 静脉滴注。

二十五、低血糖症

长 期 医 嘱	临 时 医 嘱
内科护理常规	血常规、尿常规、粪常规
二级护理	血生化检查
高蛋白质、高纤维素饮食（多餐）	心电图
	胸部正侧位片
	肝脏、胆囊、胰脏、脾脏 B 超
	动态血糖监测
	血清胰岛素测定
	胰岛素释放指数
	低血糖时胰岛素测定值
	C 肽测定
	延长（5h）口服葡萄糖耐量试验
	胰腺 CT 或 MRI 检查
	50％GS　40ml iv st!❶
	10％GS　500ml iv gtt st!❷

❶、❷ 参见"胰岛细胞瘤"。

注：1. 治疗原则：病因治疗。

（1）胰岛细胞瘤应手术切除。

（2）医源性低血糖应调整降糖药。

（3）胃肠手术后反应性低血糖应少量多餐。

（4）其他内分泌疾病致低血糖应治疗原发病，补充所缺激素。

（5）特发性低血糖：高蛋白、脂肪摄入量，少量多餐，以及抗焦虑治疗。

2. 低血糖发作时治疗参见"胰岛细胞瘤"。

3. 有垂体前叶、肾上腺皮质功能低下者，或低血糖持续严重，可予以可的松 100～300mg 静脉滴注。

二十六、糖尿病

（一）入院医嘱

长 期 医 嘱	临 时 医 嘱
内科护理常规	血常规、尿常规、粪常规
二级护理	全套血生化检查
糖尿病饮食❶	心电图
测血压 bid	胸部正侧位片
测末梢血糖❷	全腹 B 超或彩超
格列吡嗪控释片　30mg po qd❸	动态（空腹、餐后）血糖监测
或 瑞格列奈　0.5～4mg po qd～tid❸	糖化血红蛋白（HbA_1c）测定
	口服葡萄糖耐量试验（OGTT）❿
或 那格列奈　0.12～0.72mg po qd～tid	空腹血浆胰岛素测定⓫
	胰岛素释放试验
二甲双胍　0.5g po bid～tid❹	血、尿 C 肽测定
阿卡波糖　50～100mg po qd～tid❺	谷氨酸脱羧酶抗体（GADA）、胰岛素自身抗体（IA-2A）⓬
罗格列酮　2～6mg po qd～bid	
或 吡格列酮　15～30mg po qd～bid❻	24h 尿蛋白定量（必要时）
	尿微量蛋白排泄率⓭
诺和灵 30R/诺和锐 30/优泌乐 25 餐前 30min/餐前 H❼	肌电图＋神经传导速度
	心脏彩超
西格列汀（捷诺维）　100mg po qd❽	双能 X 线骨密度测定（DEXA）⓮

续表

长 期 医 嘱	临 时 医 嘱
利拉鲁肽 qd H❾	血管彩超(双侧颈动脉、下肢动脉)
	眼科会诊(眼底检查)⓯

❶ 合理的饮食控制是治疗糖尿病的基础,应在规定的热量范围内达到营养平衡,从而保证患者正常的体重和体力,并减轻胰岛B细胞的负担。控制全日总热量:根据患者的标准体重、生理状况、活动强度而定,一般1800kJ/d。确定三大营养元素的量:糖类占总热量的60%,蛋白质为15%或1~1.2g/(kg·d),有肾功能损害者应减至0.6~0.8g/(kg·d),脂肪占总热量20%~25%或1.0g/(kg·d)。膳食分配:可按各1/3或1/5、2/5、2/5三餐分配。

❷ 三餐前、三餐后2h、临睡共7次,必要时加测凌晨2~3时末梢血糖。

❸ 胰岛素促泌剂:磺脲类或非磺脲类胰岛素促泌剂为2型糖尿病非肥胖型首选。餐前服用,可与其他降糖药物配合使用。磺脲类常用药物有格列吡嗪、格列齐特、格列喹酮、格列美脲等,非磺脲类胰岛素促泌剂主要有瑞格列奈与那格列奈,一般情况下磺脲类与非磺脲类胰岛素促泌剂不宜合用。选择药物要注意药物的作用强度及半衰期等,防止低血糖的发生。

❹ 双胍类降糖药是2型糖尿病肥胖型以餐后血糖升高为主者的首选。使用胰岛素治疗的1型糖尿病患者血糖波动大时也可使用,餐时或餐后服用,常用药物有二甲双胍(美迪康、格华止)等。

❺ 以餐后血糖升高为主,伴有高胰岛素血症者首选,可与其他类降糖药合用,常用药有阿卡波糖、伏格列波糖。

❻ 要在有一定胰岛素水平下才有作用,治疗2型糖尿病,可以单独应用或与磺脲类药物、胰岛素合用,治疗1型糖尿病应该与胰岛素合用。常见的有罗格列酮与吡格列酮。

❼ 胰岛素治疗的适应证为1型糖尿病、糖尿病急性并发症(糖尿病酮症酸中毒、乳酸性酸中毒、非酮症高渗性昏迷)、2型糖尿病口服磺脲类药物原发或继发性失效、2型糖尿病应激状态(严重感染、脑卒中、急性心肌梗死、外伤、手术、围妊娠期)、2型糖尿病

伴严重并发症（肾病、肾功能不全、视网膜病变、眼底出血等）、2型糖尿病血糖明显升高的正常或低体重者。胰岛素种类及剂型较多，注射方法也较多，应该根据患者情况适当调整。其中诺和灵30R可在早、晚餐前半小时皮下注射；诺和锐30/优泌乐25可在三餐前皮下注射，以达到更好的血糖控制效果。住院患者，若血糖仍控制欠佳，可使用常用胰岛素强化治疗，方法是三餐前半小时皮下注射短效胰岛素，必要时晚上21～22时皮下注射中效/长效胰岛素。胰岛素剂量应遵循个体化原则，必要时可测定患者C肽水平，评价患者胰岛细胞功能，进一步指导胰岛素剂量应用。

❽ DPP-4抑制药则能阻止GLP-1降解而增加循环中完整的、具有生物活性的GLP-1水平，从而增加胰岛素分泌，达到降低血糖的目的。DPP-4抑制药低血糖发生率小，用药方式是每天1次，便于老年患者使用，不易漏服，依从性更好。DPP-4抑制药不仅能够与二甲双胍、噻唑烷二酮类联合应用，同样也可与磺脲类、胰岛素合用，联合使用的效果更好，可使HbA₁c降低3%。

❾ 利拉鲁肽（Glraglutied）是一种只需要一天注射一次的GLP-1类似物。GLP-1由回肠黏膜上皮L细胞分泌，能够刺激胰岛素分泌；抑制胰升糖素分泌，减少肝糖产生和输出，延缓胃排空速度；增强饱感并减少自由进食的能量摄入，减轻体重；提高胰岛素敏感性；促进B细胞新生、再生和增生。GLP-1对胰岛素和胰高糖素的影响是呈葡萄糖依赖性的。GLP-1还可通过增强胰岛素生物合成和分泌，提高B细胞敏感性，改善B细胞功能。

❿ 口服葡萄糖耐量试验（OGTT）是最常用的检测手段。WHO建议75g葡萄糖口服，于口服前及口服后2h测静脉血糖。诊断标准：2h测静脉血糖≥11.1mmol/L者可诊断。

⓫ 空腹血浆胰岛素测定：用于评价部分患者的胰岛B细胞功能及血糖控制状况。2型糖尿病患者血浆胰岛素一般正常；肥胖者往往高于正常，提示有胰岛素抵抗。适用于未经胰岛素治疗的患者，对于已行胰岛素治疗患者，需行C肽水平测定。

⓬ 疑为1型糖尿病患者。

⓭ 尿微量蛋白排泄率是反映早期糖尿病肾损害的敏感指标。

⓮ 建议用于绝经后女性、男性≥50岁有烟酒史者。

⑮ 有利于发现早期糖尿病视网膜病变并指导治疗。

注：1. 糖尿病是一组常见的以血浆葡萄糖水平增高为特征的代谢内分泌疾病，其基本病理生理为绝对或相对胰岛素分泌不足和胰升糖素活性增高所引起的代谢紊乱，其特征为高血糖、糖尿、葡萄糖耐量减低及胰岛素释放试验异常。久病者常伴发心脑血管、肾、眼及神经等病变。严重病例或应激时可发生酮症酸中毒、高渗性昏迷、乳酸性中毒而威胁生命。

2. 治疗原则：糖尿病健康教育、糖尿病患者自我监测、饮食控制、运动疗法及降糖药物治疗。其中，饮食控制是基础。

3. 糖尿病健康教育内容包括糖尿病基础知识，糖尿病血糖监测指标、方法，饮食、运动、药物治疗的方法及注意事项，糖尿病并发症的预防等。

4. 糖尿病监测项目包括空腹血糖、餐后血糖，必要时监测全天血糖（三餐前后、晚睡前及夜间）、糖化血红蛋白、血脂、血尿酸、肾功能、尿糖、尿酮、尿蛋白、尿微量白蛋白、眼底、心电图、肌电图及血压、体重。

5. 选择运动治疗前应行全面体检，有严重心、脑、肾损害或急性感染者或 1 型糖尿病患者血糖控制不良者不适应运动疗法。运动方式以散步、打拳、骑车、做操为宜。

6. 降糖药物应从小剂量开始，根据血糖逐渐加量。口服降糖药种类很多，按作用机制及化学结构不同可分为以下几种。

（1）磺脲类降糖药　主要刺激胰岛 B 细胞释放胰岛素。常用的第二代磺脲类降糖药有格列齐特、格列吡嗪和格列喹酮。

（2）双胍类药物　可促进葡萄糖在肌肉等组织的利用，加速无氧糖酵解。常用的有二甲双胍。适用于轻型，尤其是肥胖型 2 型糖尿病，或与磺脲类药物联用、或防止糖耐量减低（IGT）对象发展为糖尿病。但剂量不宜大，要防止发生乳酸酸中毒。

（3）葡萄糖苷酶抑制药　通过竞争抑制小肠黏膜的 α-糖苷酶，延迟蔗糖、糊精、麦芽糖等多糖分解为单糖并在肠道吸收，降低餐后高血糖和缓解高胰岛素血症。此类药有阿卡波糖。适用于轻、中度 2 型糖尿病，可单独使用或与其他降糖药或胰岛素合用。

（4）噻唑烷二酮类。

(5) 胰岛素增敏剂。

(6) DPP-4、GLP-1。

7. 积极治疗并发症及对症处理。糖尿病慢性并发症较多，如神经病变可加用甲钴胺 $500\mu g$，每天 3 次；抗血小板聚集可用阿司匹林肠溶片 100mg，每天 1 次，口服，以防治心脑血管事件发生；阿托伐他汀 $10\sim20mg$，每天 1 次，或氟伐他汀 40mg，每天 1 次等降血脂，同时稳定动脉硬化斑块，防治糖尿病所致的大、中、小血管的并发症；应用抗生素治疗感染并发症。

8. 糖尿病控制目标：空腹血糖＜6.1mmol/L；餐后血糖＜8.0mmol/L；糖化血红蛋白（HbA_1c）＜6.5％。对于老年人，合并有心脑血管并发症的糖尿病患者，可适当放宽糖尿病血糖控制标准，空腹血糖在 8mmol/L 以下，餐后 2h 血糖在 10mmol/L 以下，可有效预防低血糖发生，同时可予以保证心、脑组织能量供应。

1 型糖尿病临床路径

一、1 型糖尿病临床路径标准住院流程

(1) 适用对象 第一诊断为 1 型糖尿病（不伴急性并发症）(ICD-10：E10.2-E10.9)。

(2) 诊断依据 《临床治疗指南-内分泌及代谢性疾病分册》(中华医学会编著，人民卫生出版社，2009 年)、《临床技术操作规范-内分泌及代谢性疾病分册》(中华医学会编著，人民军医出版社，2009 年)、《WHO 诊断标准及中国糖尿病防治指南》(2007 年)。

① 达到糖尿病诊断标准。

② 具备 1 型糖尿病特点

a. 通常年轻起病，起病迅速，症状明显，中度至重度的临床症状，包括体重下降、多尿、烦渴、多饮、体型消瘦、酮尿或酮症酸中毒等。

b. 空腹或餐后血清 C 肽水平低或缺乏；可出现免疫标记：胰岛素自身抗体 (IAA)、胰岛细胞抗体 (ICA)、谷氨酸脱羧酶抗体 (GAD)、胰岛抗原抗体 (IA-2)；需要胰岛素治疗；可伴有其他自身免疫性疾病。

③ 分型：a. 免疫介导（1A 型）；b. 特发性（1B 型）。

（3）选择治疗方案的依据　《临床治疗指南-内分泌及代谢性疾病分册》（中华医学会编著，人民卫生出版社，2009 年）、《临床技术操作规范-内分泌及代谢性疾病分册》（中华医学会编著，人民军医出版社，2009 年）、《WHO 诊断标准及中国糖尿病防治指南》（2007 年）。

① 糖尿病宣传教育和管理。

② 饮食疗法。

③ 运动疗法。

④ 自我血糖监测、低血糖事件评估。

⑤ 体重、尿酮体监测及并发症检测。

⑥ 胰岛素强化治疗及联合口服药物治疗。

（4）标准住院日一般为≤20 天。

（5）进入路径标准

① 第一诊断必须符合 ICD-10：E10.2-E10.9 1 型糖尿病（不伴急性并发症）疾病编码。

② 当患者同时具有其他疾病诊断，但在住院期间不需要特殊处理也不影响第一诊断的临床路径流程实施时，可以进入路径。

（6）住院期间检查项目

① 必需的检查项目

a. 血常规、尿常规＋酮体、粪常规。

b. 全天毛细血管血糖谱（三餐前、三餐后 2h、睡前、必要时 0 点、3am 等）。

c. 肝肾功能、电解质、血脂。

d. 胸部 X 线摄片、心电图、腹部及妇科 B 超。

e. 糖化血红蛋白（HbA₁c）、胰岛 B 细胞自身抗体（ICA、GAD）、口服糖耐量试验和同步 C 肽释放试验（病情允许时）。

f. 并发症相关检查（新诊断糖尿病和病程超过 5 年定期复诊者）：尿蛋白/肌酐、24h 尿蛋白定量、眼底检查、神经传导速度、超声心动图、颈动脉和下肢血管彩超等。

② 根据患者病情可选的检查项目

a. 血气分析、糖化血清蛋白（果糖胺）、胰岛 B 细胞自身抗体（IAA、IA-2 等）、动态血糖监测［血糖未达标和（或）血糖波动较大者］。

b. 相关免疫指标（血沉、CRP、RF、免疫球蛋白全套、补体全套、ANA 和 ENA）、自身抗体（抗甲状腺抗体、抗肾上腺抗体、抗卵巢抗体、抗甲状旁腺抗体等）、内分泌腺体功能评估（甲状腺、肾上腺、性腺、甲状旁腺、垂体）。

(7) 选择用药

① 胰岛素治疗方案选择及剂量调整

a. 餐前短效（或速效）胰岛素和睡前中效（长效或长效类似物）胰岛素方案。

b. 三餐前短效胰岛素和早晚餐前中效胰岛素方案。

c. 预混胰岛素注射方案。

d. 胰岛素泵持续皮下胰岛素注射。

② 口服降糖药：二甲双胍、葡萄糖苷酶抑制药（18 岁以下不宜使用）。

③ 对症治疗。

(8) 出院标准

① 治疗方案确定，血糖控制达标或血糖趋于稳定。

② 患者得到基本技能培训并学会自我血糖监测。

③ 完成相关并发症的检查。

④ 没有需要住院处理的并发症和（或）合并症。

(9) 变异及原因分析

① 出现急性并发症（低血糖昏迷、高渗性昏迷、酮症酸中毒、乳酸性酸中毒等），则按相应路径或指南进行救治，退出本路径。

② 合并妊娠或伴有增加控制血糖难度的合并症，延长住院时间，则按相应路径或指南进行治疗。

③ 若必须同时服用对血糖或降糖药物有影响的药物，或患者对胰岛素制剂、降糖药物有过敏情况时，导致住院时间延长、住院费用增加。

④ 出现严重的糖尿病慢性并发症（糖尿病肾病及眼部、心血

管、神经系统并发症和皮肤病变、糖尿病足）或合并感染，导致住院时间延长、住院费用增加。

二、1型糖尿病临床路径表单

适用对象：第一诊断为1型糖尿病（ICD-10：E10.2-E10.9）

患者姓名：＿＿＿ 性别：＿＿＿ 年龄：＿＿＿ 门诊号：＿＿＿ 住院号：＿＿＿

住院日期：＿＿年＿＿月＿＿日 出院日期：＿＿年＿＿月＿＿日

标准住院日：≤20天

时间	住院第1天	住院第2～10天	住院第10～20天（出院日）
主要诊疗工作	□ 询问病史及体格检查 □ 完成病历书写 □ 开化验单 □ 上级医师查房与病情评估 □ 初步确定治疗方案 □ 监测血糖谱或行动态血糖监测	□ 上级医师查房 □ 完成相关科室会诊 □ 复查相关异常检查 □ 注意病情变化 □ 确定胰岛素注射方案，调整胰岛素剂量	□ 上级医师查房，明确是否出院 □ 完成出院记录、病案首页、出院证明书等，向患者交代出院后的注意事项和复诊日期
重点医嘱	**长期医嘱** □ 内科护理常规 □ 二级护理 □ 糖尿病饮食 □ 全天血糖谱 □ 初步设定多次胰岛素注射或胰岛素泵治疗的基础剂量及餐前胰岛素剂量 **临时医嘱** □ 血常规、尿常规、粪常规及尿酮体 □ 肝肾功能、电解质、血脂	**长期医嘱** □ 同前 □ 调整胰岛素剂量 □ 降糖药 **临时医嘱** □ 口服糖耐量试验和同步C肽释放试验 □ 加测凌晨0am、3am毛细血管血糖（必要时）并发症相关检查 □ 免疫指标、其他自身抗体、内分泌腺功能评估（必要时） □ 并发症的相关处理	**出院医嘱** □ 出院带药 □ 门诊随诊

续表

时间	住院第 1 天	住院第 2～10 天	住院第 10～20 天（出院日）
重点医嘱	□ 糖化血红蛋白、胰岛 B 细胞自身抗体 □ 并发症相关检查 □ 胸部 X 线摄片、心电图、腹部及妇科 B 超 □ 血气分析、动态血糖监测（必要时）		
主要护理工作	□ 介绍病房环境、设施和设备 □ 入院护理评估	□ 糖尿病及其并发症宣教 □ 胰岛素注射方法培训 □ 血糖监测培训 □ 营养及运动培训 □ 病情观察	□ 指导患者办理出院手续
病情变异记录	□ 无　□ 有,原因: 1. 2.	□ 无　□ 有,原因: 1. 2.	□ 无　□ 有,原因: 1. 2.
护士签名			
医师签名			

2 型糖尿病临床路径

一、2 型糖尿病临床路径标准住院流程

（1）适用对象　第一诊断为 2 型糖尿病（ICD-10：E11.2-E11.9）进行高血糖控制及血管并发症筛查。

（2）诊断依据　《WHO 1999 年糖尿病诊断标准》、《2007 年版中国糖尿病防治指南》（中华医学会糖尿病分会，2007 年）。

① 有糖尿病症状（典型症状包括多饮、多尿和不明原因的体重下降等）者满足以下标准中一项即可诊断糖尿病：

a. 任意时间血浆葡萄糖≥11.1mmol/L（200mg/dl）；

b. 空腹（禁食时间大于 8h）血浆葡萄糖≥7.0mmol/L（126mg/dl）；

c. 75g 葡萄糖负荷后 2h 血浆葡萄糖≥11.1mmol/L（200mg/dl）。

② 无糖尿病症状者，需满足以上三项标准中的两项。

（3）治疗方案的选择及依据　《2007 年版中国糖尿病防治指南》（中华医学会糖尿病分会，2007 年）等。

① 一般治疗

a. 糖尿病知识教育。

b. 饮食治疗。

c. 运动疗法。

② 药物治疗

a. 口服降糖药治疗。

b. 胰岛素治疗。

（4）标准住院日为≤14 天。

（5）进入路径标准

① 第一诊断必须符合 2 型糖尿病 ICD-10：E11.2-E11.9 疾病编码。

② 除外 1 型糖尿病、妊娠糖尿病、特殊类型糖尿病及其他因素所导致的血糖升高。

③ 达到住院标准：符合糖尿病诊断标准，并经临床医师判断需要住院治疗。

④ 当患者同时具有其他疾病诊断，如在住院期间不需特殊处理也不影响第一诊断的临床路径流程实施时，可以进入路径。

（6）住院期间检查项目

① 入院后所必需进行的检查项目

a. 血常规、尿常规（包括酮体）、粪常规。

b. 全天毛细血管血糖谱（三餐前、三餐后 2h、睡前、必要时 0 时、3am 等）、动态血糖监测［血糖未达标和（或）血糖波动较大者］。

c. 肝肾功能、血脂、电解质、血黏度。

d. 糖化血红蛋白（HbA$_1$c）和糖化血清蛋白（果糖胺）。

e. 口服糖耐量试验和同步胰岛素或 C 肽释放试验。

f. 胸部 X 线摄片、心电图、腹部 B 超。

② 并发症相关检查：尿蛋白/肌酐、24h 尿蛋白定量、眼底检查、神经传导速度、心脏超声、颈动脉和下肢血管彩超等。

③ 根据患者病情需要可增加以下检查项目。

a. ICA、IAA、GAD、IA-2 自身抗体测定，血乳酸。

b. 24h 动态血压监测、运动平板试验、心肌核素检查、冠脉 CTA 或冠状动脉造影。

c. 震动觉和温度觉测定、10g 尼龙丝压力检查、踝肱比检查。

d. 肿瘤指标筛查、感染性疾病筛查。

(7) 选择用药

① 降血糖药物：口服降糖药、胰岛素或胰岛素类似物。

② 针对伴发疾病的治疗药物：降压药、调脂药、抗血小板聚集药、改善微循环药物等。

③ 对症治疗药物：根据患者情况选择。

(8) 出院标准

① 患者得到基本技能培训并学会自我血糖监测。

② 降糖治疗方案确定，血糖控制达标或血糖趋于稳定，无低血糖事件发生。

③ 完成相关并发症的检查并开始对症治疗。

④ 没有需要住院处理的并发症和（或）合并症。

(9) 变异及原因分析

① 出现急性并发症（低血糖昏迷、高渗性昏迷、酮症酸中毒、乳酸性酸中毒等），则按相应路径或指南进行救治，退出本路径。

② 合并妊娠或伴有增加控制血糖难度的合并症，延长住院时间，则按相应路径或指南进行治疗。

③ 若必须同时服用对血糖或降糖药物有影响的药物，或患者对胰岛素制剂、降糖药物有过敏情况时，导致住院时间延长、住院费用增加。

④ 出现严重的糖尿病慢性并发症（糖尿病肾病及眼部、心血管、神经系统并发症和皮肤病变、糖尿病足）或合并感染，导致住院时间延长、住院费用增加。

二、2 型糖尿病临床路径表单

适用对象：第一诊断为 2 型糖尿病（ICD-10：E11.2-E11.9）

患者姓名：＿＿　性别：＿＿　年龄：＿＿　门诊号：＿＿　住院号：＿＿

住院日期：＿＿年＿＿月＿＿日　出院日期：＿＿年＿＿月＿＿日

标准住院日：≤14 天

时间	住院第 1～2 天	住院第 3～7 天
主要诊疗工作	□ 询问病史与体格检查、完成病历书写 □ 血糖监测 □ 完善项目检查 □ 糖尿病健康教育 □ 营养治疗和运动治疗 □ 药物治疗 □ 上级医师查房，确定进一步诊疗方案 □ 向患者家属初步交代病情	□ 上级医师查房，确定进一步的检查和治疗 □ 完成上级医师查房记录 □ 调整降糖治疗方案 □ 根据相应回报的检查结果调整或维持降压、调脂治疗方案 □ 并发症相关检查与治疗
重点医嘱	**长期医嘱** □ 内科疾病护理常规/糖尿病护理常规 □ 一、二级护理 □ 糖尿病饮食 □ 糖尿病健康宣教 □ 毛细血糖测定×7 次/天 **有急性并发症者** □ 记 24h 出入量 □ 每 1～2h 测血糖 □ 建立静脉通道 □ 吸氧、重症监护（必要时） **临床医嘱** □ 血常规、尿常规（包括酮体）、粪常规 □ 血糖谱、肝肾功能、血脂、电解质、血黏度、HbA$_1$c、尿白蛋白	**长期医嘱** □ 糖尿病护理常规 □ 根据情况调整护理级别 □ 糖尿病饮食 □ 口服降糖药或胰岛素的调整 □ 降压药、调脂药及其他药物（必要时）调整 □ 并发症相关检查与治疗 **临床医嘱** □ 根据病情复查相应检查

续表

时间	住院第 1～2 天	住院第 3～7 天
重点医嘱	测定、果糖胺、糖耐量试验和同步胰岛素或 C 肽释放试验 □ 心电图、胸部 X 线摄片、腹部B超 □ 并发症相关检查 □ 根据情况进行动态血糖、血压监测等检查项目 □ 静脉补液(必要时) □ 对症处理 □ 必要时请相关科室会诊	
主要护理工作	□ 协助患者或其家属完成住院程序,入院宣教 □ 执行医嘱 □ 观察病情并及时向医师汇报 □ 危重患者的特殊处理	□ 糖尿病护理常规 □ 执行医嘱
病情变异记录	□ 无　□ 有,原因: 1. 2.	□ 无　□ 有,原因: 1. 2.
护士签名		
医师签名		
时间	住院第 8～10 天	住院第 11～14 天
主要诊疗工作	□ 上级医师查房,并发症、治疗效果、治疗方案评估,完成疾病诊断、下一步治疗对策和方案的调整 □ 完成上级医师查房记录 □ 请相关科室协助治疗 □ 确定出院日期	□ 通知出院处 □ 通知患者及其家属出院 □ 向患者交待出院后的注意事项,血糖血压的监测频率,血糖、血压、饮食、运动情况及记录方法,预约复诊日期 □ 将"出院总结"交给患者 □ 如果患者不能出院,在"病程记录"中说明原因和继续治疗的方案

续表

时间	住院第 8～10 天	住院第 11～14 天
重点医嘱	**长期医嘱** □ 糖尿病护理常规 □ 二～三级护理 □ 运动及饮食治疗 □ 降糖药物的调整 □ 其他药物的应用及调整 □ 并发症治疗方案及药物的调整 **长期医嘱** □ 根据病情下达	**出院医嘱** □ 出院带药 □ 门诊随诊
主要护理工作	□ 糖尿病护理常规 □ 执行医嘱 □ Ⅱ级预防教育 □ 进行胰岛素治疗者教会患者正确的注射方法 □ 正确的血糖测定方法及记录方法 □ 告知患者低血糖的可能原因及处理原则	□ 协助患者办理出院手续 □ 出院指导:Ⅱ级预防教育,复诊时间及注意事项
病情变异记录	□ 无　□ 有,原因: 1. 2.	□ 无　□ 有,原因: 1. 2.
护士签名		
医师签名		

(二)糖尿病酮症酸中毒

长 期 医 嘱	临 时 医 嘱
内科护理常规	血常规、尿常规、粪常规
一级护理	尿糖、尿酮监测
糖尿病流质饮食	血肾功能、电解质(K^+、Na^+、Cl^-)
病重通知	动态血糖检测

长 期 医 嘱	临 时 医 嘱
心电、血压、血氧饱和度监测	血浆渗透压、二氧化碳结合力测定
持续吸氧	血气分析
记 24h 出入量	心电图（床边）
	胸部正侧位片
	NS　1000ml iv gtt（2h 内）st!
	NS　500ml 胰岛素　20U　｜ iv gtt（16～ 10%氯化钾　15ml｜ 20 滴/min）❶

❶ 一般使用小剂量中性速效胰岛素 0.1U/(kg·h) 加入生理盐水持续静滴；2h 后血糖无下降，胰岛素量加倍；血糖降至＜13.9mmol/L后，改用 5% 葡萄糖液，按葡萄糖：胰岛素比例（2～4）g：1U 加入胰岛素，维持血糖 7.8～11.1mmol/L，并视血糖波动情况改变其比例；尿酮转阴、患者可规律进食后，改为皮下注射胰岛素，恢复平时的治疗。除高血钾、无尿者暂缓补钾外，治疗开始即予静脉补钾，一般在 500ml 生理盐水或葡萄糖液中加入氯化钾 10～15ml 静脉滴注，尤其是胰岛素治疗后血钾容易向细胞内转移。可根据血糖下降速度调整液体滴速。

注：1. 一般治疗　吸氧；建立静脉输液通道；意识障碍者留置尿管，记液体出入量；密切观察生命体征；监测血糖、血钾、二氧化碳结合力、尿酮。现有血酮体测量仪器，能够更准确地反映患者酮体水平，指导治疗。

2. 补液

（1）首先使用生理盐水或林格液。

（2）视失水及心功能情况决定补液量和速度，一般输液总量按体重 10% 计算，初始 2h 输液 1000～2000ml。

（3）血糖降至＜13.9mmol/L 后，改用 5% 葡萄糖液，同时加入胰岛素。

3. 补碱，纠正酸中毒。一般认为血 pH＜6.9 或 CO_2CP＜10mmol/L者予小剂量补碱。

4. 消除诱因，感染是最常见的主要诱因。常见的有呼吸道、泌尿道、消化道等感染，要注意隐匿的感染灶，根据不同的病原菌选择相应的抗生素治疗。

5. 治疗并发症，如心力衰竭、心律失常；休克；急性肾功能衰竭；弥散性血管内凝血（DIC）等。

（三）高渗性高血糖状态

长　期　医　嘱	临　时　医　嘱	
一级护理 　或 昏迷护理(必要时)	尿糖、尿酮监测	
	血肾功能、电解质(K^+、Na^+、Cl^-)	
糖尿病流质饮食	动态血糖检测	
病重通知	血浆渗透压、二氧化碳结合力测定❶	
心电、血压、血氧饱和度监测	血气分析	
持续吸氧	心电图（床边）	
记 24h 出入量	头颅 CT 检查❷	
	NS　　500ml 胰岛素　　20U 10％氯化钾　　15ml	iv gtt (16～ 20 滴/min)❸
	NS　1000ml iv gtt（2h内）st!	

❶ 血清渗透压往往大于 350mOsm/L，临床上可用公式计算：血清渗透压＝$[2×Na^+ ＋2K^+]$＋[葡萄糖]＋[尿素氮]。

❷ 了解有无脑水肿。酌情用于鉴别诊断。

❸ 参见糖尿病酮症酸中毒。

注：1. 非酮症高渗性高血糖状态的治疗原则　防治各种诱发因素；有效的、足量补液是抢救本病的关键；胰岛素治疗，并密切监测血糖，及时调整。有昏迷者予以昏迷护理及各种对症治疗。

2. 充分补液　补液量可视脱水程度的不同而不同。一般按原体重的 10％计算，第 1 小时补液量可达 1000ml，但心力衰竭患者应减慢输液速度，可在 24h 补液 4000～8000ml，以纠正脱水状态和低血压，并保持尿量正常。神志清楚者可多饮水。

3. 胰岛素治疗　主张小剂量短效胰岛素静脉滴注。用法同前。应注意每 1～2h 监测血糖，以每小时血糖下降 4～6U 为宜，避免血糖下降太快诱发脑水肿、低血糖。同时及时补钾，防治低血钾的发生。

二十七、肥胖症

长 期 医 嘱	临 时 医 嘱
内科护理常规	体重指数测定❸
三级护理	全套血生化检查
低脂、低热量饮食	皮下脂肪厚度测量❹
运动疗法	血 T_3、T_4、TSH、ACTH
二甲双胍　0.25g po tid❶	性激素检测
阿卡波糖　50mg po tid❷	头颅、蝶鞍 X 线摄片
	垂体、肾上腺 CT/MRI 检查
	眼科会诊(视力、视野、眼底)

❶ 肥胖合并糖尿病者可服用二甲双胍。

❷ 为 α-糖苷酶抑制药,使来自碳水化合物的葡萄糖的降解和吸收入血速度变缓,降低了餐后血糖的升高,使平均血糖值下降。

❸ 根据身高、体重按体重质量指数 [体重(kg)/身高^2(m^2)] 来计算,>24 为肥胖症。

❹ 用皮肤皱褶卡钳测量皮下脂肪厚度:常用测量部位为三角肌外皮脂厚度及肩胛角下。两处相加,成人男性≥4cm,女性≥5cm 即可诊断。

注:1. 肥胖症可分为单纯性肥胖症和继发性肥胖症。继发性肥胖症往往继发于下丘脑、垂体、甲状腺、肾上腺和胰腺疾病,应针对病因进行治疗。

2. 饮食和运动疗法是肥胖症的基础治疗。

3. 药物治疗主要有两大类。

(1) 食欲抑制药　苯丙胺类。

(2) 代谢刺激剂　常用的有甲状腺激素类,如甲状腺片 30mg,每天 3 次,口服,每周增加剂量一次,可至 240mg;有心悸、失眠、紧张、激动、出汗、心律失常等,部分有肝功能损害,应严密监视。

二十八、高脂蛋白血症

长 期 医 嘱	临 时 医 嘱
内科护理常规	血脂全套

续表

长 期 医 嘱	临 时 医 嘱
三级护理	血生化全套
低脂、低热量饮食	心电图
运动疗法	血 FT_3、FT_4、TSH
吉非罗齐　300mg po bid❶ 　　或 阿托伐他汀　10～20mg po qd❷ 　　或 阿昔莫司　0.25～0.5g po qn❸	

❶ 吉非罗齐是贝特类降脂药物，对血清三酰甘油（甘油三酯）和低密度脂蛋白有明显的降低作用。故用于甘油三酯升高为主的高脂血症患者。

❷ HMG-CoA 还原酶抑制药是目前广泛使用的降胆固醇和低密度脂蛋白的药物。循证医学表明他汀类降脂药物长期使用能有效预防心、脑血管事件的发生。该类药物有阿托伐他汀（立普妥）、辛伐他汀（辛可、舒降之）、氟伐他汀（来适可）和普伐他汀（普拉固）。其副作用有肝功能损害和横纹肌溶解。定期检查肝功能，避免与贝特类药物合用以免增加横纹肌溶解。

❸ 阿昔莫司是一种人工合成的烟酸衍生物，主要抑制脂肪组织释放非酯化脂肪酸，使甘油三酯、VLDL 及 LDL 的生成减少；同时激活脂蛋白酯酶，加速 VLDL 的降解；并可抑制肝酯酶而升高 HDL-胆固醇水平。

注：1. 治疗原则　饮食治疗、运动疗法也是关键。推荐日常饮食中脂肪成分要低于总热量的 20%，限制脂肪酸和胆固醇的摄入，增加食物纤维素。

2. 药物干预适用于经饮食控制后血脂仍高于正常水平者。应根据不同类型选择贝特类或他汀类降脂药物。

3. 要针对病因治疗，如糖尿病、甲状腺功能减退。

二十九、痛风及高尿酸血症

长 期 医 嘱	临 时 医 嘱
内科护理常规	血常规

续表

长 期 医 嘱	临 时 医 嘱
二级护理	全套血生化检查
低嘌呤饮食❶	血尿酸
秋水仙碱 0.5～1mg（首次）po	24h尿尿酸
1～2h后 0.5～1mg po ql～2h❷	病变关节 X 线摄片
别嘌醇 0.1g po tid❸	腹部平片
或 别嘌醇缓释片 0.1g qd	双肾、输尿管、膀胱 B 超
丙磺舒 0.25g po tid❹	痛风结节活检
尼美舒利 100mg po bid	
苯溴马隆 50～100mg po qd❺	

❶ 在间歇期和慢性期饮食控制很重要。避免进食高嘌呤饮食，如动物内脏、海味、贝壳类、肉类、豆类和坚果类等，建议进食牛奶、鸡蛋、蔬菜类。且要多饮水，有助尿酸的排泄。注意避免过劳、紧张、饮酒，不宜受冷，保护病变关节。

❷ 秋水仙碱对本病有特效，用于急性发作期治疗。开始每1～2h 口服 0.5～1mg。至症状缓解或出现恶心、呕吐、腹泻等胃肠道反应时停用。一日总量不超过 6mg，停服 72h 后一日量为 0.5～1mg，分次口服，连续 7 天。应注意骨髓抑制和肝功能损害。

❸ 别嘌醇可抑制尿酸合成。口服 100～200mg，每天 3 次。现有别嘌醇缓释片，每天 1 片，使用更方便，有利于高尿酸血症患者的血尿酸控制。

❹ 丙磺舒可碱化尿液，减少泌尿系统结石形成。

❺ 本品为苯骈呋喃衍生物，具有抑制肾小管对尿酸的再吸收作用，因而降低血中尿酸浓度。对于有尿酸结石的患者要慎用。

注：1. 本病是嘌呤代谢紊乱所致的疾病。临床上表现痛风性关节炎，以及痛风结石的沉积。

2. 急性发作期应予以药物治疗，如秋水仙碱、别嘌醇。无效者加用非甾体类抗炎药，如尼美舒利、萘普生、吲哚美辛（消炎痛）、布洛芬等。对病情严重者可用泼尼松。

3. 对症治疗，如伴有高血压、冠心病、肥胖症、尿路感染和肾功能不全需对症治疗；关节活动困难应予以理疗和康复锻炼。

第七章 风湿性疾病及骨关节病

一、风湿热

长期医嘱	临时医嘱
内科护理常规❶	尿常规
二级护理	生化全套
或 一级护理	红细胞沉降率（ESR）
普通饮食	血清糖蛋白电泳
或 半流质饮食	免疫球蛋白（IgM、IgG）、循环免疫复合物（CIC）和补体 C3
苄星青霉素　120 万 U im qw（皮试）	抗链球菌溶血素"O"（ASO）
或 红霉素　0.25g po qid❷	咽拭子培养链球菌
或 罗红霉素　0.15g po bid	心电图
乙酰水杨酸　1.0g po tid/qid❸	超声心动图
或 吲哚美辛　25mg po tid	抗 DNA 酶❺
或 萘普生　0.5g po bid	抗心肌抗体（AHRA）❻
泼尼松　10mg po tid/qid❹	抗 A 组链球菌菌壁多糖抗体（ASP）
或 5%GS　500ml ╲iv gtt qd	外周血淋巴细胞促凝血活性试验（PCA）
氢化可的松　200mg ╱	类风湿因子（RF）、抗双键 DNA 抗体、抗 Sm 抗体、HLA-B_{27}❼
	结核菌素皮试、血培养、病毒中和试验❽
	心肌核素检查（ECT）

❶ 有心肌炎者应卧床休息，待体温正常、心动过速控制、心电图改善后，继续卧床休息 3～4 周后恢复活动。急性关节炎早期亦应卧床休息，至血沉、体温正常后开始活动。

❷ 对青霉素过敏或耐药者选用红霉素或罗红霉素。

❸ 对单纯关节受累，首选非甾体类抗炎药。常用乙酰水杨酸(阿司匹林)，开始剂量成人 3～4g/d，分 3～4 次口服。亦可用其他非甾体类抗炎药（见"类风湿关节炎"）。

❹ 糖皮质激素用于心脏炎，开始剂量 30～40mg/d，病情缓解后减量至 10～15mg/d 维持治疗。对有心包炎、心脏炎合并急性心力衰竭病重者，可静脉滴注地塞米松 5～10mg/d 或氢化可的松 200mg/d，至病情改善后，改口服激素治疗。心脏炎疗程最少 12 周。糖皮质激素抗风湿疗程，单纯关节炎为 6～8 周。如病情迁延，应根据临床表现及实验室检查结果，延长疗程至病情完全恢复为止。为防止停用激素后出现反跳现象，可于停用激素前 2 周或更早一些时间加用阿司匹林，待激素停用 2～3 周后才停用阿司匹林。

❺ 抗 DNA 酶阳性率 85% 左右，持续高峰时间较 ASO 长，对判断链球菌感染意义较大。

❻ 特异性免疫指标，对诊断风湿性心脏炎有重要意义。AHRA 阳性率 48.3%～70%，ASP 阳性率 70%～80%，PCA 阳性率在 80% 以上，有较高的敏感性和特异性。

❼ 应排除类风湿关节炎、系统性红斑狼疮、强直性脊柱炎的早期等。

❽ 用于与结核感染过敏性关节炎（Poncet 病）、亚急性感染性心内膜炎、病毒性心脏炎的早期鉴别。

注：1. 治疗目标　清除链球菌感染，去除诱发病因；控制临床症状，使心脏炎、关节炎、舞蹈病及其他症状迅速缓解；处理各种并发症和合并症，提高患者身体素质和生活质量，延长寿命。

2. 消除链球菌感染灶是去除风湿热病因的重要措施。首选苄星青霉素，对初发链球菌感染，体重在 27kg 以上，用 120 万 U 一个剂量即可。对再发风湿热或风湿性心脏病的继发性预防用药，视病情每 1～3 周肌注上述剂量一次，至链球菌感染不再反复发作后，可改为每 4 周肌注一次。对青霉素过敏或耐药者,可改用红霉素或罗红霉素,疗程 10 天。或用林可霉素、头孢菌素类或喹诺酮类亦可。或阿奇霉素 5 天疗法,第 1 天 500mg/d,分 2 次服,第 2～5 天,250mg 顿服,经上述足疗程治疗后,可继用红霉素 0.5g/d 或磺胺嘧啶(或磺胺噻唑)1g,每天 1 次作长期预防。注意多饮水,定期复查血象,以防白细胞减少。

继发性的预防期限:对年幼患者,有易感倾向,反复风湿热发作,有过心脏炎或遗留瓣膜病者,预防期限应尽量延长,最少 10 年或至 40 岁,甚至终身预防。对曾有心脏炎,但无瓣膜病遗留者,预防期限最少 10 年。对单纯关节炎,预防期限最少 5 年。

3. 亚临床心脏炎的处理:既往无心脏炎病史,近期有过风湿热,定期追踪及坚持长效青霉素预防,无需特殊处理。对曾患心脏炎或现患风湿性心脏病者,可根据实验室检查(如血沉、抗心脏抗体或 ASP、PCA 等)、超声心动图、心电图及体征的变化而制定具体治疗措施。

(1)如仅有轻微体征改变而上述各项检查正常者,无需抗风湿治疗,应继续追踪观察。

(2)如实验室检查变化明显,但无其他原因解释,可试行 2 周的抗风湿治疗(一般用阿司匹林),如 2 周后实验室检查恢复正常,则不需要进一步处理,如实验室检查仍不正常,可再继续抗风湿治疗 2 周后复查有关项目,如仍不转阴,又有可疑症状及体征或超声心动图或心电图改变者,需进行正规抗风湿治疗。

(3)如实验室检查、心电图、超声心动图均有明显改变,而无其他原因解释者,虽无明显症状,应作进一步观察及做 1 个疗程抗风湿治疗。对有舞蹈病的患者应在上述治疗基础上加用镇静药,如地西泮(安定)、巴比妥或氯丙嗪等,应尽量避免强光、噪声刺激。

4. 并发症和合并症治疗　患者易患肺部感染,重症可致心功能不全,有时并发心内膜炎、高脂血症、高血糖、高尿酸血症。高龄风湿性心脏病患者易合并冠心病以至急性心肌梗死。故激素及非甾体类抗炎药的剂量和疗程要适当,及时发现和处理并发症和合并症。

二、系统性红斑狼疮（SLE）

（一）轻型

长 期 医 嘱	临 时 医 嘱
内科护理常规	血常规、尿常规、生化全套
二级护理	血沉（ESR）、C 反应蛋白（CRP）
普通饮食	抗核抗体谱（ANAs）❹
泼尼松　50mg po qd❶	抗双链 DNA 抗体、抗 Sm 抗体
双氯芬酸　25mg po tid❷	心电图
或 萘普生　0.5g po bid	胸部正位
羟氯喹　0.2g po bid❸	毛细血管镜检查
双嘧达莫　25mg po tid	抗 ENA 抗体谱
	免疫球蛋白（IgG、IgM、IgA）
	补体（C3、C4、CH50）
	抗心磷脂抗体和狼疮抗凝物
	cANCA、pANCA
	皮肤狼疮带试验　prn

❶ 糖皮质激素是治疗系统性红斑狼疮（SLE）的基础药，应个体化，按病情确定剂量。小剂量激素（泼尼松≤10mg/d）可减轻症状。也可短期局部应用激素治疗皮疹，但脸部应避免使用强效激素类外用药，一旦使用，不应超过 1 周。必要时可用硫唑嘌呤、甲氨蝶呤或环磷酰胺等免疫抑制药。

❷ 非甾体类抗炎药（NSAIDs）可控制关节炎。应注意消化道溃疡、出血、肾功能、肝功能等方面的副作用。常用 NSAIDs 见"类风湿关节炎"。

❸ 抗疟药可控制皮疹和减轻光敏感。氯喹 0.25g，每天 1 次，或羟氯喹 200mg，每天 1~2 次。注意眼底病变，用药超过 6 个月者，可停药 1 个月，有视力明显下降者，应检查眼底。有心脏病史者，特别是心动过缓或有传导阻滞者禁用抗疟药。

❹ 其中免疫荧光抗核抗体（IFANA）是 SLE 的筛选检查。抗

dsDNA 抗体对 SLE 的特异性为 95%，敏感性为 70%，它与疾病活动性及预后有关。抗 Sm 抗体的特异性高达 99%，但敏感性仅 25%，该抗体的存在与疾病活动性无明显关系。抗核糖体 P 蛋白抗体与 SLE 的精神症状有关。抗单链 DNA、抗组蛋白、抗 U1RNP、抗 SSA 和抗 SSB 等抗体也可出现于 SLE 的血清中，但其诊断特异性低。

（二）重型

长 期 医 嘱	临 时 医 嘱
内科护理常规	血常规、尿常规、生化全套
一级护理	ESR、CRP
病重通知	抗 核 抗 体 谱（ANAs）、抗
普通饮食	ENA 抗体谱
或 半流质饮食	抗 dsDNA 抗体、抗 Sm 抗体
双氯芬酸　25mg po tid	心电图
或 萘普生　0.5g po bid	胸部正位片
羟氯喹　0.2g po bid	毛细血管镜检查
双嘧达莫　25mg po tid	免疫球蛋白（IgG、IgM、IgA）
甲泼尼龙❶　1.0g ｜ iv gtt（1～2h 缓慢	补体（C3、C4、CH50）
5%GS　250ml ｜ 滴完）qd×3 次	抗心磷脂抗体和狼疮抗凝物
	cANCA、pANCA
	皮肤狼疮带试验　prn
	抗红细胞抗体
	抗血小板抗体
	肾活检　prn
	血浆置换❷　prn

　❶ 糖皮质激素的使用应个体化。重型 SLE：泼尼松 1mg/(kg·d)，晨起 1 次服用（高热者分次服用），病情稳定后 2 周或疗程 8 周内，开始以每 1～2 周减 10%的速度缓慢减量，减至泼尼松 0.5mg/(kg·d)后，减药速度按病情适当调慢，维持剂量尽量小于 10mg/d。有重要脏器受累，或狼疮危象者：泼尼松≥2mg/(kg·d)，甚至用甲泼尼龙（MP）冲击治疗，MP500～1000mg，每天 1 次，加入 5%葡萄糖 250ml，缓慢静脉滴注 1～2h，连续 3 天为 1 个疗程，疗程间

隔期 5～30 天，间隔期和冲击后需口服泼尼松 0.5～1mg/(kg·d)，疗程和间隔期长短视具体病情而定，与环磷酰胺冲击疗法配合使用。SLE 的激素疗程较漫长，应注意保护下丘脑-垂体-肾上腺轴，避免使用地塞米松等长效和超长效激素。激素的副作用有感染、高血压、高血糖、高血脂、低钾血症、骨质疏松、无菌性骨坏死、白内障、体重增加、水钠潴留等。对重症 SLE 患者，尤其是在危及生命的情况下，股骨头无菌性坏死并非是使用大剂量激素的绝对禁忌。大剂量 MP 冲击疗法常见副作用包括面红、失眠、头痛、乏力、血压升高、短暂的血糖升高；严重副作用包括感染、上消化道大出血、水钠潴留、诱发高血压危象、诱发癫痫大发作、精神症状、心律失常。MP 冲击治疗强调缓慢静脉滴注 60min 以上，用药前需注意水、电解质和酸碱平衡。

❷ 血浆置换疗法用于多脏器损害、激素效果不著、器质性脑病综合征、全血细胞减少及活动性肾炎等重症者，需配合激素和免疫抑制药。一般每次置换 1～1.5L，每周 2～6L，分 2～3 次进行，持续 2～3 周。

注：1. 重型 SLE 的治疗为两个阶段，即诱导缓解和巩固治疗。诱导缓解期多需超过半年至 1 年。

2. 其他药物。a. 硫唑嘌呤：对浆膜炎、血液系统疾病、皮疹等较好。用法 1～2.5mg/(kg·d)，常用剂量 50～100mg/d。其副作用包括骨髓抑制、胃肠道反应和肝功能损害等。b. 甲氨蝶呤：主要用于关节炎、肌炎、浆膜炎和皮肤损害者。剂量 10～15mg，每周 1 次，或依据病情适当加大剂量。其副作用有胃肠道反应、口腔黏膜糜烂、肝功能损害、骨髓抑制，偶见肺炎和肺纤维化。c. 来氟米特：前 3 天，先予 1000mg/d 负荷量，接着 200mg/d 维持。其副作用有胃肠功能紊乱、高血压、白细胞减少、一过性转氨酶升高和肺纤维化。

（三）狼疮肾炎和狼疮血管炎

长 期 医 嘱	临 时 医 嘱
内科护理常规	血常规、尿常规、生化全套
一级护理	ESR、CRP

续表

长 期 医 嘱	临 时 医 嘱
病重	抗核抗体谱（ANAs）、抗 ENA 抗体谱
普通饮食 或 半流质饮食	
	抗 dsDNA、抗 Sm 抗体
甲泼尼龙 1.0g ｜ iv gtt（1～2h 缓慢 5%GS 250ml ｜ 滴完）qd×3 次	心电图
	胸部正位片
NS 100ml ｜ iv gtt 环磷酰胺 750mg/m² ｜ q3～4w❶	毛细血管镜检查
或 环孢素 3mg/(kg・d) po bid❷	免疫球蛋白（IgG、IgM、IgA）
或 霉酚酸酯 10mg/(kg・d) po bid❸	补体（C3、C4、CH50）
	抗心磷脂抗体和狼疮抗凝物
	cANCA、pANCA
	皮肤狼疮带试验 prn
	抗红细胞抗体、抗血小板抗体
	抗神经元抗体
	肾活检 prn
	血浆置换 prn

❶ 用于狼疮肾炎和血管炎治疗。环磷酰胺标准冲击疗法：0.5～ 1.0g/m² 体表面积，加入生理盐水 250ml 中静滴，每 3～4 周 1 次，难治、危重患者可缩短冲击间期。在巩固治疗阶段，继续环磷酰胺冲击治疗，逐渐延长用药间歇期，至约 3 个月一次，维持数年。白细胞低限值不小于 $3.0×10^9$/L。其副作用包括：白细胞减少和诱发感染、性腺抑制（尤其是女性的卵巢功能衰竭）、胃肠道反应、脱发、肝功能损害，少见远期致癌作用（主要是淋巴瘤等血液系统肿瘤）、出血性膀胱炎、膀胱纤维化和长期口服而导致的膀胱癌。

❷ 对狼疮肾炎（特别是 V 型狼疮肾炎）有效。剂量 3～5mg/(kg・d)，分 2 次口服。注意肝功能、肾功能及高血压、高尿酸血症、高血钾等。血肌酐较用药前升高 30%，需减药或停药。

❸ 用于治疗狼疮肾炎，有效控制 IV 型狼疮肾炎活动。剂量 10～

30mg/(kg·d)，分2次口服。其副作用有胃肠道反应、白细胞减少、高血钾和肌痛。

（四）合并妊娠

长期医嘱	临时医嘱
内科护理常规	血常规、尿常规、生化全套
二级护理	血沉（ESR）
普通饮食	C反应蛋白（CRP）
阿司匹林　100mg po qd❶	凝血象
低分子肝素　400IU H(腹壁旁) qd❷	抗核抗体谱（ANAs）
泼尼松　30mg po qd	抗Sm抗体、抗双链DNA抗体
或 地塞米松　6mg im q12h×4❸	
或 倍他米松　12mg im q24h×2	心电图
	抗心磷脂抗体和狼疮抗凝物
	妇科B超
	妇科会诊

❶ 有习惯性流产病史和抗磷脂抗体阳性的孕妇，口服低剂量阿司匹林（100mg/d）。

❷ 有习惯性流产病史和抗磷脂抗体阳性的孕妇，注射小剂量低分子肝素抗凝。

❸ 妊娠3个月后出现疾病活动时，加泼尼松（≤30mg/d）。对妊娠已达28周而在7天内有可能分娩者，用地塞米松6mg，肌内注射，每12h 1次，连续4次，或倍他米松12mg，肌内注射，每12h 1次，连续2次，疗程完成后，即可行剖宫产术。妊娠后期病情活动，可根据病情短期加大激素剂量。

注：1. 妊娠生育处理：在无重要脏器损害、病情稳定1年或1年以上、细胞毒免疫抑制药（环磷酰胺、甲氨蝶呤等）停药半年、激素仅用小剂量维持时方可妊娠。病情不稳定时不应妊娠。妊娠头3个月病情明显活动，建议终止妊娠。

2. 妊娠后期如并发先兆子痫，需与狼疮肾炎恶化鉴别。妊娠前3个月至全部妊娠期禁用环磷酰胺、甲氨蝶呤等免疫抑制药。

三、狼疮危象

（一）急进性肾小球肾炎

长 期 医 嘱	临 时 医 嘱
内科护理常规	血常规、尿常规、生化全套
一级护理	ESR、CRP
病重通知	抗核抗体谱（ANAs）、抗 ENA 抗体谱
普通饮食	
或 半流质饮食	抗 dsDNA 抗体、抗 Sm 抗体
双氯芬酸　25mg po tid	心电图
或 萘普生　0.5g po bid	胸部正位片
羟氯喹　0.2g po bid	毛细血管镜检查
双嘧达莫　25mg po tid	免疫球蛋白（IgG、IgM、IgA）
甲泼尼龙　1.0g　iv gtt（1~2h 缓慢	补体（C3、C4、CH50）
5%GS　250ml　滴完）qd×3 次❶	抗心磷脂抗体和狼疮抗凝物
或 NS　100ml　｜iv gtt	cANCA、pANCA
环磷酰胺　750mg/m²　｜q2w❶	皮肤狼疮带试验　prn
	抗红细胞抗体、抗血小板抗体
	抗神经元抗体
	肾活检　prn
	血液透析　prn

❶ 肾脏病理多符合 WHO 的Ⅳ型狼疮肾炎。治疗包括纠正水电解质酸碱平衡紊乱、低蛋白血症，防治感染，纠正高血压、心力衰竭等合并症，必要时透析支持治疗。积极使用激素［泼尼松≥2mg/（kg·d）］，或使用大剂量 MP 冲击疗法，同时用环磷酰胺 0.5~0.8g/m² 体表面积，每 2 周进行 1 次静脉冲击治疗。

（二）神经精神性狼疮

长 期 医 嘱	临 时 医 嘱
内科护理常规	血常规、尿常规、生化全套

续表

长 期 医 嘱	临 时 医 嘱
一级护理 　或 截瘫护理　prn❶	ESR、CRP 　抗核抗体谱（ANAs）、抗
病重通知	ENA 抗体谱
普通饮食 　或 半流质饮食	抗 dsDNA 抗体、抗 Sm 抗体 心电图
双氯芬酸　25mg po tid 　或 萘普生　0.5g po bid	胸部正位片 毛细血管镜检查
羟氯喹　0.2g po bid	免疫球蛋白(IgG、IgM、IgA)
阿司匹林　100mg po qd❷	补体(C3、C4、CH50)
低分子肝素　4000IU H（腹壁旁） bid❸	抗心磷脂抗体和狼疮抗凝物 cANCA、pANCA
甲泼尼龙　1.0g ｜iv gtt（1～2h缓慢 5%GS　250ml ｜滴完）qd×3 次	皮肤狼疮带试验　prn 抗红细胞抗体、抗血小板抗体 抗神经元抗体
	肾活检　prn
	血浆置换　prn
	血液透析　prn
	造血干细胞移植　prn
	NS　20ml　｜鞘内注射 地塞米松 10mg｜qw×3 次❹ 　或 甲氨蝶呤　10mg prn

❶ 中枢狼疮包括横贯性脊髓炎在内，予以截瘫护理。

❷ 抗血小板聚集药物。

❸ 抗凝血。

❹ 在除外中枢神经系统感染的情况下，用地塞米松 10mg，或地塞米松 10mg 加甲氨蝶呤（MTX）10mg 鞘内注射，每周 1 次，共 2～3 次。

　　注：神经精神性狼疮的治疗，在 SLE 的基础药物上强调对症治疗，如抗精神病和抗癫痫治疗，加用抗凝血、抗血小板聚集药物。并加强护理。

（三）重症血小板减少性紫癜

长 期 医 嘱	临 时 医 嘱
内科护理常规	血常规、尿常规、生化全套
一级护理	ESR、CRP
病重(危)通知	抗核抗体谱（ANAs）、抗
半流质饮食	ENA 抗体谱
甲泼尼龙　1.0g　iv gtt（1～2h缓慢 5%GS　250ml　滴完）qd×3 次	抗 dsDNA 抗体、抗 Sm 抗体
	心电图
丙种球蛋白　2g iv gtt qd❶	胸部正位片
NS　20ml 长春新碱　2mg　iv qd d1❷	毛细血管镜检查
	免疫球蛋白(IgG、IgM、IgA)
达那唑　0.2g po tid	补体(C3、C4、CH50)
维生素 C　0.2g po tid	抗心磷脂抗体和狼疮抗凝物
	cANCA、pANCA
	皮肤狼疮带试验　 prn
	抗红细胞抗体、抗血小板抗体
	骨髓穿刺
	外科会诊❸

❶ 大剂量静脉注射丙种球蛋白：IgG 0.4g/(kg·d) 静脉滴注，5 天为 1 个疗程。可缓解病情。

❷ 可静脉滴注长春新碱（VCR）1～2mg，qw×(3～6) 次。无骨髓增生低下的重症血小板减少性紫癜可用环磷酰胺、环孢素等。

❸ 内科非手术治疗无效，可考虑脾切除。

注：1. 患者宣教：树立乐观情绪，正确认识疾病，明白规律用药的意义。学会自我认识疾病活动的征象，配合治疗，遵从医嘱，定期随诊，懂得长期随访的必要性。避免过多的紫外线暴露，使用防紫外线用品，避免过度疲劳、感染、环境变化，避免使用可能引起药物性狼疮的药物。应节育，活动期避免妊娠。

2. 弥漫性出血性肺泡炎和急性重症肺间质病变的治疗包括氧疗、必要时机械通气、控制感染和支持治疗。可试用大剂量 MP 冲击治疗、IVIG 和血浆置换。

3. 严重的肠系膜血管炎的治疗：泼尼松至少 $2mg/(kg \cdot d)$。注意水电解质酸碱平衡，加强肠外营养支持，防治合并感染，避免不必要的手术探查。一旦并发肠坏死、穿孔、中毒性肠麻痹，应及时手术治疗。

4. SLE 活动性的表现：各种临床症状，尤其是新近出现的症状，以及与 SLE 相关的多数实验室指标，都与疾病的活动有关。提示 SLE 活动的主要表现有：中枢神经系统受累（可表现为癫痫、精神病、器质性脑病、视觉异常、颅神经病变、狼疮性头痛、脑血管意外等，但需排除中枢神经系统感染），肾脏受累（包括管型尿、血尿、蛋白尿、脓尿），血管炎，关节炎，肌炎，皮肤黏膜表现（如新发红斑、脱发、黏膜溃疡），胸膜炎，心包炎，低补体血症，DNA 抗体滴度增高，发热，血三系减少（需除外药物所致的骨髓抑制），血沉增快等。SLE 活动性判断标准以 SLE 活动性指数（SLEDAI）最为常用，活动积分在 20 以上者提示很明显的活动。

5. SLE 病情轻重程度的评估。

(1) 轻型 SLE　诊断明确或高度怀疑者，但临床稳定，所累及的靶器官（包括肾脏、血液系统、肺脏、心脏、消化系统、中枢神经系统、皮肤、关节）功能正常或稳定，呈非致命性。

(2) 重型 SLE　多脏器受累，如心脏（冠状动脉血管受累、Libman-Sacks 心内膜炎、心肌炎、心脏压塞、恶性高血压），肺脏（肺动脉高压、肺出血、肺炎、肺梗死、肺萎缩、肺间质纤维化），消化系统（肠系膜血管炎、急性胰腺炎），血液系统［溶血性贫血、粒细胞减少（白细胞 $<1.0 \times 10^9/L$）、血小板减少（$<50 \times 10^9/L$）、血栓性血小板减少性紫癜、动静脉血栓形成］，肾脏（肾小球肾炎持续不缓解、急进性肾小球肾炎、肾病综合征），神经系统（抽搐、急性意识障碍、昏迷、脑卒中、横贯性脊髓炎、单神经炎/多神经炎、精神性发作、脱髓鞘综合征）及其他（包括皮肤血管炎，弥漫性严重的皮损、溃疡、大疱，肌炎，非感染性高热有衰竭表现等）。

(3) 狼疮危象　是指急性的危及生命的重症 SLE。包括急进性狼疮肾炎、严重的中枢神经系统损害、严重的溶血性贫血、血小板减少性紫癜、粒细胞缺乏症、严重心脏损害、严重狼疮肺炎、严重狼疮肝炎、严重的血管炎等。

四、类风湿关节炎（RA）

（一）轻症

长 期 医 嘱	临 时 医 嘱
内科护理常规	血常规、尿常规、粪常规
二级护理	生化全套
或 一级护理	血沉（ESR）、C 反应蛋白
普通饮食	（CRP）
卧床休息❶	类风湿因子（RF）
双氯芬酸　25mg po tid❷	抗核抗体（ANA）、抗 dsDNA
或 洛索洛芬　60mg po tid	抗体
或 塞来昔布　200mg po bid	抗角质蛋白抗体（AKA）、抗
柳氮磺吡啶　1.0g po bid❸	核周因子抗体（APF）、抗环瓜
或 羟氯喹　0.2g po bid❹	氨酸多肽(CCP)❿
或 青霉胺　250～500mg po qd❺	抗 ENA 抗体谱
或 金诺芬　3mg po qd❻	血清补体
雷公藤多苷片　20mg po tid❼	胸部 X 线片
或 青藤碱　20mg po tid❽	双手关节(包括腕)X 线片⓫
或 白芍总苷　600mg po bid～tid❾	和（或）双足关节 X 线片
	受累关节 X 线片或 MRI
	滑膜液检查
	理疗科会诊⓬

❶ 急性期关节剧烈疼痛和伴有全身症状者应卧床休息，并注意休息体位，尽量避免关节受压。必要时短期夹板固定（2～3 周），以防关节畸形。

❷ 非甾体类抗炎药（NSAIDs）剂量应个体化，只有在一种 NSAIDs 足量使用 1～2 周无效后才更改为另一种，避免两种或两种以上 NSAIDs 同时服用。

❸ 开始 250～500mg/d，每周增加 500mg，至 2.0 g/d，如疗效不明显可增至 3.0g/d，如 4 个月内无明显疗效，应改变治疗方案。主要不良反应有恶心、呕吐、厌食、消化不良、腹痛、腹泻、皮

疹、无症状性转氨酶增高和可逆性精子减少等。对磺胺过敏者禁用。

❹ 常用剂量为 200～400mg/d，分 2 次口服。有蓄积作用，易沉积于视网膜的色素上皮细胞，引起视网膜变性而失明，故服药半年左右查眼底。用药前后查心电图，有窦房结功能不全、心率缓慢、传导阻滞等心脏病患者应禁用。其他不良反应有头晕、头痛、皮疹、瘙痒和耳鸣等。

❺ 见效后可逐渐减至维持量 250mg/d。不良反应有肾损害、骨髓抑制、恶心、呕吐、厌食、皮疹、口腔溃疡、嗅觉丧失、淋巴结肿大、关节痛，偶可引起自身免疫病，如重症肌无力、多发性肌炎、系统性红斑狼疮及天疱疮等。治疗期间应定期查血常规、尿常规和肝功能、肾功能。

❻ 2 周后增至 6mg/d 维持治疗。不良反应有腹泻、瘙痒、皮炎、舌炎和口炎，还有肝损伤、肾损伤、白细胞减少、嗜酸粒细胞增多、血小板减少或全血细胞减少、再生障碍性贫血、外周神经炎和脑病。为避免不良反应，应定期查血常规、尿常规及肝肾功能。孕妇、哺乳期妇女不宜使用。

❼ 饭后口服。主要不良反应是精子生成减少和闭经，还有纳差、恶心、呕吐、腹痛、腹泻等，可有骨髓抑制，出现贫血、白细胞及血小板减少，并有可逆性肝酶升高和血肌酐清除率下降，其他不良反应包括皮疹、色素沉着、口腔溃疡、指甲变软、脱发、口干、心悸、胸闷、头痛、失眠等。

❽ 为植物药，饭前口服。常见不良反应有皮肤瘙痒、皮疹等过敏反应，少数患者出现白细胞减少。

❾ 不良反应有大便次数增多、轻度腹痛、纳差等。

❿ AKA、APF 和 CCP 等自身抗体对类风湿关节炎有较高的诊断特异性，敏感性为 30％～40％。

⓫ 为明确 RA 诊断、病期和发展情况，治疗前必须拍摄双手（包括腕关节）X 线片或受累关节的对称性 X 线片，并于治疗后逐年复查 X 线片，用以比较疗效。

⓬ 在病情稳定时，进行被动和主动的关节活动度训练，防止肌萎缩；在缓解期，多进行运动锻炼，可行物理康复治疗。

（二）重症

长 期 医 嘱	临 时 医 嘱
内科护理常规	血常规、尿常规、粪常规
二级护理	生化全套
或 一级护理	血沉（ESR）、C 反应蛋白
普通饮食	（CRP）
或 半流质饮食	类风湿因子（RF）
卧床休息	抗角质蛋白抗体（AKA）、
双氯芬酸 25mg po tid	抗核周因子抗体（APF）、抗环
或 洛索洛芬 60mg po tid	瓜氨酸多肽（CCP）
或 塞来昔布 200mg po bid	抗核抗体（ANA）、抗 dsDNA
甲氨蝶呤 10mg po qw❶	抗体
或 硫唑嘌呤（AZA） 100mg po qd❷	抗 ENA 抗体谱
或 环孢素（CsA） 25mg po qd❸	血清免疫球蛋白 IgG、IgM、
柳氮磺吡啶 1.0g po bid	IgA
或 羟氯喹 0.2g po bid	血清补体
或 青霉胺 250~500mg po qd	双手关节（包括腕）X 线片
或 金诺芬 3mg po qd	和（或）双足关节 X 线片
来氟米特 20mg po qd❹	胸部 X 线片
泼尼松 10mg po qd❺	受累关节 X 线片或 MRI
雷公藤多苷片 20mg po tid	滑膜液检查
或 青藤碱 20mg po tid	理疗科会诊
或 白芍总苷 600mg po bid~tid	外科会诊❾
英夫利西 3mg/kg iv❻	
或 依那西普（益赛普） 10mg H q4d❼	

❶ 是首选的 DMARDs，是联合治疗的基本药物。重症可酌情加大剂量。口服、肌注或静滴均有效。主要不良反应有恶心、口炎、腹泻、脱发、皮疹，少数有骨髓抑制。

❷ 1~2mg/(kg·d)，一般 100mg/d，维持量为 50mg/d。不良反应有脱发、皮疹、骨髓抑制（包括血小板减少、贫血）、胃肠反应，还可有肝损害、胰腺炎，对精子和卵子有一定损伤，出现致

畸，长期应用可致癌。

❸ 用于重症 RA。常用剂量 $3 \sim 5mg/(kg \cdot d)$，维持量 $2 \sim 3mg/(kg \cdot d)$。主要不良反应有高血压、肝肾毒性、神经系统损害、继发感染、肿瘤及胃肠道反应、齿龈增生、多毛等。服药期间应检测血常规、血肌酐和血压等。

❹ 主要不良反应有腹泻、瘙痒、高血压、肝酶增高、皮疹、脱发和一过性白细胞下降等。

❺ 激素治疗的原则：不需用大剂量时，则用小剂量；能短期使用者，不长期使用；注意补充钙剂和维生素以防止骨质疏松。关节炎急性发作，或伴有心、肺、眼和神经系统等器官受累的重症患者，可给予短效激素。小剂量糖皮质激素（每天泼尼松 10mg 或等效其他激素）可缓解多数患者的症状，并作为 DMARDs 起效前的"桥梁"作用，或 NSAIDs 疗效不满意时的短期措施。用激素应同时服用 DMARDS。关节腔注射激素 1 年内不宜超过 3 次，过多的关节腔穿刺易并发感染和发生类固醇晶体性关节炎。

❻ 用于中、重度和难治性类风湿关节炎的治疗，是 TNF-α 嵌合型单克隆抗体，推荐首次剂量 3mg/kg，静脉注射，之后在第 2、第 6 周、此后每 8 周给予相同剂量静脉注射，对于反应不够充分的患者，可将剂量上调到 10mg/kg，或将给药频率改为每 4 周 1 次。

❼ 生物制剂：首选肿瘤坏死因子（TNF）拮抗剂，用于 MTX 和其他传统 DMARDs 治疗不理想或有预后不良因素者的初始治疗。常见不良反应是注射部位局部反应、头痛、眩晕、皮疹、失眠、咳嗽、腹痛等及诱发感染。使用之前需行结核菌素皮试试验，排除结核病。依那西普是重组人 II 型肿瘤坏死因子受体-抗体融合蛋白，推荐剂量每次 25mg，皮下注射，一周 2 次；或每次 50mg，皮下注射，一周 1 次。治疗期间联合 MTX 使用，每周口服 1 次甲氨蝶呤。

❽ 必要时进行滑膜切除术、关节成形术、软组织松解或修复术、关节置换术、关节融合术。

注：1. 治疗 RA 的常见 NSAIDs 见表 7-1。老年人宜选用半衰期短的药物。对有溃疡病史的老年人，宜服用选择性 COX-2 抑制药（如昔布类）。NSAIDs 虽能减轻 RA 的症状，但不能改变病程和预防关节破坏，故必须与 DMARDs 联合应用。常见不良反应：胃

肠道不良反应，严重者有消化性溃疡、出血、穿孔等；肾脏不良反应：出现水钠潴留、高血钾、血尿、蛋白尿、间质性肾炎，严重者发生肾坏死致肾功能不全；其他不良反应：外周血细胞减少、凝血功能障碍、再生障碍性贫血、肝功能损害等，少数患者发生过敏反应（皮疹、哮喘），以及耳鸣、听力下降、无菌性脑膜炎等。

表 7-1　常用于治疗类风湿关节炎的 NSAIDs

分类	英文	半衰期 /h	每天 总剂量/mg	每次 剂量/mg	次数 /（次/天）
丙酸衍生物					
布洛芬	ibuprofen	2	1200～3200	400～600	3～4
萘普生	naproxen	14	500～1000	250～500	2
洛索洛芬	loxoprofen	1.2	180	60	3
苯酰酸衍生物 　双氯芬酸	diclofenac	2	75～150	25～50	3～4
吲哚酰酸类					
吲哚美辛	indometacin	3～11	75	25	3
舒林酸	sulindac	18	400	200	2
阿西美辛	acemetacin	3	90～180	30～60	3
吡喃羧酸类 　依托度酸	etodolac	8.3	400～1000	400～1000	1
非酸性类 　萘丁美酮	nabumetone	24	1000～2000	1000	1～2
昔康类 　吡罗昔康	piroxicam	30～86	20	20	1
烯醇酸类 　美洛昔康	meloxicam	20	7.5～15	7.5～15	1
磺酰苯胺类 　尼美舒利	nimesulide	2～5	400	100～200	2
昔布类 　塞来昔布	celecoxib	11	200～400	100～200	1～2

2. **慢作用药（DMARDs）**　有改善和延缓病情进展的作用，临床症状的明显改善需 1～6 个月。RA 一经诊断即应开始 DMARDs 治疗。对单用一种 DMARDs 疗效不好，或进展性、预后不良和难治性类风湿关节炎患者可联合治疗。目前常用的联合方案有：

MTX＋柳氮磺吡啶；MTX＋羟氯喹（或氯喹）；MTX＋青霉胺；MTX＋金诺芬；MTX＋硫唑嘌呤；柳氮磺吡啶＋羟氯喹。国内还可采用 MTX 和植物药联合治疗。对 MTX 不能耐受，可改用来氟米特或其他 DMARDs，难治性类风湿关节炎可用 MTX＋来氟米特或多种 DMARDs 联合治疗。联合用药时，可适当减少其中每种药物的剂量。服药期间，均应定期查血、尿常规和肝肾功能等。

3. RA 活动性判断包括疲劳的严重性、晨僵持续的时间、关节疼痛和肿胀的程度、关节压痛和肿胀的数目、关节功能受限制程度以及急性炎症指标（如血沉、C 反应蛋白和血小板）等。

4. 外科治疗主要有滑膜切除术、关节成形术、软组织松解或修复手术、关节置换术、关节融合术。

五、成人斯蒂尔病

长 期 医 嘱	临 时 医 嘱
内科护理常规	血常规、尿常规
二级护理	血沉（ESR）
或 一级护理	血液细菌培养
普通饮食	肌酶、肝酶
双氯芬酸缓释片　　75mg po qd[1]	受累关节 X 线片
或 萘普生　500mg po bid	咽拭子细菌培养
或 洛索洛芬　60mg po tid	血清铁蛋白（SF）[2]
甲氨蝶呤　10mg po qw	血清补体
白芍总苷　600mg po bid/tid	类风湿因子（RF）和抗核抗体（ANA）
	关节穿刺　　prn
	滑液检查　　prn
	骨髓检查　　prn

[1] 约 1/4 患者经合理使用 NSAIDs 可控制症状，使病情缓解，通常这类患者预后良好。

[2] 血清铁蛋白（SF）水平增高，且与病情活动相关。因此不仅有助于本病诊断，而且对观察病情是否活动及判定治疗效果有一

定意义。

注：1. 成人斯蒂尔病是一种排除性疾病，需排除以下几种疾病。

（1）感染性疾病　如病毒感染、亚急性细菌性心内膜炎、脑膜炎球菌菌血症、淋球菌菌血症及其他细菌引起的菌血症或败血症、结核病、莱姆病（Lyme病）、梅毒和风湿热等。

（2）恶性肿瘤　如白血病、淋巴瘤、免疫母细胞淋巴结病等。

（3）结缔组织病　如风湿热、类风湿关节炎、系统性红斑狼疮、原发干燥综合征、混合性结缔组织病等。

（4）血管炎　如结节性多动脉炎、韦格纳肉芽肿、血栓性血小板减少性紫癜、大动脉炎等。

（5）其他疾病　如血清病、结节病、原发性肉芽肿性肝炎、克罗恩（Crohn）病等。

2. 本病尚无根治方法，但如能及早诊断，合理治疗可以控制发作，防止复发，用药方法同"类风湿关节炎"。

3. 糖皮质激素是本病最有效的治疗药物。对单用 NSAIDs 不起效、症状控制不好或减量复发者或有系统损害且病情较重者应使用糖皮质激素。常用泼尼松 30～40mg/d 已可控制，儿童 1～2mg/(kg·d)。待症状控制、病情稳定 1 个月以后可逐渐减量，然后以最小有效量维持 3～6 个月。病情严重者可用甲泼尼龙冲击治疗，通常剂量每次 500～1000mg，缓慢静滴，可连用 3 天。必要时 1～3 周后可重复，间隔期和冲击后继续口服泼尼松。长期服用激素者应注意感染、骨质疏松等并发症。及时补充抗骨质疏松的相关药物，如抑制破骨细胞的二膦酸盐、调整钙磷代谢的制剂及钙剂。

4. 用激素后仍不能控制发热或激素减量即复发者，或关节炎表现明显者应尽早加用 DMARDs。首选甲氨蝶呤（MTX）口服，剂量每周 7.5～15mg，1 次/周。病情较轻者可用羟氯喹。对较顽固病例可使用硫唑嘌呤、环磷酰胺及环孢素。还可根据病情在使用 MTX 的基础上联合使用其他 DMARDs。当转入慢性期以关节炎为主要表现时，可参照"类风湿关节炎"DMARDs 联合用药，定期观察血象、血沉、肝肾功能及 SF，如临床症状和体征消失、血象正常、血沉正常、SF 降至正常水平，则提示病情缓解。病情缓解后首先要减停激素，DMARDs 应继续应用较长时间，但剂量可酌减。

5. 本病慢性期以关节炎为主要表现时可观察使用植物药，如雷公藤多苷、青藤碱、白芍总苷等。

六、强直性脊柱炎（AS）

长 期 医 嘱	临 时 医 嘱
内科护理常规	血常规、粪常规
二级护理 或 一级护理❶	血 沉（ESR）、C 反 应 蛋 白（CRP）
普通饮食	免疫球蛋白(IgG、IgM、IgA)
吲哚美辛　25mg pc tid❷ 　或 双氯芬酸　25mg po tid	HLA-B$_{27}$ ❽ 类风湿因子（RF）❾
柳氮磺吡啶　1.0g po bid❸	骨盆、腰椎 X 线片
甲氨蝶呤　10mg po qw❹	骶髂关节 CT　prn
吲哚美辛栓剂　50mg 塞肛 qn❷	超声心动图
甲泼尼龙　750mg ⎱ 5%GS　250ml ⎰ iv gtt qd×3 次❺	理疗科会诊
	曲安奈德　40mg ⎱关节腔 2%利多卡因　2ml ⎰注射 prn
沙利度胺　50mg po qd❻	
英夫利西　3mg/kg iv❼ 　或 益赛普　25mg H q4d	骨科会诊❿

❶ 应进行健康教育。嘱患者谨慎而不间断地体育锻炼，多做扩胸运动；保持正确姿势，站立时尽量挺胸、收腹和双眼平视前方；坐位保持胸部直立；睡硬板床，多取仰卧位，枕头要低，一旦出现上胸或颈椎受累应停用枕头；减少或避免引起持续性疼痛的体力活动；定期测量身高。

❷ 早期或晚期 AS 症状治疗首选 NSAIDs。吲哚美辛对 AS 的疗效尤为显著，但不良反应较多。如患者年轻，又无胃肠、肝、肾及其他器官疾病或其他禁忌证，吲哚美辛可作为首选药物。夜间痛或晨僵显著者，晚睡前用吲哚美辛栓剂塞肛。其他可选的 NSAIDs 药物及注意事项详见"类风湿关节炎"。通常需要使用 NSAIDs 2 个月左右，待症状完全控制后减少剂量，以最小有效量巩固一段时间，再考虑停药，过快停药容易引起症状反复。如一种药物治疗 2～4 周

疗效不明显，应改用其他不同类别的抗炎药，但不能同时使用 2 种或 2 种以上 NSAIDs。

❸ 柳氮磺吡啶适用于外周关节炎，预防并发的前色素膜炎的复发并减轻病变。推荐用量为 2.0g/d，分 2～3 次口服。剂量增至 3.0g/d，疗效可增加，但不良反应也明显增多。本品在用药后 4～6 周起效。一般以 0.25g，每天 3 次开始，以后每周递增 0.5g，直至推荐用量。一般维持 1～3 年。不良反应有消化系统症状、皮疹、血细胞减少、头痛、头晕以及男性精子减少及形态异常（停药可恢复）。磺胺过敏者禁用。

❹ 甲氨蝶呤用于活动性 AS 经柳氮磺吡啶和非甾体类抗炎药治疗无效时。对外周关节炎、腰背痛、发僵及虹膜炎等表现，以及 ESR 和 CRP 水平有改善作用，而对中轴关节的放射线病变无改善证据。通常以甲氨蝶呤 7.5～15mg，口服或注射，每周 1 次，疗程 0.5～3 年。不良反应包括胃肠不适、肝损伤、肺间质炎症和纤维化、血细胞减少、脱发、头痛及头晕等，在用药前后应定期复查血常规、肝功能。

❺ 大剂量抗炎药不能控制症状时，甲泼尼龙 15mg/(kg·d) 冲击治疗，连用 3 天，可暂时缓解疼痛。对不能控制的下背痛，可在 CT 指导下行糖皮质激素骶髂关节注射，疗效持续 3 个月左右。长期单关节（如膝）积液可行长效皮质激素关节腔注射。重复注射应间隔 3～4 周，一般不超过 2～3 次。口服糖皮质激素治疗不仅不能阻止本病发展，还会因长期治疗带来不良反应。

❻ 用于男性难治性 AS。初始剂量 50mg/d，每 10 天递增 50mg，至 200mg/d 的维持量。用量不足则疗效不佳，停药后症状易迅速复发。不良反应有嗜睡、口渴、白细胞下降、肝酶增高、镜下血尿及指端麻刺感等。在用药初期每周查血常规和尿常规，每 2～4 周查肝肾功能。对长期用药者应定期做神经系统检查。

❼ 用于治疗活动性或对抗炎药治疗无效的 AS。不良反应有感染、严重过敏反应及狼疮样病变等。益赛普需连用 4 个月，主要不良反应为感染；用前应注意排除结核病。

❽ HLA-B$_{27}$ 阳性率达 90% 左右，但无诊断特异性，因正常人也有 HLA-B$_{27}$ 阳性。HLA-B$_{27}$ 阴性患者只要临床表现和影像学检查

符合诊断标准，也不能排除 AS 可能。

❾ 需与类风湿关节炎、椎间盘脱出、结核、弥漫性特发性骨肥厚综合征、髂骨致密性骨炎及其他血清阴性脊柱关节病鉴别。

❿ 因为髋关节受累是本病致残的主要原因，必要时请骨科会诊行人工全髋关节置换术。后者是治疗的最佳选择。

注：目前尚无根治方法。对患者教育是治疗成功的关键。本病虽不危及患者生命，但可致残，会严重影响患者生活质量。

七、瑞特综合征

长 期 医 嘱	临 时 医 嘱
内科护理常规	血常规
二级护理	尿常规
普通饮食	血沉（ESR）
四环素　0.5g po qid❶	C 反应蛋白（CRP）
或 阿奇霉素　0.5g po qd	HLA-B$_{27}$　❹
洛索洛芬　60mg po tid❷	中段尿培养致病菌＋药物敏感
或 美洛昔康　7.5mg po qd	试验
柳氮磺吡啶（SSZ）　1.0g po bid❸	骶髂关节 X 线片
泼尼松　10mg po qd	关节腔穿刺　　prn
	眼科会诊
	1％阿托品眼药水 1 支　　滴眼

❶ 四环素对消化道刺激性较大，服药时应多饮水，并避免卧床服药，避免药物滞留食管，形成溃疡。四环素宜空腹服用，避免食物阻滞本品吸收，使生物利用度显著下降。孕妇、哺乳期妇女禁用，肝、肾功能不全者慎用。

❷ 非甾体类抗炎药用于关节炎者，详见"类风湿关节炎"。

❸ 从 0.25～0.5g，每天 2～3 次开始，逐渐加大到 1.0g，每天 2 次，连续治疗 3～12 个月。

❹ HLA-B$_{27}$阳性率 80％～90％。阳性者病情较重，持续时间较长。

注：1. 抗生素用于有腹泻和尿路刺激症状者，治疗 3 个月以上。

2. 糖皮质激素并非首选药物。对单个关节炎积液者，可关节腔穿刺抽液，注入糖皮质激素。对重症者，如高热不退、有虹膜睫状体炎或经久不愈的关节腔积液和肌腱端炎，可予泼尼松 10～40mg，每天 1 次。

3. 虹膜睫状体炎的治疗。局部应用阿托品、可的松及抗生素眼液滴眼，也可球旁注射糖皮质激素。外出应戴防护眼镜。注意口腔卫生，忌烟酒。

八、银屑病关节炎

长 期 医 嘱	临 时 医 嘱
内科护理常规	血常规
二级护理	血沉（ESR）
普通饮食	C 反应蛋白（CRP）、类风湿因子（PF）
双氯芬酸　25mg po tid❶	
甲氨蝶呤　20mg po qw❷	HLA-B$_{27}$
或/和 柳氮磺吡啶　1.0g po bid❸	免疫球蛋白（IgG、IgM、IgA）
环孢素　50mg po tid❹	补体（C3、C4、CH50）
来氟米特　20mg po qd❺	血尿酸
泼尼松　10mg po qd❻	抗核抗体（ANA）
雷公藤多苷　10mg po tid	关节 X 线片
5% 水杨酸软膏剂　外用 tid❼	皮肤科会诊
或 维甲酸软膏剂　外用 tid	曲安奈德　40mg ┃关节腔
或 达力士软膏剂　外用 tid	2% 利多卡因　2ml ┃注射
阿维 A 酯　0.5mg/kg po qd❽	理疗科会诊❾
物理治疗❾	外科会诊❿

❶ NSAIDs 适用于轻、中度活动性关节炎者，但对皮损和关节破坏无效。治疗剂量应个体化；只有在一种 NSAIDs 足量使用 1～2 周无效后才更改为另一种；避免同时服两种或两种以上 NSAIDs。

❷ 剂量一般比治疗类风湿关节炎的大。作为联合治疗的基本药物，可防止病情恶化及延缓关节组织的破坏，如单用一种 DMARDs 无效时可联合用药。对皮损和关节炎均有效，是首选药。

开始 10mg，每周 1 次；如无不良反应，症状加重者可逐渐增加剂量至 15～25mg，每周 1 次；病情控制后逐渐减量，维持量 5～10mg，每周 1 次。

❸ 对外周关节炎有效。从 250～500mg/d 开始，之后每周增加 500mg，直至 2.0g/d，如疗效不明显可增至 3.0g/d。

❹ 对皮肤和关节型银屑病有效。FDA 已通过用于重症银屑病 1 年内的维持治疗，禁止更长期使用。常用量 3～5mg/(kg·d)，维持量 2～3mg/(kg·d)。服药期间应查血常规、血肌酐和血压等。

❺ 用于中、重度患者。

❻ 用于病情严重、一般药物治疗不能控制者，小剂量糖皮质激素可缓解症状，并发挥 DMARDs 起效前的"桥梁"作用。因不良反应大，突然停用可诱发严重的银屑病，且停用后易复发，因此一般不选用，也不长期使用。

❼ 用于稳定期。外用局部治疗，以还原剂、角质剥脱剂以及细胞抑制剂为主。稳定期皮损可以选用的药物还有钙泊三醇、维甲酸类药物等。稳定期病情顽固的局限性皮损可配合外用皮质类固醇激素，但应注意激素的局部不良反应，以及在应用范围较广时可能发生的全身吸收作用。

❽ 又名依曲替酯，属芳香维甲酸类。开始 0.75～1mg/(kg·d)，病情缓解后逐渐减量，疗程 4～8 周。肝肾功能不全、血脂过高者和孕妇、哺乳期妇女禁用。长期使用可使脊柱韧带钙化，因此中轴病变避免使用。

❾ 有 3 种。

a. 紫外线治疗：主要为 β 波紫外线治疗，可单独应用，也可以三联疗法（外涂焦油类制剂后＋照射 β 波紫外线＋水疗）。

b. 光化学疗法：口服光敏感药物（通常为 8-甲氧补骨脂，8-MOP）＋长波紫外线（UVA）照射。服用 8-MOP 期间注意避免日光照射引起光感性皮炎。长期使用 PUVA 可能增加发生皮肤鳞癌的机会。

c. 水浴治疗：包括温泉浴、糠浴、中药浴、死海盐泥浸浴治疗等，有助于湿润皮肤、祛除鳞屑和缓解干燥与瘙痒症状。

❿ 对已出现关节畸形伴功能障碍者考虑骨科手术治疗，如关

节成形术等。

注：1. 治疗目的　缓解疼痛和延缓关节破坏，兼顾治疗关节炎和银屑病皮损，制定个体化的治疗方案。

2. 一般治疗　适当休息，避免过度疲劳和关节损伤，注意关节功能锻炼，忌烟、酒和刺激性食物。

3. 关节腔注射　关节腔注射长效糖皮质激素类适用于急性单关节或少关节炎型患者，1 年内不宜超过 3 次，同时应避开皮损处注射，过多的关节腔穿刺易并发感染和发生类固醇晶体性关节炎。在疾病急性期，以及发生在皱褶处的皮损避免使用刺激性强的药物。

九、炎性肠病关节炎

长 期 医 嘱	临 时 医 嘱
内科护理常规	血常规
二级护理	粪常规和隐血试验
高蛋白、低脂、无渣饮食	血沉（ESR）、C 反应蛋白（CRP）
柳氮磺吡啶　1.0g po bid❶	HLA-B_{27}❹
塞来昔布　200mg po bid❷	免疫球蛋白
泼尼松　10mg po qd❸	cANCA、pANCA❺
硫唑嘌呤　50mg po qd～bid	类风湿因子（RF）❻
	抗核抗体（ANA）
	滑液检查❼
	胃肠钡透
	纤维结肠镜
	骶髂关节 X 线片❽
	眼科会诊

❶ 柳氮磺吡啶对溃疡性结肠炎和外周关节炎有效，而对克罗恩病无效。从 250～500mg/d 开始，之后每周增加 500mg，直至 2.0g/d，并长期以此剂量维持。

❷ NSAIDs 可改善关节症状，但有胃肠道副作用，对已有肠道病变者需特别注意。

❸ 糖皮质激素口服或关节腔注射可减轻外周关节炎，但对骶

骶关节炎和脊柱炎无益。

❹ 50%～70%伴发强直性脊柱炎的患者 HLA-B_{27} 阳性。

❺ 抗中性粒细胞胞浆抗体 50%阳性，常为 pANCA 阳性。

❻ 类风湿因子阴性，抗核抗体阴性。

❼ 滑液检查：细胞计数多为 (5～7)×10^9/L，以中性粒细胞为主，滑液细菌培养为阴性。

❽ X 线检查：见轻度骨质疏松，偶尔出现骨膜反应。

十、多发性肌炎（PM）、皮肌炎（DM）

长 期 医 嘱	临 时 医 嘱
内科护理常规	血常规、尿常规、生化全套
一级护理 或 二级护理	血沉（ESR）、C 反应蛋白 （CRP）
卧床休息	血清肌酶❺
高热量、高蛋白饮食	抗 核 抗 体（ANA）、抗
泼尼松 60mg po qd❶	ENA 抗体谱
或 甲泼尼龙 1.0g ｜iv gtt（1～2h 缓 　5%GS 250ml ｜慢滴完）qd❷	抗 Jo-1 抗体❻
	肌红蛋白测定❼
甲氨蝶呤 15mg po qw❷	肌电图
或 硫唑嘌呤 50mg po qd	肌活检❽
或 环磷酰胺 50mg po qd❸	心电图、超声心动图
或 CTX 0.8～1.0g ｜iv gtt qd❹ 　　　NS 200ml ｜	胸部 X 线片
	肺功能
丙种球蛋白 300mg iv gtt qd×（3～5）d	理疗科会诊
复方氨基酸 250ml iv gtt qd	
维生素 E 50mg po tid	

❶ 为首选药物，应及早应用。泼尼松 1.5～2.0mg/（kg·d），晨起一次口服，重症者可分次口服。肌力明显恢复、肌酶趋于正常，则开始缓慢减量（一般 1 年左右），减至维持量 5～10mg/d，继续用药 2 年以上。在减量过程中如病情反复，应及时加用免疫抑制药。对病情发展迅速或有呼吸肌无力、呼吸困难、吞咽困难者，

可用甲泼尼龙 0.5～1.0g/d 静脉冲击治疗，连用 3 天之后改为泼尼松 60mg/d 口服。避免使用含氟糖皮质激素，如地塞米松，以免引起药物性肌炎。

❷ 可根据病情酌情加量（每周 30mg），待病情稳定后逐渐减量，维持治疗数月或数年。

❸ 用于 MTX 不能耐受或不满意者。

❹ 用于重症者。

❺ 肌酶是诊断本病重要的血清学指标，以肌酸激酶（CK）最敏感。肌酶的高低与肌炎的病变呈平行关系，可作为诊断、疗效监测及预后的评价指标。

❻ 抗 Jo-1 抗体是标记性抗体，阳性率 25%，在合并肺间质病变的患者中阳性率可达 60%。抗 Jo-1 阳性的 PM/DM 患者，临床上常表现为抗合成酶抗体综合征：肌无力、发热、间质性肺炎、关节炎、雷诺现象和"技工手"。

❼ 肌红蛋白水平增高，与病情呈平行关系，有时先于 CK 升高。

❽ 肌炎常呈灶性分布，必要时需多部位取材活检，提高阳性率。

注：1. 一般治疗。急性期卧床休息，适当进行肢体被动运动，以防肌肉萎缩，症状控制后适当锻炼，高热量、高蛋白饮食，避免感染。

2. 病情反复及重症者及时加用免疫抑制药。

3. 对中老年患者，需详查有无伴发肿瘤。如发现肿瘤，应积极治疗，即使一时未能查出，也应每 3～6 个月随访一次。合并恶性肿瘤患者，在切除肿瘤后，肌炎症状可自然缓解。

4. 育龄期妇女不宜妊娠，以免加重病情。

十一、系统性硬化病

长 期 医 嘱	临 时 医 嘱
内科护理常规	血常规、尿常规、生化全套
二级护理	血沉（ESR）
或 一级护理	免疫球蛋白（IgG、IgM、IgA）、
高蛋白饮食❶	补体（C3、C4、CH50）

续表

长期医嘱	临时医嘱
测血压 qd	抗核抗体(ANA)❹
泼尼松 30mg po qd	抗 Scl-70 抗体、抗着丝点抗体❹
甲氨蝶呤 10mg po qw	抗 ENA 抗体谱
青霉胺 0.25g po tid❷	心电图
硝苯吡啶控释片 20mg po bid	超声心动图
双嘧达莫(潘生丁) 25mg po tid	胸部 X 线片
丹参注射液 12ml 右旋糖酐-40 500ml │ iv gtt qd	皮肤活检组织病理学检查 肾穿刺 prn
酮色林 40mg po tid	硝酸甘油贴膜 1 张 外用
雷尼替丁 0.15g po bid❸	
秋水仙碱 0.5g po tid	
积雪苷 3 片 po tid	

❶ 加强营养，注意保暖，避免精神刺激。去除感染病灶。

❷ 青霉胺从 0.125g/d 开始，空腹服用。一般每 2～4 周增加 0.125g/d，酌情用至 0.75～1g/d。用药 6～12 个月后，皮肤可能会变软，肾危象和进行性肺受累的频率可能会减低。应维持用药 1～3 年。常见的不良反应有发热、厌食、恶心、呕吐、口腔溃疡、味觉异常、皮疹、白细胞和血小板减少、蛋白尿和血尿等。

❸ 可降低胃酸，用于治疗反流性食管炎。

❹ 荧光抗核抗体阳性率约 95%，荧光核型以斑点状多见。抗 Scl-70 抗体是标志性抗体，阳性率约 57%。

注：1. 早期治疗的目的是阻止新的皮肤和脏器受累，而晚期治疗的目的是改善已有的症状。皮肤受累范围和病变程度是诊断和评估预后的重要依据，而重要脏器累及的广泛性和严重程度决定了预后。

2. 糖皮质激素和免疫抑制药的疗效不肯定。激素对炎性肌病、间质性肺部疾患的炎症期及关节痛、肌痛早期水肿期有一定效果。泼尼松 30～40mg/d，连用数周，渐减至维持量 10～15mg/d。对晚期特别是有氮质血症的患者，禁用糖皮质激素。免疫抑制药对皮肤关节和肾脏病变有一定效果。常用的有环孢素、环磷酰胺、硫唑嘌吟、甲氨蝶呤等。

3. 反流性食管炎的治疗应少食多餐，餐后取立位或半卧位。

4. 监测血压，及时处理。早期控制血压增高，预防肾危象出现。可用血管紧张素转换酶抑制药如卡托普利、依那普利、贝那普利等药物。如发生尿毒症，需进行血液透析和肾移植。

十二、系统性硬化病伴严重雷诺现象

长 期 医 嘱	临 时 医 嘱
内科护理常规	血常规、尿常规、生化全套
二级护理	血沉（ESR）
或 一级护理	免疫球蛋白（IgG、IgM、
高蛋白饮食	IgA）、补体（C3、C4、CH50）
休息患肢❶	抗 Scl-70 抗体
泼尼松　30mg po qd	抗着丝点抗体
甲氨蝶呤　10mg po qw	皮肤活检组织病理学检查
青霉胺　0.25g po tid	凝血四项
硝苯吡啶片　10mg po tid	硝酸甘油贴膜　1 张
或 氨氯地平（络活喜）　5mg po qd	或 2%硝酸甘油软膏　1 支
双嘧达莫　25mg po tid	外用
阿司匹林/维生素 C（拜阿司匹林）	交感神经切除术 prn❼
100mg po qd	
丹参注射液　12ml ⎫ iv gtt qd❷ 右旋糖酐-40　500ml ⎭	
酮色林　40mg po tid❸	
哌唑嗪　1mg po tid	
前列腺素 E₁　100μg ⎫ iv gtt qd❹ NS　500 ml ⎭	
0.1%普鲁卡因　500 ml ⎫ iv gtt（皮 维生素 C　1.0g ⎭ 试）qd❺	
缓激肽释放酶　224U po tid❻	

❶ 休息患肢，减少活动或局部损伤，手足避冷保暖，戒烟，

避免情绪紧张。

❷ 中药活血化瘀，10 天为 1 个疗程，连续或间歇应用 2～3 个疗程。

❸ 选择性 5-羟色胺受体（如酮色林），可减少雷诺现象的发作次数。

❹ 有指端溃疡，静脉给予前列腺素 E_1，10～15 天为 1 个疗程。

❺ 普鲁卡因应皮试，4～8mg/(kg·d)，配制成 0.1% 溶液，加维生素 C 1.0～3.0g 静滴，10～20 天为 1 个疗程。

❻ 只限于有新出现血栓的危象期。监测凝血象。

❼ 原发雷诺现象比继发雷诺现象疗效好，短程疗效好，但易复发。多仅进行短暂的颈部阻滞麻醉，以逆转急性缺血，再通过内科综合治疗缓解病情。

注：1. 急性发作者首选短效制剂，慢性发作者首选长效制剂，均从小剂量开始，逐渐加大剂量至有效剂量。如果病情已属晚期，肢端血管已处"麻痹状态"不能扩张，而使血液流向健侧（即"盗血"现象），此时则不再应用。

2. 当症状较重、有坏死倾向者，加用肾上腺素能受体阻滞药或降低交感神经紧张的药物。如哌唑嗪，开始剂量 0.5mg，每天 3～4 次，可酌情逐渐增至 1～2mg，每天 3～4 次。胍乙啶开始 12.5mg，每天 1 次，逐渐加至 50mg，每天 1 次。甲基多巴 125～250mg，每天 3 次。如在紧急缺血状态下，口服无效时，可动脉或静脉注射。

3. 不提倡单独使用直接扩张血管的药物，如硝酸甘油、硝普钠和烟酸等。

十三、大动脉炎

长期医嘱	临时医嘱
内科护理常规	血常规、尿常规
二级护理 　或 一级护理	血沉（ESR）、ASO、C 反应蛋白（CRP）
普通饮食	血清蛋白电泳
泼尼松　50mg po qd	胸部 X 线片

续表

长　期　医　嘱	临　时　医　嘱	
甲氨蝶呤　　10mg po qw	心电图	
阿司匹林　　100mg po qd	眼底检查❶	
	血管彩色多普勒检查❷	
	选择性动脉造影　　prn❸	
	血清抗主动脉抗体测定❹	
	抗结核菌素试验❺	
	MRA 或血管增强 CT	
	经皮腔内血管成形术　　prn❻	
	外科手术治疗　　prn	
	甲泼尼龙　　1.0g	iv gtt（1～2h
	5%GS　　250ml	缓慢滴完）

❶ 眼组织对缺血反应敏感，一旦血管狭窄头部血供减少就容易引起眼部症状，特别是眼底，因此进行眼底检查。

❷ 可探知动脉及血流情况。

❸ 可确定血管病变部位及程度。

❹ 阳性率较高，有助于确诊。

❺ 40%的患者有活动性结核，如发现活动性结核灶，应抗结核治疗。对结核菌素强阳性反应的患者，在经过仔细检查后，仍不能除外结核感染者，应试验性抗结核治疗。

❻ 已应用于肾动脉狭窄及腹主动脉狭窄、锁骨下动脉狭窄等的治疗，获得较好疗效。

注：1. 糖皮质激素是主要的活动期治疗药物。口服泼尼松1mg/（kg·d），早晨顿服或分次服用，维持3～4周后逐渐减量，每10～15 天减总量的 5%～10%，以血沉和 C 反应蛋白下降趋于正常为减量的指标，剂量减至 5～10mg/d 时，应长期维持一段时间。危重者可用大剂量甲泼尼龙静脉冲击治疗。注意库欣综合征、感染、继发高血压、糖尿病、精神症状、胃肠道出血和骨质疏松等不良反应。

2. 危重患者可用环磷酰胺冲击治疗，每3～4周 0.5～1.0g/m²

体表面积。硫唑嘌呤 $2\sim3mg/(kg\cdot d)$。甲氨蝶呤 $5\sim25mg$，每周 1 次，静脉或肌注或口服。也可用环孢素、霉酚酸酯、来氟米特等。应注意监测血常规、尿常规和肝肾功能。

3. 扩血管抗凝改善血循环：地巴唑 $20mg$，每天 3 次；妥拉唑林 $25\sim50mg$，每天 1 次；阿司匹林 $75\sim100mg$，每天 1 次；双嘧达莫 $25mg$，每天 3 次等。高血压患者应积极控制血压。

十四、多发性大动脉炎

长 期 医 嘱	临 时 医 嘱
内科护理常规	血沉(ESR)、抗"O"(ASO)
二级护理	C反应蛋白(CRP)
普通饮食	血清蛋白电泳
泼尼松　50mg po qd❶	免疫球蛋白(IgG、IgM、IgE)
或 地塞米松　0.75～1.5mg po tid	血抗核抗体测定
烟酸　0.1g po tid	血清抗主动脉抗体测定
或 妥拉唑林　25mg po tid	胸部X线片
或 盐酸酚苄明　10mg po tid	心电图
阿司匹林肠溶片　100mg po qd	眼底检查
	选择性动脉造影　prn

❶ 急性活动期治疗多采用激素与环磷酰胺联合治疗。

注：1. 本病可能是由结核、溶血性链球菌等感染所致，故应根据情况采用相应的抗结核治疗或青霉素治疗。

2. 手术治疗的适应证

(1) 慢性期，病情稳定半年至1年而病变局限者。

(2) 有严重脑部、肾脏、肢体缺血，影响功能但脏器功能尚未消失者。

(3) 有严重顽固性高血压，药物治疗无效者。

3. 经皮腔内血管成形术（PTA）可用于颈动脉、锁骨下动脉、肾动脉、髂动脉和股动脉狭窄者。

4. 如单侧肾动脉狭窄引起肾性高血压、胸腹主动脉严重狭窄或伴广泛病变、双侧颈动脉狭窄引起脑部严重缺血或视力明显障碍者可行外科手术治疗；病变范围不长者可进行介入治疗，即球囊扩张术并置入支架。

十五、结节性多动脉炎

长 期 医 嘱	临 时 医 嘱
内科护理常规	血常规
二级护理	尿常规
或 一级护理	血沉（ESR）
普通饮食	C 反应蛋白（CRP）
双氯芬酸（扶他林）缓释片　75mg po qd	血清蛋白电泳
泼尼松　50mg po qd	乙肝"两对半"
环磷酰胺　100mg ┐iv gtt qd NS　200ml　　┘	cANCA、pANCA
	血管 X 线造影❶
阿司匹林　100mg po qd	活检组织病理学检查❷
或 双嘧达莫（潘生丁）　25mg po tid	
尼群地平　10mg po tid	
甲泼尼龙　1.0g ┐iv gtt（1～2h 5%GS　250ml┘缓慢滴完）qd	

❶ 常发现肝、肾、肠系膜及其他内脏的中小动脉有瘤样扩张或阶段性狭窄，对诊断有重要价值。

❷ 可见受累部位中小动脉坏死性血管炎，但病变呈阶段性分布，应选择适当部位和器官进行活检。

注：1. 糖皮质激素是首选药。病情较轻、无严重内脏损害者，单用泼尼松 $1mg/(kg \cdot d)$ 口服，6～8 周后或疾病活动控制后 2 周逐渐减量，以不超过 10mg/d 维持。急性危重者可予甲泼尼龙冲击治疗，连用 3 天。

2. 联合选用细胞毒药物，适用于病情较重，激素治疗 1 个月效果不佳，有内脏损害者。首选环磷酰胺，$2mg/(kg \cdot d)$，口服或静脉给药。可加用硫唑嘌呤或甲氨蝶呤。

3. 对症治疗，如扩管、降血压等。

十六、韦格纳肉芽肿

长 期 医 嘱	临 时 医 嘱
内科护理常规	血常规、尿常规
二级护理	血沉(ESR)、C反应蛋白(CRP)
或 一级护理	免疫球蛋白(IgG、IgM、IgA)
普通饮食	cANCA、pANCA
环磷酰胺 200mg｜ iv gtt qod❶	鼻窦和肺脏的CT检查
NS 200ml	病变组织活检
泼尼松 60mg po qd	肾组织活检
甲氨蝶呤 10mg po qw	血浆置换❹
或 硫唑嘌呤 100mg po qd❷	血液透析❺
甲泼尼龙 1.0g｜iv gtt(1~2h	外科会诊❺
5%GS 250ml｜缓慢滴完) qd	
霉酚酸酯 0.5g po tid	
复方磺胺甲噁唑(新诺明片) 2片	
po bid❸	

❶ 环磷酰胺是基本治疗药物,能显著改善韦格纳肉芽肿病(WG)患者的生存期,但不能完全控制肾脏等器官损害的进展。通常给予口服CTX 1~3mg/(kg·d),也可用CTX 200mg,隔日1次。对病情平稳的患者可用1mg/(kg·d)维持。对严重病例给予CTX 1.0g冲击治疗,每3~4周1次,同时给予每天口服CTX 100mg。CTX是治疗本病的基本药物,可使用1年或数年,撤药后患者能长期缓解。注意不良反应,如骨髓抑制、继发感染等。注意多饮水,防止出血性膀胱炎。

❷ 为嘌呤类似药,有抗炎和免疫抑制双重作用,如CTX不能控制病情,可合并使用硫唑嘌呤或改用硫唑嘌呤。一般用量为2~2.5mg/(kg·d),总量不超过200mg/d。

❸ 对病变局限于上呼吸道以及已用泼尼松和CTX控制病情者,复方磺胺甲噁唑用于抗感染治疗,预防卡氏肺囊虫感染所致的肺炎。

❹ 对活动期或危重病例，血浆置换治疗可作为临时性治疗，但仍需与激素及其他免疫抑制药合用。

❺ 急性期患者如出现肾功能衰竭则需要透析，55%～90%的患者能恢复足够的功能。

❻ 对于声门下狭窄、支气管狭窄等患者可以考虑外科治疗。

注：1. 治疗分为3期，即诱导缓解、维持缓解及控制复发。糖皮质激素加环磷酰胺联合治疗疗效显著，特别是肾脏受累及严重呼吸系统疾病患者应作为首选治疗方案。

2. 活动期用泼尼松1.0～1.5mg/(kg·d)，用4～6周，病情缓解后减量并以小剂量维持。对严重病例如中枢神经系统血管炎、呼吸道病变伴低氧血症（如肺泡出血）、进行性肾功能衰竭，可采用冲击疗法：甲泼尼龙1.0g/d，持续3天，第4天改口服泼尼松1.0～1.5mg/(kg·d)，然后根据病情逐渐减量。

3. 生物制剂：对泼尼松和CTX治疗无效的患者也可试用肿瘤坏死因子（TNF）-α受体阻滞药（英夫利昔单抗）。

十七、贝赫切特（白塞）综合征

长 期 医 嘱	临 时 医 嘱
内科护理常规	血常规、尿常规
二级护理 　或 一级护理	血沉（ESR）、C反应蛋白（CRP）
普通饮食 　或 半流质饮食	血清蛋白电泳
	HLA-B$_{51}$ ⑪
布洛芬　0.4g po tid❶ 　或 萘普生　0.4g po bid	针刺反应试验⑫
	双肺X线片
秋水仙碱　0.5mg po tid❷	病理活检
沙利度胺　50mg po tid❸	眼科会诊　prn
泼尼松　15mg po tid❹	颅脑MRI或CT检查　prn
苯丁酸氮芥　2mg po tid❺	腰椎穿刺　prn
甲氨蝶呤　10mg po qw❻	肾穿刺　prn
或 硫唑嘌呤　2～2.5mg/(kg·d)❼	胃肠钡透　prn

续表

长 期 医 嘱	临 时 医 嘱
或 环磷酰胺　100mg po qd[8]	PPD 皮试[11]
或 环孢素　100mg po qd[9]	
或 柳氮磺吡啶　1.0g po tid[10]	
雷公藤多苷　10mg po tid	
双嘧达莫(潘生丁)　25mg po tid	
复方丹参片　3 片 po tid	

❶ NSAIDs 类药物对缓解发热、皮肤结节红斑、生殖器溃疡疼痛及关节炎症状有一定疗效。

❷ 秋水仙碱对关节病变、结节红斑、口腔和生殖器溃疡、眼色素膜炎有一定疗效。注意肝损害、粒细胞减少等不良反应。

❸ 沙利度胺用于治疗严重的口腔、生殖器溃疡。宜从小剂量开始，逐渐增加至 50mg，每天 3 次，有引起神经轴索变性的副作用，可致畸，孕妇禁用。

❹ 糖皮质激素治疗对控制急性症状有效。重症患者（如严重眼炎、中枢神经系统病变、严重血管炎患者）可采用静脉应用大剂量甲泼尼龙冲击治疗，1000mg/d，3～5 天为 1 个疗程，与免疫抑制药联合应用效果更好。

❺ 用于治疗视网膜、中枢神经系统及血管病变。用法为 2mg，每天 3 次，持续使用数月直至病情控制至稳定，然后逐渐减量至小量维持，病情完全缓解半年后可考虑停药。但眼损害应考虑用药 2～3 年以上，以免复发。用药期间，应定期眼科检查。其副作用有继发感染，长期应用有可能停经或精子减少、无精。

❻ 用于治疗神经系统、皮肤黏膜等病变，可长期小剂量服用。其不良反应有骨髓抑制、肝损害及消化道症状等。应定期检查血常规和肝功能等。

❼ 用量为 2～2.5mg/(kg·d)。可抑制口腔、眼部病变和关节炎，但停药后容易复发。可与其他免疫抑制药联用。应用期间应定期复查血常规和肝功能等。

❽ 在急性中枢神经系统损害或肺血管炎、眼炎时，与泼尼松联

合使用。可口服或大剂量静脉冲击治疗（每次用量 $0.5\sim1.0g/m^2$ 体表面积，每 $3\sim4$ 周 1 次）。使用时嘱患者大量饮水以避免出血性膀胱炎的发生，此外可有消化道反应及白细胞减少等。

⑨ 用于秋水仙碱或其他免疫抑制药疗效不佳的眼白塞病效果较好。剂量为 $3\sim5mg/(kg\cdot d)$。应用时注意监测血压和肝肾功能，避免不良反应。

⑩ 可用于肠道白塞病或关节炎者，磺胺类药物过敏者禁用。

⑪ HLA-B$_{51}$ 阳性率 57%～88%，与眼、消化道病变相关。

⑫ 针刺反应试验特异性较高且与疾病活动性相关，阳性率为 60%～78%。静脉穿刺或皮肤创伤后出现的类似皮损具有同等价值。

⑬ 如有结核病或有结核病史，PPD 皮试强阳性（5IU 有水疱）时，可试行抗结核治疗（三联）至少 3 个月，并观察疗效。

注：1. 治疗目的　控制现有症状，防治重要脏器损害，减缓疾病进展。尚无公认的有效根治办法。多种药物均有效，但停药后大多易复发。

2. 一般治疗　急性活动期应卧床休息。发作间歇期控制口、咽部感染，避免刺激性食物。尽可能避免针刺，不戴隐形眼镜，防止角膜溃疡。

3. 局部治疗　口腔溃疡可局部应用糖皮质激素软膏、冰硼散、锡类散等，生殖器溃疡用 1∶5000 高锰酸钾清洗后加用抗生素软膏；眼结膜炎、角膜炎可应用糖皮质激素眼膏或滴眼液；眼色素膜炎需用散瞳剂以防止炎症后粘连，重症眼炎者可在球结膜下注射肾上腺皮质激素。

十八、干燥综合征

长 期 医 嘱	临 时 医 嘱
内科护理常规	血常规、尿常规
二级护理	生化全套
半流质饮食	血沉（ESR）、C 反应蛋白（CRP）
口腔护理	抗 SSA 抗体、抗 SSB 抗体❷
萘普生　0.2g po bid❶	ANA、抗双链 DNA 抗体

续表

长期医嘱	临时医嘱
羟氯喹 0.2g po bid❶	抗 ENA 抗体谱
泼尼松 10mg po tid❷	免疫球蛋白(IgG、IgM、IgA)
甲氨蝶呤 10mg po qw❸	补体(C3、C4、CH50)
氯化钾缓释片 1 片 po bid❹	Schirmer(滤纸)试验
溴己新(必嗽平) 16mg po tid	角膜染色
或 茴三硫(胆维他) 25mg	泪膜破碎时间
po tid❺	唾液流率
NS 20ml 雾化吸入 qd~bid	腮腺造影
	唾液腺核素检查
	唇腺活检
	胸部 X 线正位片
	右旋糖酐-70 滴眼剂 1 支 滴眼 分次
	或 0.5%羟甲基纤维素液 1 支 滴眼 分次

❶ 非甾体类抗炎药及羟氯喹用于治疗肌肉及关节痛。

❷ 糖皮质激素用于系统损害者，如合并有神经系统病变、肾小球肾炎、肺间质性病变、肝脏损害、血细胞低下（尤其是血小板低、肌炎等），剂量 0.5~1mg/(kg·d)，口服，症状好转后渐减量。

❸ 用于病情进展迅速者。

❹ 纠正低钾血症的麻痹发作可采用静脉补充氯化钾，待病情平稳后改口服钾盐液或片剂，有的患者需终身服用。

❺ 刺激唾液分泌的药物有必嗽平、胆维他等。

❻ 抗 SSA 抗体和抗 SSB 抗体对本病诊断很有帮助，前者敏感性高，后者特异性强，尤其有系统性损害时，两者的阳性率更高。

注：1. 治疗主要是采取措施改善症状，控制和延缓因免疫反应而引起的组织器官损害的进展以及继发性感染。

2. 对症治疗：减轻口干，应停止吸烟、饮酒及避免服用引起口干的药物（如阿托品等）；保持口腔清洁，减少龋齿和口腔继发感染的可能，勤漱口，可给予柠檬酸溶液或柠檬汁漱口；气雾吸入或空气潮湿器改善呼吸道干燥。

3. 有肾小管酸中毒者除应用小剂量糖皮质激素外，应补 20% 枸橼酸钾 40~80ml/d，碳酸氢钠 0.5~1.0g，每天 3 次，口服。

4. 有恶性淋巴瘤者应积极、及时地进行联合化疗。

十九、混合结缔组织病

长 期 医 嘱	临 时 医 嘱
内科护理常规	血常规、尿常规
二级护理　　或 一级护理	血沉（ESR）、C反应蛋白（CRP）
普通饮食	免疫球蛋白（IgG、IgM、IgA）、补体（C3、C4、CH50）
泼尼松　30mg po qd	抗 U1RNP 抗体❶
甲氨蝶呤　10mg po qw	抗核抗体（ANA）❷
羟氯喹　0.2g po bid	抗双链 DNA 抗体、抗 Sm 抗体❸
硝苯地平　10mg po tid	抗心磷脂抗体 IgG、IgM
甲氧氯普胺（胃复安）　10mg po tid	cANCA、pANCA
西咪替丁　0.2g po tid	胸部 X 线片
右旋糖酐-40　500ml ｜ iv gtt qd 丹参注射液　16ml	
甲泼尼龙　1.0g ｜ iv gtt（1~2h 5%GS　250ml ｜ 缓慢滴完）qd	

❶ 高滴度的抗 U1RNP 抗体是混合结缔组织病的特征性免疫学改变，可能与病毒感染有关。

❷ 高滴度的斑点型 ANA 也是免疫学特征。

❸ 抗 Sm 抗体阴性，抗双链 DNA 抗体罕见阳性。

注：1. 糖皮质激素对手面肿胀、肌炎、浆膜炎、早期间质性肺炎、无菌性脑膜炎和疲乏有较好疗效。一般泼尼松 0.5~1mg/(kg·d) 口服，6~8 周后或疾病活动控制后 2 周逐渐减量，以不超过 10mg/d 维持。急性危重者可予甲泼尼龙冲击治疗，连用 3 天。

2. 对雷诺现象宜采取联合治疗，加用钙离子拮抗药和血管扩张药等。

3. 严重肾血管病变和其他系统病变应加用免疫抑制药，常用甲氨蝶呤 10～15mg，每周 1 次，其他有环磷酰胺和硫唑嘌呤等。

二十、结节性脂膜炎

长 期 医 嘱	临 时 医 嘱
内科护理常规	血常规、尿常规
二级护理	血沉(ESR)、C 反应蛋白(CRP)
或 一级护理	免疫球蛋白(IgG、IgM、IgA)、
普通饮食	补体(C3、C4、CH50)
泼尼松　50mg po qd[1]	胸部 X 线片
双氯芬酸钠　75mg po qd	病变组织活检[4]
环孢素　100mg po bid[2]	
或 硫唑嘌呤　50mg po bid	
精制蝮蛇抗栓酶　0.75U[3] NS　250ml	iv gtt qd
甲泼尼龙　1.0g[1] 5%GS　250ml	iv gtt(1～2h 缓慢滴完) qd

❶ 糖皮质激素的疗效最肯定。泼尼松 1mg/(kg·d)，口服 6～8 周后，每周递减 5mg，至 0.5mg/(kg·d) 维持 3～6 个月，再减至维持量 10～15mg/d，维持 1～2 年。病重者可予甲泼尼龙冲击治疗，0.5～1g/d，连用 3 天。

❷ 免疫抑制药适用于大剂量糖皮质激素治疗 6～8 周疗效不佳，或经大剂量糖皮质激素治疗有效，但一旦撤药又可复发者。环孢素效果较好，剂量 100～300mg/d，2～5 个月后逐渐减量。也可选用硫唑嘌呤、环磷酰胺等。

❸ 纤维蛋白溶解疗法连用 2 周，4 个月后巩固 1 个疗程。

❹ 可疑病例尽早活检，注意与硬红斑、皮肤型淋巴瘤鉴别。

注：1. 一般性治疗　急性期应卧床休息，补充足够的热量、蛋白质和维生素，加强对症支持治疗，必要时予非甾体类抗炎药。

2. 去除病因　停用可疑的致敏药物；治疗原发病，如胰腺炎和肿瘤等；去除体内感染灶。

二十一、嗜酸性筋膜炎

长 期 医 嘱	临 时 医 嘱
内科护理常规	血常规、嗜酸细胞计数、尿常规
二级护理	血沉（ESR）、C反应蛋白（CRP）
或　一级护理	血清肌酶❸
泼尼松　15mg po tid❶	补体（C3、C4、CH50）、免疫复合物
双氯芬酸缓释片　75mg po qd	抗核抗体
羟氯喹　0.2g po tid	甲皱微循环检查
丹参注射液　16ml ｜iv gtt qd❷ 右旋醣酐-40　500ml ｜	病变组织活检　prn
秋水仙碱　0.5mg po tid	

❶ 糖皮质激素是首选药物，对早期病例效果好，连用 1～3 个月。如用 3 个月无效，可改羟氯喹或雷尼替丁（甲氰咪胍）。

❷ 丹参注射液每天 1 次，10 次为 1 个疗程，连续 3～6 个疗程效果较好。

❸ CPK、LDH 和 AST 可增高。

注：避免过度劳累、外伤、受凉等。对有关节活动受限者应加强体疗，并辅以物理治疗。

二十二、骨关节炎（OA）

长 期 医 嘱	临 时 医 嘱
内科护理常规	血常规
二级护理	ESR、ASO、CRP
普通饮食	免疫球蛋白（IgG、IgM、IgA）、
对乙酰氨基酚　0.5g po tid	补体（C3、C4、CH50）
或　双氯芬酸　25mg po tid	关节 X 线片
或　塞来西布　200mg po bid	关节腔穿刺　prn
或　氨酚曲马朵　1 片 po bid	关节液常规检查

续表

长 期 医 嘱	临 时 医 嘱
盐酸氨基葡萄糖胶囊　0.75g po bid	扶他林软膏　1支 外用
透明质酸(施沛特、欣维可)　2ml 关节腔内注射 qw❶	或 辣椒素软膏　1支 外用❸
D-葡糖胺(维骨力)　314mg po tid❷　或 葡糖胺　400mg im 2次/周	倍他米松　2ml 关节腔内注射❹　或 地塞米松　4mg 关节腔内注射
多西环素(强力霉素)　0.1g po bid　或 二甲胺四环素　1.0g po bid	或 醋酸氢化可的松　25mg 关节腔内注射
双醋瑞因　50mg po bid	理疗科会诊
	骨科会诊❺

❶ 施沛特每周1次，连续5周为1个疗程。欣维可每周1次，连续3周为1个疗程。适用于早期OA。感染性关节炎是禁忌证。其不良反应有轻微发热、关节局部发胀和疼痛。

❷ 与饭同服，8周为1个疗程，每年重复2个疗程。其主要不良反应是胃肠道反应，罕见嗜睡、皮肤反应、头痛、失眠和水肿。

❸ 对于手和膝关节OA，在采用口服药前，首先选择局部药物治疗。可使用非甾体类抗炎药（NSAIDs）的乳胶剂、膏剂、贴剂和非NSAIDs搽剂（辣椒碱等）。

❹ 用于对NSAIDs药物治疗4～6周无效的严重OA或不能耐受NSAIDs药物治疗、持续疼痛、炎症明显者。1天内注射的关节数限于2个以内，1年内同一关节注射次数不超过3～4次，同一部位2次注射间隔至少3个月以上。穿刺后休息1～3天，并制动关节。

❺ 外科治疗方法主要有游离体摘除术、关节清理术、截骨术、关节融合术、关节成形术（人工关节置换术）等。

注：1. 治疗目的是减轻或消除疼痛，矫正畸形，改善或恢复关节功能，改善生活质量。总体治疗原则是非药物与药物治疗相结合，治疗应个体化，必要时手术治疗。

2. 非药物治疗是药物治疗及手术治疗等的基础。

(1) 患者教育　自我行为疗法（减少不合理的运动，适量活动，避免不良姿势，避免长时间跑、跳、蹲，减少或避免爬楼梯），减肥，有氧锻炼（如游泳、骑自行车等），关节功能训练（如膝关节在非负重位下屈伸活动，以保持关节最大活动度），肌力训练（如髋关节 OA 应注意外展肌群的训练）等。

（2）物理治疗　增加局部血液循环、减轻炎症反应，包括热疗、水疗、超声波、针灸、按摩、牵引、经皮神经电刺激（TENS）等。

（3）行动支持　减少受累关节负重，可采用手杖、拐杖、助行器等。

（4）改变负重力线　根据 OA 所伴发的内翻或外翻畸形情况，采用相应的矫形支具或矫形鞋，以平衡各关节面的负荷。

3. 使用全身镇痛药物

（1）一般选用乙酰氨基酚，每天最大剂量不超过 4000mg。

（2）对乙酰氨基酚治疗效果不佳的 OA 患者，可使用其他 NSAIDs。在评估 NSAIDs 的危险因素（表 7-2）后选择性用药。如果患者胃肠道不良反应的危险性较高，可选用非选择性 NSAIDs 加用 H_2 受体拮抗药、质子泵抑制药或米索前列醇等胃黏膜保护剂，或选择性 COX-2 抑制药。

（3）其他镇痛药物。NSAIDs 治疗无效或不耐受的 OA 患者，可使用曲马朵、阿片类镇痛药，或对乙酰氨基酚与阿片类的复方制剂。

表 7-2　**NSAIDs 治疗危险因素的评估**

序号	上消化道不良反应高危患者	心脑肾不良反应高危患者
1	高龄（年龄＞65 岁）	高龄（年龄＞65 岁）
2	长期应用	脑血管病史（有过脑卒中史或目前有一过性脑缺血发作）
3	口服糖皮质激素	心血管病史
4	上消化道溃疡、出血病史	肾脏病史
5	使用抗凝血药	同时使用血管紧张素转换酶抑制药及利尿药
6	酗酒史	冠脉旁路移植（搭桥）术的围手术期（禁用 NSAIDs）

第八章 神经系统疾病

一、三叉神经痛

长 期 医 嘱	临 时 医 嘱
神经内科护理常规	血常规
二级护理	凝血象
普通饮食	肝功能、肾功能
卡马西平（酰胺咪嗪） 0.1g po tid[1]	颅底 X 线片[2]
	脑电图
维生素 B_1 20mg po tid	头颅 CT/MRI 检查[2]
维生素 B_{12} 0.5mg im qd 或 甲钴胺 500μg im qd	肌电图
	耳鼻喉科会诊[2]
	三叉神经分支或半月神经阻滞术 或 经皮半月神经节射频电凝疗法
	神经外科会诊

❶ 抗痫药物首选卡马西平，又称酰胺咪嗪、卡巴咪嗪、痛痉宁、Tegretol。该药为抗痫药物。因本病与神经产生异位冲动/放电有关。但个体差异大，如不能控制发作，可逐渐增量至200mg，每天3次或4次。副作用多，宜在饭后服用，从小剂量开始渐增。治疗期间定期检查血小板、肝功能。次选苯妥英钠、氯硝西泮。孕妇和哺乳期妇女禁用。

❷ 用于鉴别原发性三叉神经痛和继发性三叉神经痛。

注：1. 对于继发性三叉神经痛应针对病因治疗。

2. 顽固性三叉神经痛也可选用匹莫齐特（哌咪清，Pimozide）。普瑞巴林治疗亦有效。

3. 药物治疗无效，年龄70岁以下患者可考虑神经外科手术治疗。

二、面神经炎

长 期 医 嘱	临 时 医 嘱
神经内科护理	血常规
二级护理	肾功能、电解质检查
半流质饮食	空腹及餐后 2h 血糖检查
醋酸泼尼松　30mg po 晨服❶	头颅 CT/MRI 检查❷
维生素 B₁　100mg im qd 　或 维生素 B₁　20mg po tid	肌电图检查❸
	理疗科会诊❹ 　或 针灸科会诊
维生素 B₁₂　500μg im qd	眼科会诊
氯苯氨丁酸　5mg po tid	
加兰他敏　10mg im qd	
氯霉素眼液　2 滴 滴眼 qid	
金霉素眼膏　涂眼 qn	
10%氯化钾　10ml po tid	

❶ 肾上腺皮质激素仅限用于面神经炎的急性期，应尽早使用。可用泼尼松 30mg/d，连用 5 天，随后 7～10 天内逐渐减量。要注意监测血压、血糖和血钾的改变。有活动性消化性溃疡、糖尿病、高血压者慎用。

❷ 头颅 CT、MRI 检查用于排除脑干病变。

❸ 肌电图可判定预后。

❹ 急性期可用超短波透热疗法、红外线照射等理疗。但不宜做强烈的刺激疗法，包括针灸。

注：1. 治疗原则　急性期使用皮质类固醇激素以减少炎症和水肿。B 族维生素有利于面神经恢复。并配以理疗和针灸治疗，但针灸宜在发病 1 周后进行。

2. 保护角膜、预防结膜炎　闭眼不能者除采用涂眼膏、滴眼液外，还可用眼罩。

3. 神经外科　病后 2 年仍未恢复，行面神经-副神经、面神经-

舌下神经或面神经-膈神经吻合术。

三、偏侧面肌痉挛

长 期 医 嘱	临 时 医 嘱
神经内科护理常规	头颅 MRI 检查
三级护理	肌电图❷
普通饮食	肉毒素 A 局部注射❸
卡马西平　0.1g po bid❶ 　或 苯妥英钠　0.1g po tid	神经外科会诊❹
地西泮　2.5mg po tid 　或 氯硝西泮　1mg po tid	

❶ 卡马西平从小剂量开始（0.1g，每天 2 次），逐渐增量至 0.2g，每天 3 次或 4 次，也可口服苯妥英钠 0.1～0.2g，每天 3 次。

❷ 肌电图检查显示肌纤维震颤和肌束震颤波。

❸ 肉毒素 A（BTX）注射是目前首选的治疗方法。肉毒素 A 是一种嗜神经毒素，它抑制神经末梢突触前膜乙酰胆碱的释放，导致肌肉麻醉，其作用持续时间可达数月。可用于治疗面肌痉挛。剂量 0.1ml（含 2.5U 肉毒素 A），注射部位：眼肌痉挛者采用上睑及下睑肌肉多点注射（上下睑的内外侧或外眦部颞侧皮下眼轮匝肌共 4 点或 5 点），每点注射 0.1ml。单侧面肌痉挛：除同样注射眼肌痉挛所列部位外，还于颧部、颊部、口角外侧、下颌角等处注射。注射时应准确掌握部位，避免吸收入血液，引起全身性中毒反应。孕妇、哺乳期妇女、重症肌无力患者、过敏体质者、上睑下垂者和心、肝、肾等内脏疾病患者等不能使用。

❹ 神经外科：顽固性患者可行 50%乙醇面神经分支阻滞术（或切断术）；颅后窝微血管减压术。

注：1. 面肌痉挛病因未明。治疗原则：对症处理，手术治疗。

2. 肉毒素 A 在抽搐肌内注射可收到较好的效果。无效者可行面神经分支切断术、微血管减压术。

四、坐骨神经痛

长 期 医 嘱	临 时 医 嘱
神经内科护理常规	血常规
一级护理	生化全套
普通饮食	腰骶椎正侧位片（X 线片）
卧床休息(硬板床)❶	骨盆、骶髂关节正侧位片❸
腰围固定 　或 骨盆牵引❷	肌电图或(和)下肢体感诱发电位❹
	理疗科会诊
塞来昔布　　200mg po qd	局部封闭疗法❺
维生素 B₁₂　　500μg im qd 　或 甲钴胺　　500μg im qd	骨科会诊
卡马西平　　0.2g po tid	

❶ 腰椎间盘突出所致的根性坐骨神经痛和坐骨神经炎的急性期均应卧硬板床休息 1～2 周，可使症状稳定。

❷ 根性坐骨神经痛经卧床休息和非手术治疗大多可缓解，疗效不佳时可用骨盆牵引。

❸ 骨盆、骶髂关节正侧位片常可见腰骶丛和神经干附近的病变，如骶髂关节炎、骶髂关节结核和脱位、腰大肌脓肿、盆腔肿瘤、子宫附件炎、外伤等。

❹ 肌电图提示神经源性损害、根性坐骨神经痛和坐骨神经干损害。下肢体感诱发电位可反映坐骨神经近端功能。

❺ 严重腰椎间盘突出者可用 1%～2%普鲁卡因或加泼尼松龙 1ml 椎旁封闭。

注：1. 治疗原则：应积极寻找病因，针对病因治疗。

2. 一般先行非手术治疗。严重者可静滴地塞米松 10～15mg/d，7～10 天为 1 个疗程。

3. 非手术治疗失败者可用泼尼松龙硬脊膜外注射，个别行手术治疗。

五、多发性周围神经病

长 期 医 嘱	临 时 医 嘱
神经内科护理常规	生化全套
一级护理	餐后 2h 血糖
普通饮食❶	糖基化血红蛋白
卧床休息❷	肌电图
功能锻炼❷	神经组织活检
复合维生素 B 1 片 po tid	理疗科会诊
维生素 B_1 100mg im qd	针灸科会诊
维生素 B_{12} 500μg im qd 或 甲钴胺 500μg im qd	
维生素 C 200mg po tid	
ATP 20mg po tid	
肌苷 0.1g po tid	
地巴唑 10mg po tid	
卡马西平 0.1g po tid❸	

❶ 本病可由各种病因所致。若为糖尿病性多发性神经炎应予以糖尿病饮食。

❷ 对于瘫痪者，急性期应卧床休息，定时翻身，早日进行主动和被动运动，防止肌肉萎缩。有垂手和垂足时可用夹板或支架固定于功能位置，以防止肢体挛缩、畸形。

❸ 伴有剧烈疼痛患者可选用镇痛药、卡马西平、苯妥英钠或阿米替林。

注：1. 治疗原则　病因治疗、早期足量 B 族维生素及对症治疗。

2. 病因治疗　根据不同的病因采用不同的方法。如铅中毒，应脱离中毒环境并予以解毒剂治疗；异烟肼中毒应立刻停药，予以输液、利尿、通便；酒精中毒时，禁酒是治疗的关键，加维生素 B_1 肌内注射；糖尿病患者应控制血糖等。

六、急性炎症性脱髓鞘性多发性神经病（吉兰-巴雷综合征）

长 期 医 嘱	临 时 医 嘱
神经内科护理常规	血常规
一级护理	生化全套
病重通知	腰椎穿刺术（腰穿）＋脑脊液常
心电监护	规、生化、细胞数学检查❹
半流质饮食	心电图（EKG）
或 鼻饲饮食（必要时）❶	肌电图（EMG）❺
维生素 B_1 100mg im qd	血气分析
维生素 B_{12} 500μg im qd	血浆置换疗法（必要时）
或 甲钴胺 500μg im qd	理疗科会诊
维生素 C 0.2g po tid	针灸科会诊
维生素 B_6 20mg po tid	气管切开术及人工辅助呼吸
10％氯化钾 10ml po tid	（必要时）❻
辅酶 Q_{10} 10mg po tid	
NS 500ml 甲泼尼龙 1000mg｝iv gtt qd❷ 10％氯化钾 10ml	
丙种球蛋白 10g iv gtt qd❸	

❶ 吞咽困难者应予以鼻饲。

❷ 本病目前对激素治疗仍有分歧。若急性期患者无肾上腺皮质激素禁忌者，可以应用大剂量冲击疗法，可能有效。甲泼尼龙1000mg 或地塞米松 10～15mg 静滴，连用 5 天，然后逐渐减量，改泼尼松 30～50mg 隔日口服，1 个月后渐停。

❸ 对于病情重、进展者则可用丙种球蛋白，成人按 0.4g/(kg·d)计算，连用 5 天。

❹ 脑脊液蛋白-细胞分离现象为本病特征，即蛋白增高而细胞数正常。一般于发病 2 周后出现，3 周最明显。

❺ 急性期患者在无严重感染、血液病及心律失常等禁忌证可

使用血浆置换疗法，每次交换血浆量按 40ml/kg 体重或 1～1.5 倍血浆量计算，轻者每周 2 次，重者每周 6 次。

❻ 有呼吸肌麻痹的严重患者应及时气管切开，予以机械通气，辅助呼吸。

注：1. 本病病因不明。治疗原则：支持疗法、对症治疗、预防并发症及康复治疗。

2. 呼吸肌麻痹　是本病最主要的危险和死亡原因之一，应密切监护自主呼吸，一旦出现呼吸困难及血气分析提示血氧分压低于 70mmHg 时，应及时使用辅助呼吸。

3. 对症治疗　鼻饲、营养支持；高血压可用小剂量 β 受体阻滞药；低血压可补充胶体；早期尿潴留可置导尿管导尿；便秘者予以润肠、通便；疼痛者可用非阿片类镇痛药等。

4. 预防并发症　定时翻身、吸痰，预防压疮、肺部感染及泌尿系感染，并根据感染的部位、病原学检查使用抗生素。

5. 尽早进行康复治疗　进行主动和被动运动防止肢体挛缩，并辅以理疗、针灸治疗。

七、急性脊髓炎（非特异性）

长 期 医 嘱		临 时 医 嘱
神经内科护理常规		血常规
一级护理		腰穿脑脊液常规、生化、压颈试验(奎肯试验)❷、细胞学检查
病重通知　或 病危通知		脊髓 MRI(胸段)
		椎管碘油造影❷（必要时）
吸氧　prn		视觉诱发电位(VEP)、体感诱发电位(SEP)、肌电图、运动诱发电位❸
吸痰　prn		
持续内导尿		
膀胱冲洗　qd		血清或脑脊液荧光梅毒螺旋体吸附试验
甲泼尼龙　1000mg❶	iv gtt qd× (3～5)d	血培养及药物敏感试验
10%氯化钾　15ml		
NS　500ml		血糖、肾功能、电解质检查

续表

长 期 医 嘱		临 时 医 嘱
NS 100ml 丙种球蛋白 20g	iv gtt qd	气管切开＋辅助呼吸（必要时）❹
		针灸科会诊
5%GS 250ml 胞二磷胆碱 0.75g 10%氯化钾 5ml	iv gtt qd	中医科会诊
		新斯的明 0.5mg im（必要时）❺
维生素 B$_1$ 100mg im qd		
甲钴胺 500μg im qd		
维生素 C 0.1g po tid		

❶ 急性期可用大剂量甲泼尼龙短程冲击疗法；或用地塞米松 10～20mg 静滴，每天 1 次，2 周为 1 个疗程。然后改口服泼尼松 40～60mg/d，1～2 个月后随病情好转逐步减量至停药。使用期间注意补钾，但有人对此有质疑。

❷ 压颈试验和椎管碘油造影了解椎管是否通畅，与脊髓压迫症相鉴别。

❸ 肌电图和诱发电位检查用于鉴别视神经脊髓炎。

❹ 急性上升性脊髓炎是急性脊髓炎危重型，可在 1～2 天或数小时内出现四肢瘫、呼吸肌麻痹，导致死亡。应即行气管切开，呼吸机辅助呼吸。

❺ 用于肠麻痹者，还可行肛管排气。

注：1. 治疗原则。要尽早排除其他特殊病因的脊髓炎，着重给予支持治疗，防治并发症，尤其是肺部、尿路感染和压疮。早期康复训练，促进肢体功能恢复，改善预后。对于重症或上升性脊髓炎患者，应密切监护呼吸，保持呼吸道通畅，及时吸痰，必要时气管切开和辅助呼吸。

2. 营养支持很重要。吞咽困难者应给予放置胃管，鼻饲饮食。

3. 根据病原学检查和药物敏感试验结果选用抗生素，及时治疗，以免加重病情。

4. 抗病毒可用阿昔洛韦。

5. 大量丙种球蛋白按体重 0.4g/kg 计算，成人 10～20g/d，连用 5 天。

八、脊髓亚急性联合变性

长 期 医 嘱	临 时 医 嘱
神经内科护理常规	血常规
二级护理	网织红细胞
半流质饮食	血清维生素 B_{12} 测定
瘫痪护理	骨髓象检查[3]
维生素 B_{12} 0.5mg im qd[1]	血生化
或 甲钴胺 $500\mu g$ im qd	肌电图
维生素 B_1 100mg im qd	体感诱发电位
硫酸亚铁 0.3g po tid	胃液分析
叶酸 5mg po tid[2]	头颅 MRI(必要时)
	脑脊液常规
	请针灸科会诊
	请理疗科会诊

❶ 应及早大剂量使用维生素 B_{12} 治疗。维生素 B_{12} 0.5～1mg/d 连续 2 周,然后改为每周 1 次,再连用 4 周,最后每月 1 次,2～3 个月。部分患者需终身服药。

❷ 恶性贫血者,建议合用叶酸。

❸ 外周血象及骨髓象显示巨幼细胞贫血,治疗 10 天后网织红细胞增多有助于诊断。

注:1. 本病早期治疗是治愈的关键。主要是维生素 B_{12} 的使用,应早期、足量、长期使用。若未经治疗,神经症状可持续进展,2～3 年后可致死亡。

2. 恶性贫血者合用叶酸、补铁外,胃酸中缺乏游离胃酸可服用胃蛋白酶合剂,或饭前服用稀盐酸合剂 10ml,每天 3 次。

九、脊髓压迫症（压迫性脊髓症）

长 期 医 嘱	临 时 医 嘱
神经内科护理常规	脊柱 X 线片[3]

续表

长 期 医 嘱	临 时 医 嘱
一级护理	脊髓 CT/MRI❹
半流质饮食	脊髓造影❺
卧床休息（平板床）	腰穿
持续内导尿❶	脑脊液常规、蛋白定量、压颈试验
NS 500ml 膀胱冲洗 qd	（奎肯试验）❻
卡马西平 0.1g po tid❷	

❶ 对有排尿障碍者，应予以持续内导尿，用生理盐水进行膀胱冲洗。

❷ 有明显根性疼痛，可用卡马西平或苯妥英钠等药物，用药同"三叉神经痛"。

❸ 脊柱 X 线片可发现脊柱骨折、脱位、错位、结核、骨质破坏、椎管狭窄等。

❹ 脊髓 CT/MRI 可显示脊髓受压。MRI 能清晰显示椎管内病变的性质、部位和边界。

❺ 脊髓造影可发现脊髓梗阻界面。上升造影显示压迫性病变下界，下行造影显示病变上界。但注意会造成病情的加重。

❻ 脑脊液检查：压颈试验可证明椎管梗阻以及完全与不完全梗阻。当严重梗阻时，脑脊液蛋白增高，若蛋白量＞10g/L 时，可出现 Froin 征（脑脊液呈黄色，放置后自行凝固）。但在梗阻平面以下腰穿放脑脊液和压颈试验可造成占位病变移位使症状加重，应予以注意。

注：1. 治疗原则 尽早去除病因，解除脊髓压迫。

2. 病因治疗 急性脊髓压迫力求 6h 内减压；硬脊膜外脓肿应紧急手术并予以足量抗生素；脊柱结核在根治术时，予以抗结核治疗；良性肿瘤应手术切除；恶性肿瘤/转移瘤可酌情手术、放疗、化疗。

3. 对症手术。手术难以完全切除者，行椎根减压术可获得短期症状缓解。

4. 康复治疗和功能锻炼。

十、脊髓空洞症

长 期 医 嘱	临 时 医 嘱
神经内科护理常规	颈段脊髓 MRI 检查
二级护理	延迟脊髓 CT 扫描（DMCT）❶
半流质饮食	颈椎、胸腰椎正侧位片❷
维生素 B_1　100mg im qd	脑脊液常规、蛋白定量、压颈试验（奎肯试验）❸
维生素 B_{12}　500μg im qd	
肌苷　0.1g po tid	神经外科会诊
5%GS　500ml ATP　20mg　iv gtt qd 辅酶 A　40mg	骨科会诊
	理疗科会诊

❶ 延迟脊髓 CT 扫描（DMCT）：将水溶性造影剂注入蛛网膜下腔，在注后 6h、12h、18h、24h 行脊髓 CT 检查，可显示高密度的空洞影像。

❷ 颈椎、胸腰椎正侧位片：一方面可发现其他先天性畸形，如脊柱侧弯、后突畸形、隐性脊柱裂、颈枕区畸形和 charcot 关节等。颈椎 X 线片有助于颈椎病的鉴别。

❸ 脑脊液常规及动力学检查无特征性改变。空洞较大者可引起椎管轻度梗阻和脑脊液蛋白增高。

注：1. 治疗原则　本病进展缓慢，可长达数十年，无特效疗法，一般予以对症处理。

2. 手术治疗　大空洞伴椎管梗阻可行上颈段椎板切除减压术；张力性空洞可行脊髓切开及空洞-蛛网膜下腔分流术。

十一、脊髓蛛网膜炎

长 期 医 嘱	临 时 医 嘱
神经内科护理常规	血常规
一级护理	血沉

续表

长 期 医 嘱	临 时 医 嘱
半流质饮食	PPD试验（结核菌素试验）
卧床休息❶	胸部正侧位片❸
维生素 B_1　100mg im qd	胸腰椎正侧位片❹
维生素 B_{12}　500μg im qd	腰穿检查和奎肯试验
或 甲钴胺　500μg im qd	脑脊液常规❺
透明质酸酶　500U im qw	脊髓 MRI 检查❻
NS　250ml ⎫ iv gtt qd❷ 地塞米松　10mg ⎭	脊髓蛛网膜下腔造影❼

❶ 急性期伴有瘫痪者应卧床休息。

❷ 急性期使用肾上腺皮质激素可控制炎症反应，预防进展，但疗效有待证实。

❸ 胸部正侧位片用于判断有无肺内结核。

❹ 胸腰椎正侧位片用于判断有无脊柱结核、硬膜外脓肿。

❺ 腰穿脑脊液检查：初压较低，脑脊液因椎管阻塞而呈淡黄色，蛋白明显增高，而细胞数接近正常，甚至脑脊液流出后可自动凝固，称弗洛因综合征（Froin syndrome）。

❻ MRI 可见蛛网膜粘连、增厚及椎管内囊肿形成，脊髓增粗或萎缩变细，呈不规则条索状或片状 T_1W_1 低信号或等信号影，蛛网膜下腔变窄，还可显示脑脊液循环障碍及局部蓄积。

❼ 脊髓蛛网膜下腔造影见脊髓腔呈不规则狭窄，碘油呈点滴状或串珠状分布。囊肿型则显示杯口状缺损。

注：1. 治疗原发病　根据不同的病因，可选用抗生素、抗结核或抗病毒治疗。

2. 手术治疗　本病可分囊肿型和弥漫型。弥漫型患者不宜手术，宜选用激素、血管扩张药、B族维生素等药物治疗；囊肿型患者行囊肿摘除术。

3. 并发症的处理　如截瘫及尿潴留。应勤翻身、留置尿管、定时膀胱冲洗、积极康复训练。

十二、偏头痛

长 期 医 嘱	临 时 医 嘱
神经内科护理常规	血常规
二级护理	生化全套
普通饮食	心电图
对乙酰氨基酚　0.5g po tid❶	脑电图
盐酸氟桂利嗪(西比灵)　5mg po qn	头颅 CT 检查
普萘洛尔(心得安)　10mg po tid❷	麦角胺咖啡因　0.5mg po st!❹
阿米替林　25mg po tid❸	心理咨询科会诊
地西泮(安定)　5mg po qn	理疗科会诊

❶ 急性发作期可用对乙酰氨基酚、阿司匹林、布洛芬等非甾体类抗炎药。

❷ 普萘洛尔(心得安)对部分患者有效,但某些病例慎用,如支气管哮喘、房室传导阻滞、严重心功能不全者。长期使用可出现抑郁、阳痿。

❸ 预防性治疗可用阿米替林、丙咪嗪或选择性 5-羟色胺再摄取抑制药(如舍曲林、氟西汀);也可选择钙离子拮抗药,如盐酸氟桂利嗪(西比灵)预防发作。

❹ 麦角胺咖啡因宜在先兆期或头痛发作期服用,0.5～1mg,若无效半小时后可加服 1～2 片,但日总量不超过 6 片。有严重心、肝、肾疾病者及孕妇禁用。

注:1. 本病应排除器质性疾病所致。辅助检查无阳性发现。治疗首先要寻找精神及焦虑的原因、消除心理障碍。急性发作期单用镇痛药无效时通常使用麦角制剂或 5-HT 激动药曲普坦类。

2. 曲普坦类:为 5-HT 激动药,和麦角生物碱一样都是强效血管收缩药,可用于发作期治疗。如琥珀酸舒马曲坦 25～50mg 口服,或 6mg 皮下注射;佐米普坦 2.5～5mg,口服。其不良反应有恶心、呕吐、心悸、烦躁和焦虑等。严重高血压、心脏病患者禁用。

3. 抗癫痫药物适用于频繁发作者。如丙戊酸钠、卡马西平均有效,从小剂量开始,逐渐加量,孕妇禁用。

十三、紧张型头痛

长 期 医 嘱	临 时 医 嘱
神经内科护理常规	血常规
二级护理	生化全套
普通饮食	心电图
对乙酰氨基酚 0.5g po tid❶	脑电图
普萘洛尔（心得安） 10mg po tid❷	头颅 CT 检查
阿米替林 25mg po tid❸	心理咨询科会诊
地西泮（安定） 5mg po qn	理疗科会诊

❶ 急性发作期同偏头痛。可用对乙酰氨基酚、阿司匹林、麦角胺或二氢麦角胺等治疗。

❷ 普萘洛尔（心得安）对部分患者有效，但某些病例慎用，如支气管哮喘、房室传导阻滞、严重心功能不全者。

❸ 预防性治疗可用阿米替林、丙咪嗪或选择性 5-羟色胺再摄取抑制药（如舍曲林、氟西汀）。

注：1. 本病应排除器质性疾病所致。辅助检查无阳性发现。

2. 治疗首先要寻找精神及焦虑的原因、消除心理障碍。药物选用的同时应用心理疗法、物理疗法和松弛术更有效。

十四、短暂性脑缺血发作（TIA）

长 期 医 嘱	临 时 医 嘱
神经内科护理	血常规
二级护理	血清生化
低脂低盐饮食	凝血象
肠溶阿司匹林 100mg po qd❶	C 反应蛋白（CRP）
或 氯吡格雷 50～75mg po qd	心电图
阿托伐他汀钙 10mg po qd❷	经颅多普勒超声脑血流检查
低分子肝素 4000IU H（腹壁旁）bid	（TCD）
或 华法林 3～6mg po qn❸	双侧颈动脉彩超❹

续表

长 期 医 嘱	临 时 医 嘱
尼莫地平　20mg po tid	头颅 CT/MRI 检查❺
	数字减影脑血管造影（DSA）（必要时）
	单光子发射计算机断层扫描（SPET）（必要时）

❶ 阿司匹林是最常用的抗血小板聚集药物，可防止 TIA 复发。剂量为 50～100mg/d，肠溶片晚上空腹服用，而普通片则晚餐后服用，以减少对胃肠道的刺激。上消化道出血和消化道溃疡者慎用。氯吡格雷，主要通过不可逆地结合血小板上 ADP 受体以抑制血小板的聚集，减少缺血性脑卒中的发生和复发。其副作用有腹泻、皮疹。

❷ 根据脑血管病诊治指南，选择他汀类降脂药物对降低低密度脂蛋白胆固醇，稳定动脉粥样硬化斑块，防止进展和复发起主要作用。

❸ 抗凝血药物：用于微栓子所致的 TIA。肝素使用中应监测凝血象，维持治疗前 APTT 值在 1.5～2.5 倍以内。低分子肝素 4000～5000IU，2 次/天，腹壁旁皮下注射，连用 7 天；华法林 6～12mg，每晚 1 次口服，3～5 日后改 2mg 维持，监测凝血酶原时间（PT）为对照组的 1.5 倍，国际标准化比值（INR）为 2.5～3.5，可长期服用。

❹ 双侧颈动脉彩超可显示颈动脉硬化斑块和动脉狭窄。

❺ 头颅 CT/MRI 检查大多正常。部分患者在 MRI 弥散加权（DW1）可显示片状缺血灶。

注：1. TIA 是缺血性脑血管卒中最重要的独立危险因素。其治疗目的是消除病因，减少及终止复发，保护脑组织，防止脑梗死发生。

2. 应积极寻找病因，针对病因治疗，控制危险因素，如高血压、高血脂、糖尿病、动脉硬化、心脏病等。进行健康教育，养成良好的生活方式和合理膳食。

3. 对于经脑血管造影证实中至重度狭窄者可行颈动脉成形术和血管内支架置入术。

4. 为规范临床诊疗行为，提高医疗质量和保证医疗安全，卫生部研究制定了短暂性脑缺血发作临床路径（供临床实践中参考）。

短暂性脑缺血发作临床路径表单

适用对象:第一诊断为短暂性脑缺血发作:椎基底动脉综合征(ICD-10: G45.0),颈动脉综合征(大脑半球)(ICD-10:G45.1)

患者姓名:____ 性别:____ 年龄:____ 门诊号:____ 住院号:____

住院日期:____年____月____日 出院日期:____年____月___日

标准住院日:5~7 天

时间	住院第 1 天	住院第 2 天	住院第 3 天
主要诊疗工作	□ 询问病史,体格检查 □ 查看既往辅助检查:头颅 CT 或 MRI 检查 □ 初步诊断,确定药物治疗方案 □ 向患者及家属交代病情 □ 开化验单及相关检查单 □ ABCD 评价 □ 神经功能状态评价 □ 完成首次病程记录和病历记录	□ 上级医师查房,完成上级医师查房记录 □ 评估辅助检查结果,分析病因 □ 向患者及家属介绍病情 □ 根据病情调整治疗方案 □ 评价神经功能状态 □ 必要时请相应科室会诊	□ 上级医师查房,完成上级医师查房记录 □ 根据患者病情调整诊断和治疗方案 □ 评价神经功能状态 □ 根据患者病情及辅助检查结果等,决定是否请外科或介入科会诊 □ 记录会诊意见 □ 必要时向患者及家属介绍病情变化及相关检查结果
重点医嘱	**长期医嘱** □ 神经科护理常规 □ 一级护理 □ 饮食 □ 既往基础用药 □ 抗凝血药物或抗血小板药物 **临时医嘱** □ 血常规、尿常规、粪常规	**长期医嘱** □ 神经科护理常规 □ 一级护理 □ 饮食 □ 既往基础用药 □ 抗凝血药物或抗血小板药 **临时医嘱** □ 必要时复查异常的检查	**长期医嘱** □ 神经科护理常规 □ 一级护理 □ 饮食 □ 既往基础用药 □ 抗凝血药物或抗血小板药 **临时医嘱** □ 必要时复查异常的检查

续表

时间	住院第 1 天	住院第 2 天	住院第 3 天
重点医嘱	□ 肝肾功能、电解质、血糖、血脂、凝血功能、感染性疾病筛查 □ 抗"O"、抗核抗体、ENA、类风湿因子、纤维蛋白原水平、C 反应蛋白 □ 胸部 X 线摄片、心电图、头颅 MRI 或 CT、颈动脉血管超声 □ 根据情况可选择超声心动图、同型半胱氨酸、抗凝血酶Ⅲ、TCD、CTA、MRA 或 DSA、CT 灌注或功能 MRI	□ 如果使用华法林，每天测 PT/INR；若使用普通肝素，每天监测 APTT □ 根据特殊病史选择相应检查 □ 请相关科室会诊	□ 如果使用华法林，每天测 PT/INR，若使用普通肝素，每天监测 APTT □ 依据病情需要下达
主要护理工作	□ 入院宣教及护理评估 □ 正确执行医嘱 □ 观察患者病情变化	□ 正确执行医嘱 □ 观察患者病情变化	□ 正确执行医嘱 □ 观察患者病情变化
病情变异记录	□ 无　□ 有,原因: 1. 2.	□ 无　□ 有,原因: 1. 2.	□ 无　□ 有,原因: 1. 2.
护士签名			
医师签名			

续表

时间	住院第 4～6 天	住院第 5～7 天(出院日)
主要诊疗工作	□ 三级医师查房 □ 评估辅助检查结果,评价神经功能状态 □ 有手术指征者转科治疗 □ 通知患者及其家属明天出院 □ 向患者交代出院后注意事项,预约复诊日期 □ 如果患者不能出院,在"病程记录"中说明原因和继续治疗的方案	□ 再次向患者及家属介绍出院后注意事项 □ 患者办理出院手续,出院 □ 转科患者办理转科手续
重点医嘱	**长期医嘱** □ 神经科护理常规 □ 一级、二级护理 □ 饮食 □ 既往基础用药 □ 抗凝血药物或抗血小板药 **临时医嘱** □ 如果使用华法林,每天测 PT/INR,若使用普通肝素,每天监测 APTT □ 明日出院或转科	**出院医嘱** □ 出院带药
主要护理工作	□ 正确执行医嘱 □ 观察患者病情变化	□ 出院带药服用指导 □ 特殊护理指导 □ 告知复诊时间和地点 □ 交代常见的药物不良反应,嘱其定期门诊复诊
病情变异记录	□ 无　□ 有,原因: 1. 2.	□ 无　□ 有,原因: 1. 2.
护士签名		
医师签名		

十五、血栓形成性脑梗死

长 期 医 嘱	临 时 医 嘱
神经内科护理	血常规
一级护理	血清生化
低脂低盐	凝血象
或 鼻饲流质饮食❶	C 反应蛋白（CRP）
病重通知	心电图
吸氧	NIHSS 评分❻
心电监护	饮水试验❼
测 P、R、BP、瞳孔　q2h	经颅多普勒超声脑血流检查
持续亚低温治疗（必要时）❷	双侧颈动脉彩超
肠溶阿司匹林　100mg po qn	头颅 CT/MRI 检查❽
阿托伐他汀钙　20mg po qd❸	数字减影脑血管造影（DSA）
20%甘露醇　250ml iv gtt q12h prn❹	（必要时）
NS　100ml　⎫ 依达拉奉　30mg　⎬ iv gtt bid❺	单光子发射计算机断层扫描（SPET）（必要时）
10%氯化钾　10ml po tid	神经外科会诊❾
维生素 C　200mg po tid	
维生素 E　50mg po tid	

　　❶ 后循环梗死者常有吞咽困难、饮水呛咳，应予以鼻饲流质饮食，以防止吸入性肺炎。

　　❷ 亚低温治疗被认为能够保护脑细胞，减轻脑水肿。

　　❸ 根据脑血管病诊治指南，选择他汀类降脂药物可降低低密度脂蛋白胆固醇，稳定动脉粥样硬化斑块，防止血栓进展。可口服阿托伐他汀钙 20～40mg。

　　❹ 对于大面积脑梗死或脑干、小脑梗死伴颅内压增高者可适当使用甘露醇、甘油、呋塞米等脱水、降颅压。用法、用量及注意事项参见脑出血。无颅高压者不宜使用，避免造成低灌注损害。

　　❺ 依达拉奉是新型自由基清除剂，早期使用效果更佳。此外，还包括维生素 E、维生素 C 等。

❻ NIHSS评分（表8-1）是美国国立卫生研究院卒中量表，是作为脑卒中最为常用的残损量表。用于治疗、溶栓前后对疗效的评定。

表 8-1　NIHSS 评分量表

姓名：	性别：	年龄：	住院号：	检查日期

评分时间：	发病即刻（　） 治疗后 2h（　） 发病后 24h（　） 7～10 天（　） 3 个月_____（　） 其他_____（　）

说明：

项目	检查名称	评分	表现	得分	备注
1A	意识水平	0	清醒	（　）	即使不能全面评价，检查者也必须选择一个反应。只有在患者对有害刺激无反应时，才记录3分
		1	嗜睡（昏昏欲睡）		
		2	昏睡（迟钝）		
		3	昏迷（无反应）		
1B	定向力（2）	0	2 项回答正确	（　）	询问月份、年龄。回答必须正确，不能大致正常，失语和昏迷者不能理解问题记2分，其他原因不能说话记1分
		1	1 项回答正确		
		2	2 项回答都不正确		
1C	指令反应	0	2 项任务均正确完成	（　）	要求睁眼、闭眼，非瘫痪手握拳、张手，若双手不能检查，用另一个指令（伸舌）；若对指令无反应，用动作示意
		1	仅完成 1 项任务		
		2	2 项任务均未完成		
2	凝视	0	水平运动正常	（　）	只测眼球水平运动，对自主或反射性眼球运动记分；若眼球侧视能被自主或反射性互动纠正，记1分
		1	部分凝视麻痹		
		2	完全凝视麻痹		
3	视野检查	0	没有视野缺陷	（　）	用手指数或视威胁方法检测上下象限视野，如果患者能看到侧面的手指，记录正常，如果单眼球摘除，检查另一只眼
		1	部分偏盲		
		2	完全偏盲		
		3	双侧偏盲		

续表

项目	检查名称	评分	表现	得分	备注
4	面部运动	0	正常	（　）	—
		1	轻度面肌无力		
		2	部分面肌无力		
		3	单侧完全瘫痪		
5~6	上肢运动 左侧 右侧	0	无运动障碍	（　）	上肢伸展：坐位90°，卧位45°。要求坚持10s；对失语的患者用语言或动作鼓励，不用有害刺激。评定者可以抬起患者上肢到要求的位置，鼓励患者坚持 仅评定患者 下肢卧位抬高30°，坚持5s
		1	1~5s内晃动		
		2	2~10s内下落		
		3	无法抵抗重力		
		4	没有运动		
	下肢运动 左侧 右侧	0	无运动障碍	（　）	
		1	1~5s内晃动		
		2	2~10s内下落		
		3	无法抵抗重力		
		4	没有运动		
7	共济运动	0	无共济运动失调	（　）	目的是发现双侧小脑病变的迹象。实验时双眼睁开，若有视觉缺损，应确保实验在无缺损视野内进行。若患者不能理解或肢体瘫痪不记分
		1	一个肢体共济运动失调		
		2	两个肢体共济运动失调		
8	感觉	0	无感觉丧失	（　）	昏迷或失语者记1分或0分，脑干卒中双侧感觉缺失记2分；无反应及四肢瘫痪记2分
		1	轻微感觉丧失		
		2	严重感觉丧失		
9	语言	0	正常	（　）	命名、阅读测试。要求患者叫出物品名称、读所列的句子
		1	轻微失语		
		2	重度失语		
		3	缄默或完全失语		
10	构音障碍	0	正常	（　）	—
		1	轻度构音障碍		
		2	重度构音障碍		

续表

项目	检查名称	评分	表现	得分	备注
11	忽略 忽视	0	正常	（　）	通过检查患者对左右侧同时发生的皮肤感觉和视觉刺激的识别能力来判断是否有忽视
		1	轻微（缺失一种感觉）		
		2	重度（缺失两种感觉）		

总分：

❼ 饮水试验：评定吞咽功能，指导是否进行鼻饲饮食。

❽ 头颅 CT/MRI 检查：发病 6h 以内可未见缺血灶，应在 24h 后复查。早期 MRI 的灌注成像（PW）和弥散成像（DW）均可发现缺血灶，并以此判断其半暗带的大小。

❾ 大脑幕上大面积脑梗死有严重脑水肿、占位效应和脑疝形成者，可行开颅减压术；小脑或脑干梗死致病情严重可行后颅窝减压术。

注：1. 卒中单元　是由多学科人员，经过专业培训，将卒中的诊断、急救、治疗、护理、康复融为一体的一种管理模式，可大大降低卒中患者的病死率和致残率。有条件的医院应组建，并将患者纳入卒中单元治疗。

2. 溶栓治疗　在超早期，起病 3～6h 内进行，可挽救半暗带，恢复脑灌注，是很有效的。FDA 推荐使用重组组织型纤溶酶原激活物（rt-PA）：一次用量 0.9mg/kg，不超过 90mg，10% 先静脉推注，其余在 60min 内持续静脉滴注。但应严格掌握适应证。避免并发致命的脑出血。

3. 对症治疗

（1）急性期血压一般不急于降压，如收缩压＞220mmHg、舒张压＞120mmHg 或平均动脉压＞130mmHg 时方可使用降压药。避免过度降压造成脑的低灌注，扩大梗死面积。

（2）必要时脱水、降颅压。

（3）控制血糖。

（4）抗癫痫治疗见癫痫。

（5）长期卧床者可用低分子肝素抗凝，预防肺栓塞和深静脉血栓形成。

4. 并发症的处理 定时翻身、拍背、吸痰。选择敏感的抗生素治疗呼吸道和泌尿道感染。

5. 康复治疗 应尽早，以减轻致残率，改善神经功能，提高生活质量。

6. 急性期禁用高渗葡萄糖；注意水、电解质平衡；急性期血管扩张药不宜使用，因可导致脑内盗血和脑水肿的加重。

十六、栓塞性脑梗死

长 期 医 嘱	临 时 医 嘱
神经内科护理	血、尿常规
一级护理	血清生化全套
低脂低盐或鼻饲流质饮食	C 反应蛋白（CRP）或高敏 CRP
病重通知	心电图
持续低流量吸氧	NIHSS 评分
心电监护	饮水试验
测 P、R、BP、瞳孔 q1～2h	头颅 CT/MRI 检查
持续亚低温治疗（必要时）	经颅多普勒超声脑血流检查（TCD）
肠溶阿司匹林 100mg po qn	
或 氯吡格雷 50～75mg po qd	双侧颈、椎动脉彩超
低分子肝素 4000IU H（腹壁旁）bid❶	数字减影脑血管造影（DSA）（必要时）
或 华法林 3～6mg po qn	超声心动图
地高辛 0.25mg po tid❷	心内科会诊

❶ 抗凝治疗用于心源性和动脉源性脑栓塞。但炎症性栓子者禁用，如细菌性心内膜炎所致者不能抗凝。具体用法参见"短暂性脑缺血发作"。

❷ 地高辛是洋地黄类抗心律失常药物，可控制房颤患者的心室率，减少心源性脑栓塞的再发。

注：1. 脑栓塞中 60% 是心源性，30% 为动脉源性，病因不同，其治疗方法也不同。

2. 均采用抗凝治疗加病因治疗。对心律失常者予抗心律治疗；动脉源性脑栓塞应使用他汀类降脂药稳定斑块，预防栓塞性卒中的再发。感染性栓子需选用足够的抗生素治疗。

3. 对症治疗参见"血栓形成性脑梗死"。对于大面积脑梗死、严重脑水肿或脑疝者，应积极脱水、降颅压治疗，必要时行开颅减压术。由于本病多由心脏病所致，使用甘露醇可增加心脏负荷，故可减量使用，或联用甘油和呋塞米。

4. 并发症的处理和康复治疗参见"血栓形成性脑梗死"。

十七、脑出血

长 期 医 嘱	临 时 医 嘱
神经内科护理	血常规
一级护理	血清生化全套
低脂低盐	凝血象
或 鼻饲流质饮食	心电图
病重通知	NIHSS 评分
吸氧	饮水试验
绝对卧床休息❶	头颅 CT/MRI 检查❺
心电监护	数字减影脑血管造影（DSA）
测 P、R、BP、瞳孔　q2h	（必要时）
持续亚低温治疗（必要时）❷	单光子发射计算机断层扫描
20%甘露醇　250ml	（SPET）（必要时）
iv gtt（快速）q6h ┐ 两药交替❸	神经外科会诊
甘油果糖　250ml ┘	
iv gtt q12h	
NS　40ml ┐ iv bid❹	
奥美拉唑（洛赛克）　40mg ┘	
10%氯化钾　10ml po tid	

❶ 急性期患者应绝对卧床休息 2～4 周，对烦躁不安者可予适当镇静药，但禁用吗啡、盐酸哌替啶等中枢抑制药。

❷ 昏迷或中枢性高热者予亚低温治疗可以保护脑细胞，减轻

脑水肿。中枢性高热者宜物理降温，如酒精擦浴。

❸ 脱水、降颅压治疗：脑出血后 48h 水肿（即达高峰），持续数日或 2 周。常用甘露醇、甘油、呋塞米（速尿）或人血白蛋白。不主张使用激素。首选是 20% 甘露醇，为渗透性脱水药，作用强，每 8g 甘露醇可脱水分 100ml，起效快，持续 4～6h，但有反跳现象。常用剂量每次 125～250ml，每 6～8h 1 次，疗程 7～10d。冠心病、心肌梗死、心力衰竭和肾功能不全者慎用。甘油作用持久，常与甘露醇交替使用，增强脱水效果。副作用较少，但输液过快可发生溶血和血红蛋白尿，损害肾功能。速尿作用不及甘露醇，但两者合用可减少甘露醇用量，可用于心、肾功能不全患者。上述药物在使用过程均应注意水、电解质的平衡。

❹ 洛赛克为质子泵抑制药，可预防、治疗应激性溃疡引起的上消化道出血。

❺ 头颅 CT/MRI 检查：首选 CT 检查，显示圆形或椭圆形高密度影，边界清楚，周边见有水肿带，可有部分占位效应。MRI 用于脑干和小脑出血的诊断。

注：1. 血压的处理　脑出血急性期血压升高是与颅内压增高后脑血管的自身调节有关，以保持正常的脑血流量。应用降压药仍有争议。一般以舒张压缓慢降至 100mmHg 为宜。

2. 保证营养，维持水电解质的平衡。

3. 一般不主张使用抗纤溶药物。

4. 并发症的处理　定时翻身，拍背，吸痰。选择敏感的抗生素治疗呼吸道和泌尿道感染。

5. 外科治疗　手术宜在发病后 6～24h 内进行，挽救生命，促进神经功能恢复。适应于：a. 脑出血患者颅内压增高伴脑干受压者；b. 小脑半球血肿量≥10ml 或蚓部＞6ml，血肿破入脑室，出现脑干受压或梗阻性脑积水时；c. 重症脑室出血导致梗阻性脑积水；d. 脑叶出血，特别是动静脉畸形（AVM）所致和占位效应明显的。

6. 尽早康复治疗，以减轻致残率，改善神经功能，提高生活质量。

7. 为规范临床诊疗行为，提高医疗质量和保证医疗安全，卫生部研究制定了脑出血临床路径（供临床实践中参考）。

脑出血临床路径表单

适用对象:第一诊断为脑出血(ICD-10:I61)

患者姓名:＿＿＿　性别:＿＿＿　年龄:＿＿＿　门诊号:＿＿＿　住院号:＿＿＿

住院日期:＿＿＿年＿＿＿月＿＿＿日　出院日期:＿＿＿年＿＿＿月＿＿＿日

标准住院日:8～14 天

时间	住院第 1 天(急诊室到病房或直接到卒中单元)	住院第 2 天	住院第 3 天
主要诊疗工作	□ 询问病史与体格检查(包括 NIHSS 评分、GCS 评分及 Bathel 评分) □ 完善病历 □ 医患沟通,交代病情 □ 监测并管理血压(必要时降压) □ 气道管理:防治误吸,必要时经鼻插管及机械通气 □ 控制体温,可考虑低温治疗、冰帽、冰毯 □ 防治感染、应激性溃疡等并发症 □ 合理使用脱水药物 □ 早期脑疝积极考虑手术治疗 □ 记录会诊意见	□ 主治医师查房,书写上级医师查房记录 □ 评价神经功能状态 □ 评估辅助检查结果 □ 继续防治并发症 □ 必要时进行多科会诊 □ 开始康复治疗 □ 需手术者转神经外科 □ 记录会诊意见	□ 主任医师查房,书写上级医师查房记录 □ 评价神经功能状态 □ 继续防治并发症 □ 必要时会诊 □ 康复治疗 □ 需手术者转神经外科
重点医嘱	**长期医嘱** □ 神经内科疾病护理常规 □ 一级护理 □ 低盐低脂饮食 □ 安静卧床 □ 监测生命体征 □ 依据病情下达	**长期医嘱** □ 神经内科疾病护理常规 □ 一级护理 □ 低盐低脂饮食 □ 安静卧床 □ 监测生命体征 □ 基础疾病用药	**长期医嘱** □ 神经内科疾病护理常规 □ 一级护理 □ 低盐低脂饮食 □ 安静卧床 □ 监测生命体征 □ 基础疾病用药

续表

时间	住院第1天(急诊室到病房或直接到卒中单元)	住院第2天	住院第3天
重点医嘱	**临时医嘱** □ 血常规、尿常规、粪常规 □ 肝肾功能、电解质、血糖、血脂、心肌酶谱、凝血功能、血气分析、感染性疾病筛查 □ 头颅CT、胸部X线摄片、心电图 □ 根据病情选择头颅MRI、CTA、MRA或DSA、骨髓穿刺、血型(如手术) □ 根据病情下达病危通知 □ 神经外科会诊	□ 依据病情下达 **临时医嘱** □ 复查异常化验 □ 复查头CT(必要时) □ 依据病情需要	□ 依据病情下达 **临时医嘱** □ 异常化验复查 □ 依据病情需要下达
主要护理工作	□ 入院宣教及护理评估 □ 正确执行医嘱 □ 观察患者病情变化	□ 正确执行医嘱 □ 观察患者病情变化	□ 正确执行医嘱 □ 观察患者病情变化
病情变异记录	□ 无 □ 有,原因: 1. 2.	□ 无 □ 有,原因: 1. 2.	□ 无 □ 有,原因: 1. 2.
护士签名			
医师签名			

续表

时间	第4～6天	第7～13天	第8～14天(出院日)
主要诊疗工作	□ 各级医师查房 □ 评估辅助检查结果 □ 评价神经功能状态 □ 继续防治并发症 □ 必要时相关科室会诊 □ 康复治疗	□ 通知患者及其家属明天出院 □ 向患者交代出院后注意事项,预约复诊日期 □ 如果患者不能出院,在"病程记录"中说明原因和继续治疗的方案	□ 再次向患者及家属介绍病人出院后注意事项,出院后治疗及家庭保健 □ 患者办理出院手续,出院
重点医嘱	**长期医嘱** □ 神经内科疾病护理常规 □ 一、二级护理 □ 低盐低脂饮食 □ 安静卧床 □ 基础疾病用药 □ 依据病情下达 **临时医嘱** □ 异常检查复查 □ 复查血常规、肾功能、血糖、电解质 □ 必要时复查CT □ 依据病情需要下达	**长期医嘱** □ 神经内科疾病护理常规 □ 二、三级护理 □ 低盐低脂饮食 □ 安静卧床 □ 基础疾病用药 □ 依据病情下达 **临时医嘱** □ 异常检查复查 □ 必要时行 DSA、CTA、MRA 检查 □ 明日出院	**出院医嘱** □ 通知出院 □ 依据病情给予出院带药及建议 □ 出院带药
主要护理工作	□ 正确执行医嘱 □ 观察患者病情变化	□ 正确执行医嘱 □ 观察患者病情变化	□ 出院带药服用指导 □ 特殊护理指导 □ 告知复诊时间和地点 □ 交代常见的药物不良反应 □ 嘱其定期门诊复诊
病情变异记录	□ 无　□ 有,原因: 1. 2.	□ 无　□ 有,原因: 1. 2.	□ 无　□ 有,原因: 1. 2.

续表

时间	第 4～6 天	第 7～13 天	第 8～14 天（出院日）
护士签名			
医师签名			

十八、蛛网膜下腔出血（SAH）

长 期 医 嘱	临 时 医 嘱
神经内科护理	血常规
一级护理	血清生化全套
流质	凝血象
或 鼻饲流质饮食	心电图
病重通知	头颅 CT 检查❹
吸氧	腰穿
绝对卧床休息❶	脑脊液测压、常规、生化及细胞学检查❺
心电监护	
测 P、R、BP、瞳孔　q4h	经颅多普勒超声脑血流检查（TCD）（床边）❻
持续亚低温治疗（必要时）	
20％甘露醇　250ml 　iv gtt（快速）q6h　{交替} 甘油果糖　250ml 　iv gtt q12h	数字减影脑血管造影（DSA）❼
	请神经外科会诊
NS　100ml 氨基己酸　6.0g　} iv gtt q6h❷	
10％氯化钾　10ml po tid	
尼莫地平　40mg po q6h❸	

　❶ 急性期应绝对卧床休息，达 4～6 周以上。对烦躁不安者可以予适当镇静药。

　❷ 抗纤溶药可抑制纤维蛋白溶解酶形成，推迟血块溶解和防

止再出血。常用氨基己酸 4~6g 加入生理盐水 100ml 静滴，24g/d，持续 3~7 天，逐渐减量至 8g/d，维持 3~4 周。肾功能不全者慎用，有深静脉血栓形成的副作用。

❸ 为选择性钙离子拮抗药，可预防和减少迟发性血管痉挛，应予以常规使用。应注意血压降低，特别是静脉用药。

❹ 头颅 CT 检查是首选，CT 可显示脑沟、脑池高密度出血征象。

❺ 腰穿脑脊液检查用于头颅 CT 扫描不能确定时，脑脊液呈血性，压力明显增高。需注意腰穿诱发脑疝的可能，宜在脱水剂应用之后进行。

❻ TCD 可监测脑血管痉挛。

❼ DSA 能够明确动脉瘤、动静脉畸形的部位、大小、数目，为其病因诊断提供依据。

注：1. 绝对卧床休息，床头抬高 15°~20°。避免用力，防止再出血。定时翻身、拍背、吸痰。

2. 外科治疗是根除病因、防止复发的有效方法。

十九、病毒性脑膜炎

长 期 医 嘱	临 时 医 嘱
神经内科护理常规	尿常规
一级护理	血常规
半流质	血清生化
或 流质饮食	心电图（床边）
心电监护	脑电图（床边）
测 R、HR、BP、瞳孔　q4h	腰穿
20%甘露醇　250ml iv gtt q8h❶	脑脊液测压、常规、生化、细胞学检查❸
NS　100ml 阿昔洛韦（无环鸟苷）　iv gtt q12h 　0.25g❷	脑脊液涂片找结核菌和隐球菌
	脑脊液的病毒 PCR❹
复方氨基酸　500ml iv gtt qd	头颅 CT/MRI 检查
10%氯化钾　10ml po tid	

❶ 适当脱水、降颅压。可根据颅高压情况具体而定。首选 20%

甘露醇，严重时可联合呋塞米、甘油脱水，但应注意电解质平衡。

❷ 常因肠道病毒感染引起，抗病毒治疗可缩短病程。

❸ 脑脊液检查：压力正常或增高，细胞数和蛋白可轻度增高，糖和氯化物正常，涂片未找到结核菌和隐球菌。

❹ 脑脊液病毒 PCR 检查具有高特异性，可确诊。

注：1. 病毒性脑炎 90％ 左右是由肠道病毒引起，是一种自限性疾病。治疗原则是对症、支持治疗，并防治并发症。

2. 对症治疗：有癫痫发作可首选卡马西平或苯妥英钠；解热镇静；有精神症状时可用氟哌啶醇、奋乃静治疗。

3. 应排除其他中枢神经感染性疾病。

二十、单纯疱疹病毒性脑炎（HSE）

长 期 医 嘱	临 时 医 嘱
神经内科护理常规	血清生化全套
一级护理	尿常规
半流质(或流质鼻饲)饮食	血常规
病重(病危)通知❶	心电图(床边)
持续低流量吸氧(必要时)	脑电图(床边)❻
吸痰(必要时)	腰穿
心电监护	脑脊液测压、常规、生化、细胞学检查❼
持续低温治疗(必要时)❷	
记 24h 出入量	脑脊液涂片找结核菌和隐球菌
测 R、HR、BP、瞳孔　q1h	脑脊液单纯疱疹病毒（HSV）IgG、IgM 抗体滴度❽
20％甘露醇　250ml　iv gtt q6h / 甘油　250ml　iv gtt q12h　交替❸	血清单纯疱疹病毒 DNA 检测
	头颅 CT/MRI 检查❾
NS　100ml / 阿昔洛韦　0.25g　iv gtt q8h❹	气管切开及人工辅助呼吸(必要时)
NS　500ml / 甲泼尼龙　1000mg / 10％氯化钾　15ml　iv gtt qd❺	

续表

长 期 医 嘱	临 时 医 嘱
α-干扰素　600 万 U im qd	
10％氯化钾　10ml po tid	

❶ 单纯疱疹病毒性脑炎（HSE）是单纯疱疹病毒（HSV）引起的中枢神经病毒感染性疾病。它可引起脑组织的出血性坏死和变态反应性脑损害，又称为急性坏死性脑炎或出血性脑炎，病死率高达 40％～70％，病情危重。

❷ 高热或非高热均建议使用头部低温治疗。对高热患者物理降温无效时可考虑亚冬眠疗法。

❸ 根据脑水肿情况，予以脱水、降颅压。并适当补钾，注意电解质平衡。

❹ 在临床高度疑似本病时应尽早使用抗 HSV 药物。首选阿昔洛韦（无环鸟苷），作用强，能抑制病毒 DNA 的合成。常用剂量 $15mg/(kg \cdot d)$，对阿昔洛韦耐药者，可选用更昔洛韦，其作用较前者强数十倍，毒性较低。$5～10mg/(kg \cdot d)$，每 12h 1 次，疗程 14～21 天。副作用：前者有皮肤红斑、消化道症状、头痛、震颤、癫痫、谵妄、转氨酶升高等；后者有肾功能损害和骨髓抑制。停药后可恢复。

❺ 皮质类固醇治疗本病有争议。病情危重者或 CT 见有出血灶者可使用。推荐使用大剂量冲击疗法。甲泼尼龙 500～1000mg 静滴，每天 1 次，连用 5 天后改 60mg 晨服再逐渐减量。

❻ 脑电图显示弥漫性异常，以颞、额区为主的高波幅慢波。

❼ 脑脊液常见压力增高、淋巴细胞增多或淋巴细胞与多形核细胞增多，蛋白正常或轻度增高，糖和氯化物含量正常。重症可见红细胞或脑脊液黄变。

❽ 单纯疱疹病毒 IgG、IgM 特异性抗体在病程中 2 次或 2 次以上滴度呈 4 倍以上增加或血清、脑脊液中 HSV DNA 检测阳性均可确诊。

❾ 头颅 CT 显示单侧/双侧颞、额叶等局灶性低密度，重则可见散在出血点。头颅 MRI 示长 T_1 和长 T_2 信号。

注：1. 治疗原则　早期治疗可降低本病病死率。包括抗 HSV 药物治疗、免疫治疗/对症治疗、支持疗法。

2. 免疫治疗　除可使用干扰素外，亦可使用转移因子和免疫球蛋白。

3. 对症、支持治疗　尤为重要。应维持能量、水、电解质平衡；物理降温；抗惊厥、镇静；保持呼吸道通畅，治疗呼吸道感染；预防压疮；恢复期康复治疗。

二十一、急性细菌性脑膜炎

长 期 医 嘱	临 时 医 嘱
神经内科护理常规	血清生化全套
一级护理	尿常规
半流质(或流质鼻饲)饮食	血常规
病重通知	心电图(床边)
持续低流量吸氧(必要时)	脑电图
心电监护	腰穿
持续低温治疗(必要时)	脑脊液测压、常规、生化、细胞学检查
记 24h 出入量	
测 R、HR、BP、瞳孔　q1h	脑脊液涂片找脑膜炎双球菌、病原菌培养及药物敏感试验❸
20％甘露醇　250ml iv gtt q6h	
NS　250ml ⎫ 氨苄西林　3.0g❶ ⎬ iv gtt q12h	头颅 CT/MRI 检查❹
5％GS　500ml ⎫ iv gtt qd❷ × 地塞米松　10mg ⎭ (2～4)d	
10％氯化钾　10ml po tid	

❶ 在病原菌未明确时，可选用广谱抗生素。氨苄西林为首选的抗生素，对革兰阴性菌和阳性菌有效。每天剂量 150mg/kg，分次静滴。对病原菌明确者应根据病原菌选用敏感的抗生素。

❷ 既往认为应用皮质激素无效，但近期研究认为小儿细菌性脑膜炎和成人暴发性病例可酌情使用。首剂应与抗生素同时给予。成人 10～20mg/d，连用 2～4 天。

❸ 脑脊液压力增高，外观可浑浊或呈脓性，细胞数明显增多，可高达 1000×10^6，多核细胞为主。涂片可发现革兰阴性菌或阳性菌，致病菌培养可阳性。

❹ 早期患者头颅 CT 可阴性。后期部分可见室管膜炎、硬膜下积液、局限性脑脓肿。

注：1. 应首先针对病原菌选择敏感的抗生素，并足量使用；脑膜炎双球菌性脑膜炎（流行性脑脊髓膜炎）首选磺胺类药物，同时应碱化尿液；流感嗜血杆菌和肺炎球菌性脑膜炎选择青霉素和氨苄西林；革兰阴性菌或上述药物的耐药、过敏者可选用第三代头孢菌素。

2. 对症支持治疗：甘露醇降颅压，必要时可联用呋塞米和甘油加强脱水、降颅压；高热者予物理降温；惊厥者予镇静；注意防治败血症、感染性休克。

3. 后期合并脑脓肿者，或颅压太高者可行开颅脓肿清除术或立体定向脓肿抽吸术。

二十二、结核性脑膜炎

长 期 医 嘱	临 时 医 嘱
神经内科护理常规	血常规
一级护理	血清生化全套
病重(病危)通知	血沉
流质(或半流质)饮食	心电图(床边)
心电监护	脑电图(床边)
吸氧　prn	结核菌素试验(1∶2000)
吸痰　prn	胸部正侧位片
记 24h 出入量	腰穿
测 R、HR、BP、瞳孔　q4h	脑脊液测压、常规、生化、细胞学检查❺
20％甘露醇　250ml 　　iv gtt q6h ｜交替 甘油　250ml 　　iv gtt q12h	脑脊液:涂片找结核菌、结核菌PCR、结核菌培养
	头颅 CT/MRI 检查❻

续表

长 期 医 嘱	临 时 医 嘱
NS　250ml 异烟肼　600mg　｝iv gtt qd❶	
利福平　450mg po qd❷	
吡嗪酰胺　1500mg po tid❸	
链霉素　0.75g im qd❹	
10%氯化钾　10ml po tid	
维生素 B₆　20mg po tid	

❶ 异烟肼：由于中国人为快速代谢型，成年患者日剂量可加至 900～1200mg。但其副作用有癫痫发作、胃肠道反应、肝功能损害、多发性神经病。加服维生素 B₆ 可防止多发性神经病的发生；抗酸药物尤其氢氧化铝可抑制本药吸收，不宜同服；癫痫、肝功能不良、精神病患者及孕妇禁用。

❷ 利福平口服剂量 0.45～0.6g，每天 1 次，于早饭前服用，它与异烟肼联合用药，对结核杆菌有协同作用。但肝毒性加强，应定期检查肝功能，肝功能不全者慎用。食物可阻碍此药吸收，宜空腹服用。

❸ 吡嗪酰胺毒性较大且易耐药，联合使用可缩短病程，定期检查肝功能，孕妇禁用。

❹ 链霉素为主要抗结核病药，但毒性大、少用。主要是耳毒性，儿童及孕妇禁用。此药对耐药菌株有效。

❺ 脑脊液压力明显增高可达 450mmH₂O 或以上；细胞数增多，以单核细胞为主，早期可见多核细胞增多；蛋白明显增高通常 1～2g/L，脊髓蛛网膜下隙梗阻时＞5g/L，静置可有薄膜形成；糖及氯化物下降。

❻ CT 显示基底池和软脑膜对比增强或脑积水。

注：1. 治疗原则　早期、合理、联合、长期治疗。对于临床高度提示本病，即使脑脊液涂片抗酸染色阴性，亦应立即开始抗结核治疗。

2. WHO 建议抗结核治疗　至少三种药物联合。疗程：轻症，异烟肼＋利福平＋吡嗪酰胺，治疗 3 个月后停吡嗪酰胺，然后继续治疗 7 个月；耐药菌株加用第四种，如链霉素或乙胺丁醇，总疗程 9 个月；利福平耐药菌株，需连续治疗 18～24 个月。因乙胺丁醇有视神经毒性，儿童尽量不用。

3. 皮质类固醇　用于脑水肿高颅压伴局灶神经体征和脊髓蛛网膜下隙梗阻的重症患者。用法：泼尼松 60mg/d 口服，然后逐渐减量至停药。

4. 预后　重症患者预后差，即使经过治疗仍有 1/3 患者死亡。

二十三、新型隐球菌性脑膜炎

长 期 医 嘱	临 时 医 嘱
神经内科护理常规	血清生化全套
一级护理	尿常规
半流质(或流质鼻饲)饮食	血常规
病重(病危)通知	心电图(床边)
持续低流量吸氧(必要时)	胸部正侧位片[2]
吸痰(必要时)	腰穿＋脑脊液测压、常规、生化、细胞学检查以及脑脊液涂片找结核菌和隐球菌[3]
心电监护	
持续低温治疗(必要时)	头颅 CT/MRI 检查[4]
记 24h 出入量	
测 R、HR、BP、瞳孔　q1h	
20%甘露醇　250ml iv gtt q6h	
NS　250ml 氟康唑　0.2g[1]　iv gtt q12h	
10%氯化钾　10ml po tid	

❶ 氟康唑为广谱抗真菌药，对隐球菌性脑膜炎有特效。它易透过血脑屏障，脑脊液及血药浓度高。首剂 400mg/d，分 2 次加入 5%葡萄糖或生理盐水 250～500ml 静滴。待脑脊液转正常后，继续治疗 8～10 周。若治疗失败或复发者，仍主张改用两性霉素 B，但毒性较大，有肝肾功能损害、心肌损害、恶心、呕吐、低血钾等副

作用。其用法是首次成人 0.02～0.1mg/kg，每天或隔日用药 1 次，根据患者的耐受程度，按照每次增加 5mg 的剂量逐渐增加至 0.5～0.7mg/(kg·d)。药物应加入 5％葡萄糖 500ml 中，避光慢滴。还可行鞘内注射，但应慎重。治疗过程中一旦出现毒性作用时应减量或暂时停药，待症状好转后再继续用药。抗真菌治疗要在临床症状和脑脊液连续 3 次检查正常后方可停药。

❷ 大部分患者可见类肺结核样病灶或肺炎样改变，少数肺不张、胸膜增厚或占位影像。

❸ 脑脊液呈明显的"三高一低"，即压力高，以淋巴细胞增高为主的细胞数的增高，蛋白高而糖含量低。脑脊液离心沉淀后墨汁染色涂片检出隐球菌可确诊。

❹ 部分患者头颅 CT/MRI 检查可见弥漫性脑膜强化、脑水肿、肉芽肿、囊肿或钙化、脑实质低密度病灶等，但部分患者头颅 CT 检查可呈阴性。

注：1. 抗真菌治疗　两性霉素 B 是药效最强的抗真菌药物。可静脉滴注，也可鞘延池和侧脑室给药，以提高脑局部和脑脊液药物浓度。但因有较强的肾毒性而少用。目前，多选用特效抗真菌药氟康唑或伊曲康唑。

2. 对症治疗　适当脱水，降颅压，防治脑疝形成是对症治疗的关键。当降颅压药物无法控制颅高压时，要采取外科手术降颅压。

3. 支持治疗　注意营养支持，加强护理，防治感染。

4. 脑积水可行侧脑室分流减压术。

5. 维生素 B_1、维生素 B_6、维生素 B_{12} 可助长隐球菌繁殖，故在隐球菌性脑膜炎治疗中禁用。

二十四、脑囊虫病

长 期 医 嘱	临 时 医 嘱
神经内科护理常规	血常规
二级护理	血清生化全套
半流质饮食	血嗜酸细胞计数

续表

长 期 医 嘱	临 时 医 嘱
20%甘露醇　250ml iv gtt（快滴）q12h	粪找绦虫卵
	血囊虫补体结合试验
苯妥英钠　0.1g po tid❶	脑电图
吡喹酮　100mg po tid❷	腰穿
或 甲苯哒唑　100mg po tid	脑脊液测压、常规、生化、细胞学检查
5%GNS　500ml ⎫ 10%氯化钾　10ml ⎪ iv gtt qd 维生素 C　1.0g ⎪ 维生素 B₆　200mg ⎭	脑脊液免疫球蛋白测定
	脑脊液囊虫补体结合试验
	头颅 CT/MRI 检查❸
	皮下结节囊虫活检
	脑组织活检（必要时）
	请神经外科会诊❹

❶ 继发性癫痫患者可选用苯妥英钠（大伦丁）0.1g，每天 3 次治疗。也可用卡马西平、丙戊酸钠。

❷ 吡喹酮是广谱抗寄生虫药物。应从小剂量开始，200mg/d，分 2 次。根据用药反应逐渐加量，但总剂量不超过 1g/d，一般成人总剂量为 300mg/kg，2～3 个月后行第 2 个疗程，共治疗 3～4 个疗程；此外，还可用甲苯达唑 300mg/d，分 3 次口服，60 天为 1 个疗程，共服用 2～3 个疗程。治疗期间应严密监测，因为由于虫体大量死亡，可产生严重急性炎症反应，造成脑水肿，颅压骤增，甚至脑疝，应卧床休息，并予以脱水剂和皮质类固醇治疗。

❸ 头颅 CT 检查能确定囊虫的部位、大小、数量及是否钙化，还可显示脑水肿、脑积水等。头颅 MRI 的阳性发现和可靠性更优于 CT 检查。

❹ 脑室内单个病灶可手术摘除；脑积水可行分流术。

注：1. 治疗原则：药物驱虫、对症处理，必要时外科手术治疗。

2. 对有肠绦虫病患者加强粪便管理，并服用驱绦虫药物，如氯硝柳胺（灭绦灵）。

二十五、神经梅毒

长 期 医 嘱	临 时 医 嘱
神经内科护理常规	血常规
二级护理	血清生化全套
半流质饮食	血沉、抗"O"、CRP
卧床休息	血清 VDRL 试验
NS 100ml | iv gtt 青霉素钠盐 560 万 U[1] | q6h	脑电图
	头颅 CT/MRI 检查
卡马西平 0.1g po tid[2]	腰穿
	脑脊液测压、常规、生化、细胞学检查
	脑脊液 VDRL 试验
	青霉素皮试 st!

[1] 首选青霉素 G 治疗，应予以皮试。1200 万～2400 万 U/d，静脉滴注，同时口服丙磺舒 2g/d，以减少肾脏排泄，增加血药浓度。有青霉素过敏史或皮试阳性者可改用头孢曲松钠：1g，肌注，每天 1～2 次，连用 14 天；或多西环素 200mg，每天 2 次，连用 30 天；或四环素 500mg，每天 4 次，连用 14 天。

[2] 对症治疗：卡马西平对闪电样疼痛有效，0.1～0.2g，每天 3 次；阿托品、胃复安和吩噻嗪类用于内脏危象；有癫痫者予以抗癫痫治疗；有精神症状者予以抗精神药物治疗以及骨关节保护治疗。

注：1. 本病是苍白密螺旋体感染所致的中枢神经系统疾病，首选青霉素治疗，它对无症状或有症状的梅毒患者均为安全、有效。应按卫生部 1990 年制定的梅毒治疗方案，足量、长程治疗。在治疗后的第 1、第 3、第 6、第 12、第 18、第 24 个月，复查血及脑脊液，应于血及脑脊液连续 2 次阴性后停药。

2. 其预后与神经梅毒的类型有关，大多数治疗后可改善。

二十六、肝豆状核变性

长 期 医 嘱	临 时 医 嘱
神经内科护理常规	血常规
二级护理	血清生化全套
半流质低铜饮食❶	心电图
D-青霉胺　0.5g po tid❷	血清铜和铜蓝蛋白(CP)测定❹
硫酸锌　100mg po tid❸	24h 尿铜定量测定❺
盐酸苯海索（安坦）　0.2g po tid	头颅 CT/MRI 检查❻
苄丝肼/左旋多巴（美多巴） 　　125mg po tid	骨关节 X 片（必要时）❼
	请眼科会诊(K-F 环)❽
葡醛内酯　0.2g po tid	基因检测
肌苷　0.2g po tid	青霉素皮试

❶ 低铜饮食有牛奶、瘦肉、精白米面、萝卜、苹果、马铃薯。限制摄入含铜多的食物，如坚果、巧克力、蚕豆、玉米、香菇、贝壳等；高蛋白饮食可促进尿铜排泄。

❷ D-青霉胺为本病首选药物，是铜的螯合剂。首次用药时应做青霉素皮试，阴性者方可使用。成人 1~1.5g/d，儿童 20mg/(kg·d)，分 3 次口服，数月后见效，终身服药。

❸ 硫酸锌可减少铜的吸收，与 D-青霉胺应相隔 2h 以上服用。

❹ 血清铜和铜蓝蛋白（CP）减低，血清铜正常值为 17.4~20.5μmol/L，本病患者血清铜减低至正常值的 50% 以下有意义；CP 正常值为 0.26~0.36g/L，患者均低于 0.2g/L。

❺ 大多数患者 24h 尿铜排泄增加，可作为临床排铜药物剂量调整的参考指标。

❻ 头颅 CT 检查显示双侧豆状核区低密度；MRI 检查可见双侧豆状核 T1 低信号和 T2 高信号。

❼ 骨关节 X 片可见 96% 骨质疏松、骨关节炎、骨软化等。

❽ 角膜色素环（K-F 环）是本病突出的表现，是铜沉积于角膜后弹力层，在裂隙灯下可检出，呈绿褐色或暗棕色。

注：1. 治疗原则　低铜饮食、药物驱铜和减少铜的吸收、保护

肝功能。

2. 对症处理 有震颤和肌强直时可用美多巴和安坦治疗；精神症状明显者可服用抗精神药物；保肝治疗不论肝功能是否异常均要长期应用。

3. 手术治疗 对于有严重脾功能亢进者可行脾切除术，重度肝功能异常致肝功能衰竭者可考虑肝移植。

二十七、帕金森病

长 期 医 嘱	临 时 医 嘱
神经内科护理常规	血常规
二级护理	生化全套
半流质饮食	心电图
盐酸苯海索（安坦） 1～2mg po tid❶	腰穿
苄丝肼/左旋多巴（美多巴）	脑脊液常规
62.5mg po bid❷	脑脊液高香草酸（HVA）水
吡贝地尔缓释片（泰舒达） 50mg qd❸	平测定❼
或 普拉克索（森福罗） 0.125mg tid	脑电图
金刚烷胺 10mg po bid❹	头颅 CT/MRI 检查
司来吉兰 2.5～5mg po bid❺	基因检测❽
恩托卡朋（柯丹） 100～200mg po tid❻	正电子发射断层扫描（PET）或 光电子发射断层扫描（SPET）❾
维生素 E 50mg po tid	
NS 500ml 胞二磷胆碱 0.75g | iv gtt qd	康复、功能锻炼
	神经外科会诊

❶ 盐酸苯海索（安坦）为抗胆碱能药，对震颤和强直有效，对运动迟缓疗效差，适用于震颤突出且年龄较轻的患者。其副作用有口干、视物模糊、排尿困难，青光眼和前列腺肥大患者慎用。老年患者因影响认知功能而慎用。

❷ 美多巴为复方左旋多巴制剂，是治疗帕金森病最有效的药物，一般从 62.5mg、每天 2～3 次开始，视症状改善情况逐渐加量

125mg，每天 2～3 次，最大不超过 250mg，每天 3～4 次。其副作用：恶心、呕吐、低血压，时有迟发性运动障碍和行为异常及精神症状。服药期间药效波动或出现开-关现象时，可适当调整服药次数和剂量。狭角型青光眼和精神病患者禁用；严重冠心病、高血压患者慎用。尽量小剂量开始渐增至最低维持量，切忌盲目追求症状的完全缓解。

❸ 多巴胺受体（DR）激动药：目前大多推崇非麦角类 DR 激动药为首选。年轻患者病程初期可单用，中晚期与复方左旋多巴制剂合用。DR 激动药有 2 种类型，麦角类包括溴隐亭、培高利特；非麦角类包括普拉克索、罗匹尼罗、吡贝地尔和阿扑吗啡。麦角类 DR 激动药会导致心脏瓣膜病变和肺胸膜纤维化，现已不主张使用，而国内已停用培高利特。目前尚未发现非麦角类 DR 激动药有该副作用。目前国内上市的非麦角类 DR 激动药：吡贝地尔缓释片，初始剂量 50mg，每天 1 次，易产生不良反应，患者可改为 25mg，每天 2 次，第 2 周增至 50mg，每天 2 次，有效剂量 150mg/d，分 3 次口服，最大不超过 250mg/d；普拉克索：初始剂量 0.125mg，每天 3 次 每周增加 0.125mg，每天 3 次，一般有效剂量 0.50～0.75mg，每天 3 次，最大不超过 4.5mg/d。

❹ 金刚烷胺可刺激神经末梢释放多巴胺。只适用轻症患者，且不能长期使用。

❺ 单胺氧化酶（MAO-B）抑制药，与复方左旋多巴合用有协同作用，且可减少 1/4 的左旋多巴用量，避免出现开-关现象。司来吉兰的用法为 2.5～5.0mg，每天 2 次，应早、中午服用，勿在傍晚或晚上使用以免引起失眠，胃溃疡者慎用，禁与 5-羟色胺再摄取抑制药（selective serotonin reuptake inhibitor，SSRI）合用。

❻ 儿茶酚-氧位-甲基转移酶（COMT）抑制药：抑制左旋多巴在外周的代谢，增加其浓度。两者合用增强疗效，能预防或延迟运动并发症的发生。单独使用无效。副作用有腹泻、头痛、多汗、口干、氨基转移酶升高、腹痛、尿色变黄等。

❼ 脑脊液生化检测：采用高效液相谱可检出脑脊液 HVA 水平降低。

❽ 基因检测：少数家族性帕金森病患者，采用 PCR、DNA 序

列分析或 DNA 印迹技术叮发现基因突变，对确诊有决定意义。

❾ 功能性影像学：PET/SPET 可显示患者脑内纹状体 DA 的转运载体（DAT）功能降低，DA 递质合成减少和 D_2 型受体活性改变。

注：1. 本病是一种慢性进展性变性疾病，无根治方法。治疗原则：以药物控制为主，鼓励进行适度的活动和体育锻炼。

2. 外科治疗，如脑深部电刺激或立体定向术。

二十八、小舞蹈病

长 期 医 嘱	临 时 医 嘱
神经内科护理常规	血常规
二级护理	血清生化
半流质饮食	血沉、抗"O"、CRP❸
卧床休息	咽拭子细菌培养❹
青霉素　80 万 U im bid❶	超声心动图
乙酰水杨酸　0.3g po tid❷	脑电图
地西泮　5mg po qn	头颅 CT/MRI 检查
氯丙嗪　12.5mg po tid	青霉素皮试　st！
醋酸泼尼松　15mg po 清晨顿服	

❶ 常规青霉素治疗，应予以皮试。有青霉素过敏史者或皮试阳性者可改用大环内酯类抗生素，如红霉素、罗红霉素等。

❷ 对症治疗：对舞蹈症状可选用地西泮或硝西泮；或氯丙嗪、泰必利、氟哌啶醇 0.5～1mg，每天 2～3 次。但应注意锥体外系副作用。

❸ 急性期风湿活动时可见血沉加快，抗"O"阳性、C 反应蛋白（CRP）增快。

❹ 咽拭子培养 A 型溶血性链球菌。

注：1. 本病是风湿热所致的神经系统的表现，主要是抗风湿治疗。

2. 因本病多见于儿童或青少年，而以上为成人用药剂量，小儿应酌减。

二十九、多发性硬化（MS）

长 期 医 嘱		临 时 医 嘱
神经内科护理常规		血常规
一级护理		血清生化全套
半流质饮食		心电图
卧床休息		腰穿
5%GS　500ml	iv gtt	脑脊液常规、生化、细胞学检查、
甲泼尼龙　1.0g❶	qd×（3～5）d	脑脊液蛋白定量、免疫球蛋白及髓
巴氯芬　5mg po tid❷		鞘碱性蛋白❸
10%氯化钾　10ml po tid		脑诱发电位（VEP、BABP、SEP）❹
卡马西平　0.1g po tid		头颅 MRI 或脊髓 MRI❺
雷尼替丁　150mg po tid		眼科会诊
维生素 B₁　20mg po tid		针灸科会诊
甲钴胺　500μg im qd		理疗科会诊

❶ 肾上腺皮质激素是 MS 急性发作和复发的主要治疗药物。中至重症患者予以大剂量短期疗法：甲泼尼龙 1g/d 静脉滴注，3～5天为 1 个疗程，以后逐渐减量。轻症患者：泼尼松 80mg/d，1 周后减量至 60mg/d，每 5 天减 10mg，4～6 周为 1 个疗程。注意激素的副作用。同时予以补钾、保护胃黏膜治疗。不能耐受者选用免疫抑制药，如硫唑嘌呤 2mg/（kg·d）口服，治疗 2 年；或甲氨蝶呤7.5mg 口服，治疗 2 年；或环磷酰胺 2mg，每天 2 次口服，维持 1年。其副作用为出血性膀胱炎。

❷ 对于痉挛性截瘫或痛性肌痉挛予以口服肌松药。首选巴氯芬，次选氯苯氨丁酸、盐酸乙哌立松。

❸ 脑脊液检查是 MS 诊断的主要依据之一。脑脊液细胞数正常或轻度增高、蛋白稍增高。大多数患者脑脊液 IgG 增高及寡克隆带阳性。

❹ 脑诱发电位（VEP、BABP、SEP）：VEP 是视觉诱发电位，BABP 是听觉诱发电位，SEP 是诱发电位，它们对 MS 的诊断有一定的帮助。50%～90%患者可有一至多项异常，以 VEP 和 BABP

异常的阳性率较高。

❺ 大脑、脑干、小脑或脊髓可见斑点样不规则长 T1、长 T2 信号。

注：1. MS 是自身免疫性疾病。以激素为主要治疗药物，其用法同前。

2. 激素不耐受者或疗效不佳时，可选用免疫抑制药。

3. 有条件的患者可使用大剂量免疫球蛋白（用法、用量同"重症肌无力"），对复发有效。

4. 对症、理疗、运动、休息至关重要。

三十、急性播散性脑脊髓炎

长 期 医 嘱	临 时 医 嘱
神经内科护理常规	血清生化全套
一级护理	尿常规
半流质(或流质鼻饲)饮食	血常规
病重(病危)通知	血沉
持续低流量吸氧(必要时)	心电图(床边)
吸痰(必要时)	脑电图(床边)❷
心电监护	腰穿
持续低温治疗	脑脊液测压、常规、生化、细胞学检查❸
记 24h 出入量	
测 R、HR、BP、瞳孔　q1h	脑脊液涂片找结核菌和隐球菌
20％甘露醇　250ml　　iv gtt q6h　　交替　甘油　250ml　　iv gtt q12h	脑脊液 IgG、IgM 抗体滴度
	头颅 CT/MRI 检查❹
	气管切开及人工辅助呼吸(必要时)
NS　500ml　甲泼尼龙　1000mg　10％氯化钾　15ml　iv gtt qd×5d❶	

❶ 急性期治疗常使用皮质类固醇，推荐使用大剂量冲击疗法。

❷ 脑电图常见 θ 波和 δ 波，亦可见棘波和棘慢复合波。

❸ 脑脊液压力正常或增高，单核细胞增多，蛋白轻至中度增高，以 IgG 增高为主，可有寡克隆带阳性。

❹ 头颅 CT/MRI 检查显示脑和脊髓多发散在病灶。

注：1. 急性期通常使用肾上腺皮质激素。免疫球蛋白和血浆交换可能有效。

2. 对症、支持治疗尤为重要。应维持能量、水、电解质平衡；物理降温；抗惊厥、镇静；保持呼吸道通畅，治疗呼吸道感染；预防压疮；恢复期康复治疗。

三十一、癫痫

（一）全面性强直阵挛发作

长 期 医 嘱	临 时 医 嘱
神经内科护理常规	血常规
一级护理	血清生化全套
普通饮食	心电图
卧床休息	脑电图
吸氧　prn	或 动态脑电图❹
苯巴比妥钠　0.1g im q8h❶	头颅 CT/MRI 检查
丙戊酸钠　0.2g po tid❷	抗癫痫药物血药浓度测定❺
盐酸氟桂利嗪（西比灵）　5mg po qn❸	数字减影脑血管造影（DSA）
维生素 B₆　20mg po tid	（必要时）
	单光子发射计算机断层扫描（SPET）（必要时）
	地西泮　10mg im st！

❶ 对于全面性强直阵挛发作者，其抗癫痫药物首选丙戊酸钠、苯巴比妥或卡马西平。苯巴比妥能抑制病灶的放电，抑制突触的传导及播散，并提高阈值，较快终止发作。常用于口服药物未达到血药浓度前。

❷ 丙戊酸钠是广谱抗癫痫药物，为全面性发作，尤其合并典型失神发作的首选药，也用于部分性发作。其副作用有肝功能损害、血小板减少，应定期监测肝功能、血常规。

❸ 盐酸氟桂利嗪(西比灵)是选择性钙离子拮抗药,可稳定细胞膜,对癫痫治疗有协同作用。

❹ 脑电图:发作期呈典型 10 次/s 棘样节律发放或多棘波发放。

❺ 苯巴比妥和丙戊酸钠治疗范围大,血药浓度监测意义不大。

(二)复杂部分性发作

长 期 医 嘱	临 时 医 嘱
神经内科护理常规	血常规
一级护理	血清生化全套
普通饮食	心电图
卧床休息	脑电图
吸氧　prn	或 动态脑电图
卡马西平　0.1g po tid❶	头颅 CT/MRI 检查
盐酸氟桂利嗪(西比灵)　5mg po qn	抗癫痫药物血药浓度❷

❶ 卡马西平是单纯及复杂部分性发作、部分性发作继发全面性强直阵挛发作的首选药物。丙戊酸钠、苯巴比妥、苯妥英钠也是其一线用药。卡马西平不能用于失神发作,因会加重其发作,起始剂量 2～3mg/(kg·d),1 周后渐增至 10～20mg/(kg·d)。可出现头晕、消化道症状、共济失调、肝功能损害、皮疹、粒细胞减少。严重者发生剥脱性皮炎。

❷ 抗癫痫药物血药浓度:因苯妥英钠的治疗浓度与中毒反应浓度极为接近,监测血药浓度很重要;卡马西平次之。苯妥英钠治疗浓度为 10～20mg/L;卡马西平的为 4～12mg/L。

注:1. 治疗原则

(1)首先应确定是否用抗癫痫药物。一年中 2 次以上发作、进行性脑部疾病或脑电图显示癫痫放电者需药物治疗。

(2)根据癫痫发作类型选择药物。

(3)原则上单一用药,并从小剂量开始,逐渐增量至完全控制且无副作用或副作用最小的剂量。

(4)坚持长期服药,定期监测血常规、肝功能等;有条件的需监测药物的血药浓度。

（5）疗程要足够长：特发性癫痫通常在控制发作1～2年后，非特发性癫痫在控制发作3～5年后可考虑减量和停药，精神运动性发作患者需终身服药。减量至停药需半年以上。

（6）治疗期间因发作控制不佳或副作用大者需换药时，应在减量的同时，逐渐加上第2种药物，进行两种药物的更换或联用。

（7）儿童用药：新生儿因肝酶系统不完善慎用；苯妥英钠影响小儿骨骼发育应避免使用；苯巴比妥影响儿童智力和行为，避免长期使用。

（8）孕妇慎用苯妥英钠，禁用丙戊酸钠。

2. 2年以上药物规范治疗无效时可考虑手术治疗。

3. 各型癫痫发作期间均要加强护理，防止并发症发生。

4. 病因治疗。

5. 去除诱因。避免睡眠剥夺、疲劳、饥饿、紧张、刺激；避免长时间看电视、玩游戏；避免剧烈运动。养成良好的生活习惯。

三十二、癫痫持续状态

长 期 医 嘱	临 时 医 嘱	
神经内科护理常规	血常规	
一级护理	血清生化全套	
禁食	心电图	
病危	脑电图	
吸氧　prn	或 动态脑电图	
吸痰　prn	血气分析	
心电监护	地西泮　10mg iv（缓慢，5min	
测 BP、R、P、神志、瞳孔　q1h	以上）[1]	
低温治疗（必要时）	NS　500ml	iv gtt（20～
20％甘露醇　250ml iv gtt（快滴）	地西泮　50mg	30 滴／s）
q12h	气管插管或切开（必要时）[2]	

[1] 控制癫痫发作首选地西泮（安定），成人剂量10～20mg，单次最大剂量不超过20mg；儿童0.3～0.5mg/kg。以每分钟2mg的速度静推。本药对中枢有抑制作用。还可选择氯硝西泮（氯硝安

定），其药效是安定的 5 倍，成人 3mg 静注。速度为每秒不超过 0.1mg。应注意对呼吸及心血管的抑制；亦可选用 10％水合氯醛 20～30ml 保留灌肠。

❷ 癫痫发作后缺氧明显，有呼吸抑制者应及时气管插管或切开以通畅呼吸道，必要时予呼吸机辅助呼吸。

注：1. 治疗原则　药物快速终止发作。

2. 防治脑水肿　可用 20％甘露醇或呋塞米。

3. 对症、支持治疗　吸氧，通畅呼吸道；补液，纠正酸碱平衡和电解质紊乱；预防和治疗感染；高热予以物理降温。

4. 病因治疗。

三十三、运动神经元病

长 期 医 嘱	临 时 医 嘱
一级护理	血生化全套
半流质饮食❶	血沉
维生素 E　50mg po tid	血肌酸肌酶(CK)❸
维生素 B₁　100mg im qd	心电图
维生素 B₁₂　500μg im qd	脑电图
或 甲钴胺　500μg im qd	颈椎正侧位片
神经生长因子　1 支 im qd	血气分析(必要时)
利鲁唑　50mg po bid❷	腰穿(必要时)
	脑脊液常规、蛋白定量❹
	头颅 MRI❺
	肌电图❻
	肌肉活检(必要时)❼
	理疗科会诊
	针灸科会诊
	呼吸机辅助呼吸(必要时)❽

❶ 严重吞咽困难者予以半流质饮食。予以高热量、高蛋白饮食，保证患者足够营养和改善全身状况，必要时通过胃管鼻饲或经皮胃造瘘术。

❷ 利鲁唑为苯并噻唑类化合物，通过减少中枢神经系统内谷氨酸的释放，减低兴奋递质的毒性作用，延长病程。但不能改善运动功能和肌力。适用于轻、中症患者且价格昂贵。

❸ 肌酸肌酶（CK）可有轻度异常。

❹ 腰穿及脑脊液检查可排除其他疾病。

❺ 头颅 MRI 可显示部分病例所累的脊髓和脑干萎缩变小。

❻ 肌电图呈典型神经源性改变，但感觉神经传导速度正常。

❼ 肌肉活检有助于诊断。早期为神经源性肌萎缩，但无特异性，晚期与肌源性肌萎缩不易区别。

❽ 晚期有呼吸肌麻痹或延髓麻痹者需气管切开，呼吸机辅助呼吸。

注：1. 本病无有效治疗方法。维生素 E 和利鲁唑可能有效。神经生长因子和干细胞治疗均在研究中。

2. 对症治疗：肌痉挛可予以地西泮（安定）、氯苯氨丁酸、氯唑沙宗；流涎可用抗胆碱能药物，如东莨菪碱、阿托品和安坦等；肺部感染者，应积极抗感染。

3. 支持治疗较为重要，并予以被动运动和理疗、锻炼，可防止肢体挛缩。

三十四、重症肌无力（MG）

长 期 医 嘱	临 时 医 嘱
神经内科护理常规	血常规
一级护理	血清生化全套
病重通知	心电图
或 病危通知	肌电图
半流质	胸部 CT/MRI 检查❹
或 鼻饲饮食❶	血 FT_3、FT_4、TSH❺
吸痰　prn	新斯的明试验（新斯的明 1mg im st!）❻
NS　500ml 甲泼尼龙　1000mg❷　iv gtt qd 10%氯化钾　15ml	或 依酚氯铵（腾喜龙）试验（依酚氯铵 10mg im st!）

续表

长 期 医 嘱	临 时 医 嘱
5%GS　　250ml 胞二磷胆碱　0.75g　iv gtt qd 10%氯化钾　5ml	血清乙酰胆碱受体抗体测定
	新斯的明　0.5mg im(必要时)
	胸外科会诊❼
吡啶斯的明　60mg po q6h❸	
10%氯化钾　10ml po tid	

❶ 有吞咽困难和延髓麻痹者应予鼻饲饮食。

❷ 激素治疗可用于各型重症肌无力患者。可用甲泼尼龙大剂量冲击疗法，之后改口服泼尼松 40～60mg/d，1～2 个月后随病情好转逐步减量，小剂量长期维持。使用期间注意补钾。用药期间可能加重症状，应备好呼吸机，随时做好抢救措施。

❸ 吡啶斯的明是抗胆碱酯酶药物，可改善症状，但不能影响疾病的病程。其用量可根据患者具体情况确定个体化剂量。若患者吞咽困难可在餐前 30min 服药。副作用较小，有腹痛、腹泻、恶心、呕吐、流涎、流泪、出汗等。

❹ 胸部 CT/MRI 检查示 15%合并胸腺瘤，约 70%伴有胸腺增生、肥大。

❺ MG 患者常合并其他自身免疫病，如甲亢、类风湿关节炎、系统性红斑狼疮等。

❻ 新斯的明试验或依酚氯铵（腾喜龙）试验：新斯的明 1～2mg 肌注，20min 后肌力改善，持续 2h，为阳性。依酚氯铵（腾喜龙）10mg 用水稀释至 1ml，静脉注射，30s 内肌力改善，持续 10min 为阳性。阿托品可拮抗其不良反应。

❼ 胸外科胸腺切除可适用于＜60 岁、全身型 MG 患者。约 80%患者术后症状缓解。眼肌型患者除非合并胸腺瘤，一般不手术。

注：1. 主要是药物治疗和胸腺治疗。药物治疗包括胆碱酯酶抑制药和肾上腺皮质激素治疗；胸腺治疗包括胸腺切除术和胸腺放射治疗。

2. 免疫抑制药适用于因高血压、糖尿病、溃疡病而不能使用肾上腺皮质激素，或不能耐受肾上腺皮质激素者；对激素疗效不佳者。如环磷酰胺 50mg，每天 2～3 次；或 200mg，每周 2～3 次静脉注射，总量 10～20g；硫唑嘌呤 25～100mg 口服，每天 2 次。副作用有周围血白细胞、血小板减少及胃肠道反应、出血性膀胱炎、脱发和肝肾功能损害等。一旦白细胞<3×10^9/L、血小板<60×10^9/L 时应停药。

3. 禁用和慎用氨基糖苷类抗生素、多黏菌素类抗生素、奎宁、吗啡等严重加重神经肌肉接头传递障碍的药物；地西泮（安定）、苯巴比妥等镇静药、镇痛药和肌肉松弛药均应慎用。

4. 危象患者可用血浆置换和大剂量静脉注射免疫球蛋白治疗（见"肌无力危象"）。

三十五、肌无力危象

长 期 医 嘱	临 时 医 嘱
神经内科护理常规	血常规
一级护理	血清生化全套
病重通知	心电图
或 病危通知	新斯的明试验（新斯的明 1mg
鼻饲饮食	im st!)
气管切开护理	或 依酚氯铵试验（依酚氯铵
呼吸机辅助呼吸	10mg im st!)
吸氧	血清乙酰胆碱受体抗体测定
吸痰　prn	气管切开
心电监护	呼吸机辅助呼吸
记 24h 出入量	血浆置换（每周 2 次）❶
NS　500ml 甲泼尼龙　1000mg　iv gtt qd 10%氯化钾　15ml	
新斯的明　0.5mg im q6h	
吡啶斯的明　60mg po q6h	
10%氯化钾　10ml po tid	
丙种球蛋白　2g iv gtt qd	

❶ 血浆置换有利于清除血浆中 AchR 抗体及免疫复合物。适用于危象和难治性重症肌无力。起效快，但持续不长，可维持 1 周至 2 个月。交换量每次 2L，每周 1～2 次，连续 3～8 次。

注：1. 处理原则为保持呼吸道通畅，吸氧，吸痰；积极控制感染，但避免使用影响神经肌肉接头传递的抗生素，如氨基糖苷类等。

2. 严格护理。

三十六、多发性（皮）肌炎

长 期 医 嘱	临 时 医 嘱
神经内科护理常规	血常规
一级护理	尿常规
病重通知	心电图
半流质	血清肌酶❸
或 鼻饲流质饮食❶	血沉、抗"O"、CRP
卧床休息	类风湿因子
吸痰　prn	抗核抗体
NS　500ml	抗胞浆抗体
甲泼尼龙　1000mg ｜ iv gtt qd❷	肌电图❹
10%氯化钾　15ml ｜	肌肉活检❺
雷尼替丁　150mg po bid	理疗科会诊
硫糖铝　0.75g po tid	
10%氯化钾　10ml po tid	

❶ 多发性（皮）肌炎可累及咽喉肌及呼吸肌造成吞咽困难及呼吸困难，故必要时鼻饲饮食。

❷ 肾上腺皮质激素是多发性（皮）肌炎患者的首选药物。重症患者可用大剂量冲击疗法。一般患者常用泼尼松 60mg/d 分 3～4 次口服，并予以补钾、制酸、保护胃黏膜治疗，病情好转，逐渐减量至维持量 10～20mg/d，但应维持用药 2～3 年。

❸ 绝大多数患者血清肌酶 CK、LDH、GOT 和 GPT 显著增高，且其水平与病情严重程度相关。

❹ 肌电图：90%异常，表现为肌源性损害。

❺ 肌肉活检是诊断的主要依据。受损的肌肉肌纤维坏死、炎性细胞浸润，后者可与肌病相鉴别。

注：1. 本病属于自身免疫性疾病。1/3合并结缔组织病，10%～15%合并恶性肿瘤，应予以重视。

2. 治疗以肾上腺皮质激素为主。用量和用法见前。激素治疗无效时可试用其他免疫抑制药，如硫唑嘌呤 1.5～2.0mg/(kg·d) 口服，或甲氨蝶呤，每周 7.5mg，分 3 次服用。

3. 有条件者可用大剂量丙种球蛋白静注，0.4g/(kg·d)，连用 5 天，每月 1 次。

4. 支持治疗，并予以适当康复治疗，防止关节挛缩和肌肉萎缩。

三十七、进行性肌营养不良

长 期 医 嘱	临 时 医 嘱
神经内科护理常规	血清酶学(CK、LDH、CK-MB)
二级护理	谷草转氨酸、谷丙转氨酸
普通饮食	血沉
ATP 20mg po tid	抗"O"
肌苷 0.1g po tid	24h 尿肌酸、肌酐测定
维生素 E 50mg po tid	血清免疫学❶
灵孢多糖注射液 1 支 im qd	肌电图❷
	胸部正侧位片
	超声心动图
	MRI(变性肌肉)❸
	肌肉活检❹
	基因检查(PCR)❺
	理疗科会诊
	康复科会诊

❶ 血清免疫学检查包括类风湿因子、抗核抗体、免疫球蛋白等，目的是排除多发性肌炎。

❷ 肌电图具有典型的肌源性损害。即静息时见自发电位，轻收缩时运动单位电位时限短、波幅低、多相多。重收缩时呈病理性

干扰。而神经传导速度正常。

❸ MRI 检查（变性肌肉）可见虫蚀现象。

❹ 各型的进行性肌营养不良症患者均表现肌肉坏死、再生、间质脂肪和结缔组织增生。免疫组化法可使用特异性抗体检测肌细胞中特定蛋白来鉴别各种类型的进行性肌营养不良症。

❺ 采用 PCR、印迹杂交、DNA 测序等方法发现基因突变，以进行基因诊断。

注：1. 本病迄今无特异性治疗，只能对症和支持治疗，如增加营养，适当锻炼，尽可能从事日常活动，避免过劳，防止感染等。

2. 由于无特效治疗，预防尤为重要。主要是检出携带者、进行产前诊断、行人工流产术处理患病的胎儿。

三十八、周期性瘫痪（低钾型）

长 期 医 嘱	临 时 医 嘱
神经内科护理常规	尿常规
一级护理	24h 尿钾❹
低盐、低糖、高钾饮食	血钾、钠、氯测定❺
10%氯化钾　20ml po tid	肾功能检查
或 枸橼酸钾　20ml po tid❶	血浆醛固酮测定❻
NS　1000ml ⎫ 10%氯化钾　30ml ⎭ iv gtt qd❷	心电图❼
	FT$_3$、FT$_4$、TSH❽
乙酰唑胺　0.25g po tid❸	肌电图或肌电图激发试验❾
螺内酯（安体舒通）　200mg po tid❸	内分泌科会诊

❶ 轻症：口服 10%氯化钾 20～50ml 或枸橼酸钾 20～50ml，每 2～4h 1 次，24h 总量为 10g。病情好转后逐渐减量。一般无需静脉补钾，以免引起高血钾。

❷ 重症者可静脉补钾，但要注意补钾浓度和速度。避免使用葡萄糖作为溶媒。

❸ 乙酰唑胺和螺内酯（安体舒通）也可预防发作。

❹ 大多数患者 24h 尿钾排泄减少。

❺ 血清钾一般低于 3.5mmol/L，最低可至 1～2mmol/L。

❻ 血浆醛固酮测定有助于排除原发性醛固酮增多症所致的低钾性无力。

❼ 心电图提示典型的低钾性改变。

❽ 甲状腺功能测定排除继发性甲状腺功能亢进症所致的周期性瘫痪。

❾ 肌电图激发试验：在1h内静滴葡萄糖100g及胰岛素20U，一般在滴后1h随血糖降低而出现低血钾。在瘫痪发生前，可见到快速感应电刺激引起的肌肉动作电位波幅的节律性波动，继而潜伏期延长、动作电位时限增宽、波幅降低直至消失（但该试验应征得患者及其家属的同意，并做好抢救的准备）。

注：1. 本病应注意排除继发性低钾型周期性瘫痪。如甲状腺功能亢进症所致的周期性瘫痪、原发性醛固酮增多症所致的低钾性无力。

2. 治疗以补钾为主。间歇期可长期服用保钾利尿药螺内酯预防发作。

3. 对少数有严重心律失常或呼吸肌瘫痪者，要严密心电监护，纠正心律失常，并保持呼吸道通畅，必要时人工辅助呼吸。

第九章　传染性疾病

一、病毒性肝炎

长 期 医 嘱	临 时 医 嘱
病毒性肝炎护理常规	血常规
二级护理	肝功能
或 三级护理	肾功能
半流质饮食	血脂全套
维生素 C　0.2g po tid	凝血功能检查
葡醛内酯(肝泰乐)　0.2g po tid	甲型肝炎病毒抗体(抗 HAV-IgM)
联苯双酯　2 片 po tid	乙肝两对半❶
或 益肝灵　4 片 po tid	乙型肝炎病毒抗体（抗 HBc-IgM）❷
甘草酸二胺　150mg ⎫ 门冬氨酸钾镁　20ml ⎬ iv gtt qd 5%GS　250ml ⎭	血 HBV DNA
	抗 HCV-IgM、HCV RNA
	丁型肝炎病毒抗原和抗体
	戊型肝炎病毒抗体
	庚型肝炎病毒抗体
	肝脏、胆囊、胰脏、脾脏 B 超
	肝穿刺病理检查(必要时)
	传染病报告

❶ 乙肝两对半 （HBsAg、HBeAg、HBcAg、抗-HBs、抗-HBe、抗-HBc） 对判断是否为乙型肝炎病毒感染以及乙型肝炎病毒复制程度有重大的意义。

❷ 高滴定度抗 HBc-IgM 阳性提示急性乙型肝炎。

注：1. 急性肝炎以休息为主，不宜用药过多。

2. 急性黄疸型肝炎可用苦参素注射液 20～30ml 加入 10％葡萄

糖液 500ml 中静注，每天 1 次。

3. 重型肝炎患者应绝对卧床休息，尽可能减少饮食中的蛋白质，静脉输注人血浆白蛋白或新鲜血浆，防治出血、肝性脑病、继发感染、急性肾功能不全。可用膦甲酸钠、免疫调节药〔肾上腺皮质激素、胸腺素、甘草酸单胺（强力宁）或甘草酸二胺（甘利欣）〕以改善微循环等。

4. 瘀胆型肝炎可试用泼尼松 40～60mg/d 口服或静注地塞米松 10～20mg/d，2 周后如血清胆红素显著下降，则逐步减量。

5. 使用干扰素治疗乙型肝炎抗病毒的指征：HBV 在活动性复制中、肝炎处于活动期、HBV DNA 血浓度低、抗 HBc-IgM 阳性。剂量为每次 500 万 U，隔日皮下或肌内注射，疗程 6 个月至 1 年。

6. 急性丙型肝炎常有赖于排除甲型、乙型、戊型及其他病毒而诊断。血清抗 HCV-IgM、HCV RNA 阳性可确诊。宜尽早使用干扰素 500 万 U 隔日皮下或肌内注射，疗程 3～6 个月。慢性丙型肝炎治疗 6 个月至 1 年。同时加用利巴韦林 800～1200mg/d，口服。

7. 慢性肝炎治疗原则：使用抗病毒药（利巴韦林、阿糖腺苷、膦甲酸钠）、干扰素、免疫调节药及改善肝细胞功能药物。

二、流行性感冒

长 期 医 嘱	临 时 医 嘱
内科护理常规	血常规
二级护理	肝功能
或 三级护理	肾功能
半流质饮食	流感病毒抗原检测
维生素 C　0.2g po tid	病毒分离
利巴韦林　100mg po tid	血清流感病毒抗体检测
或 利巴韦林　0.15g｜iv gtt	胸部 X 线检查
5%GS　250ml　｜qd	物理降温（冰敷、温水擦浴）
金刚烷胺　100～200mg po bid	对乙酰氨基酚（扑热息痛）　0.5g po
	传染病报告

注：1. 高热、出汗多时应适当补充水分和电解质，如 5%GNS

500～1000ml/d 或平衡盐溶液（林格液）静脉滴注。

2. 合并细菌感染时可选用青霉素类（需做青霉素皮试）或第一代头孢菌素或大环内酯类或氟喹诺酮类等药物。

三、流行性腮腺炎

长 期 医 嘱	临 时 医 嘱
传染病护理常规	血常规
二级护理	血淀粉酶测定❸
半流质饮食	尿淀粉酶
或 软食饮食	胸部 X 线
呼吸道隔离❶	腮腺炎病毒抗体测定
口腔护理❷	传染病报告
维生素 C 0.2g po tid	
利巴韦林 0.15g | iv gtt qd 5%GS 250ml |	

❶ 隔离至腮腺肿大完全消退，约 3 周。

❷ 避免酸性饮料，注意口腔卫生。

❸ 腮腺炎时易合并胰腺炎、睾丸炎。

注：1. 卧床休息，给予流质或半流质饮食，对症治疗。头痛和腮腺胀痛可镇痛；睾丸胀痛可用棉花垫和丁字带托起；对重症或并发脑膜炎、心肌炎患者可应用地塞米松。有颅压高者给予甘露醇、甘油或呋塞米静注。

2. 合并细菌感染时应用抗菌药物。

3. 男性成人在发病早期使用己烯雌酚（乙蔗酚）1mg，每天 3次，对预防睾丸炎可能有所帮助。

四、麻疹

长 期 医 嘱	临 时 医 嘱
麻疹护理常规	血常规
二级护理	胸部 X 线检查

续表

长 期 医 嘱	临 时 医 嘱
或 三级护理	心电图
半流质饮食	麻疹病毒分离
或 软食	血麻疹抗体测定
眼、鼻、口腔护理❶	心肌酶谱
呼吸道隔离❷	传染病报告
维生素C 0.2g po tid	中医科会诊
利巴韦林 0.15g 5%GS 250ml }iv gtt qd	

❶ 卧床休息，保持口腔清洁卫生，多给予易消化和营养丰富的饮食。

❷ 单间隔离。严格执行呼吸道隔离，隔离期自发病之日起至退疹时或疹后5天，伴有呼吸道并发症者应延长至出疹后10天。

注：1. 以对症治疗为主。高热者可酌情给予退热药，咳嗽者用止咳药。

2. 并发支气管肺炎者给予抗菌治疗，参考痰菌药物敏感试验选用1～2种抗菌药物。

3. 并发心肌炎者应予以强心、利尿、营养心肌治疗。重症者给予肾上腺皮质激素，可保护心肌、减轻高热、中毒症状，如氢化可的松每天5～10mg/kg，静滴，2～3天好转后停药。

4. 并发脑炎参照"乙型脑炎"治疗。

5. 单纯喉炎给予雾化吸入，喉梗阻时行气管插管或气管切开，并给予肾上腺皮质激素。

五、水痘和带状疱疹

长 期 医 嘱	临 时 医 嘱
水痘护理常规❶	血常规
二级护理	胸部X线检查
半流质饮食	心电图
或 软食	血水痘抗体测定

续表

长 期 医 嘱	临 时 医 嘱
维生素 C 0.2g po tid	水痘病毒分离
阿昔洛韦 1g NS 250ml ｜iv gtt❷ q8h	疱疹刮片检查
	心肌酶谱
	传染病报告
	病毒 DNA（必要时）

❶ 应行呼吸道隔离至水痘完全干燥结痂为止，但不少于发病后 14 天。给予足够的水分和营养，保持双手清洁，剪断指甲，或戴手套以免抓破疱疹。保持皮肤清洁，炉甘石洗剂可用于皮肤瘙痒，疱疹破裂可涂甲紫（龙胆紫）或抗生素软膏。

❷ 抗病毒首选阿昔洛韦，10～20mg/kg 静滴，每 8h 1 次，7～10 天。或选用更昔洛韦。

注：1. 忌用肾上腺皮质激素及免疫抑制药，因其他疾病已用者应减量或停药。

2. 并发脑炎和肺炎者，可参照"乙型脑炎"及"肺炎"处理。

3. 重症者可用丙种球蛋白 0.4～0.6ml/kg，早期使用 α-干扰素能抑制皮疹发展，加快病情恢复。

六、风疹

长 期 医 嘱	临 时 医 嘱
风疹护理常规❶	血常规
二级护理	病毒分离❷
或 三级护理	血清抗体测定❸
半流质饮食	传染病报告
或 软食	
维生素 C 0.2g po tid	
复合维生素 B 2 片 po tid	

❶ 患者应隔离至出诊后 5 天，一般症状轻微者不需要特别治疗，症状较显著者应卧床休息，予流质或半流质饮食。

❷ 取鼻咽部分泌物，先天性风疹取尿、脑脊液、血液、骨髓可分离出风疹病毒。

❸ 双份血清抗体效价 4 倍以上为阳性。特异性风疹病毒抗体 IgM 有诊断价值。

注：1. 对症治疗，干扰素、利巴韦林有助于减轻病情。

2. 密切观察先天性风疹患儿生长发育，测听力，矫治畸形。手术治疗青光眼、白内障、先天性心脏病。

七、脊髓灰质炎

长 期 医 嘱	临 时 医 嘱
脊髓灰质炎护理常规❶	血常规、尿常规、粪常规
二级护理	病毒分离❷
半流质饮食或软食	生化检查
维生素 C　0.2g po tid	脑脊液常规
复合维生素 B　2 片 po tid	血、脑脊液特异性抗体测定❸
	传染病报告

❶ 隔离至少为起病后 40 天，第 1 周为呼吸道及消化道的隔离，第 2～6 周为消化道隔离。急性期应卧床休息，尽量避免外界刺激及损伤，减少瘫痪的发生。瘫痪期应做好肢体的护理，避免刺激及受压，保持功能体位。

❷ 起病 1 周内可从鼻咽部及粪便中分离出病毒。

❸ 双份血清和脑脊液抗体有 4 倍或 4 倍以上增长者可确诊。

注：1. 不安、发热及肌肉疼痛者，可用镇静、解热及镇痛药；口服大量维生素 C 和 B 族维生素。

2. 高热、中毒症状重者早期可用丙种球蛋白；重症者可予肾上腺皮质激素静滴 3～5 天，继发感染时加用抗菌药物。

3. 重症者出现呼吸衰竭时必须保持呼吸道通畅，必要时行气管切开，应用呼吸兴奋药，并注意水、电解质酸碱平衡，保护重要器官的功能；呼吸肌瘫痪时，需使用人工呼吸机辅助呼吸；循环衰竭时应及时纠正休克。

4. 促进瘫痪恢复，可用改善神经功能的药物，恢复期及后遗症期以针灸、按摩、推拿及理疗为主，并行功能锻炼。严重后遗症者可考虑行畸形矫正术。

八、流行性乙型脑炎

（一）轻型

长 期 医 嘱	临 时 医 嘱
乙型脑炎护理常规❶	三大常规
一级护理	生化检查
半流质饮食	血清乙型脑炎病毒 IgM❷
或 软食	血清乙型脑炎病毒 IgG❸
口腔护理	头颅 CT 检查
病重通知	传染病报告
吸氧	
吸痰（必要时）	
心电监护	
测 BP、HR、P、氧分压、神志　q1h	
利巴韦林　1g 5%GS　250ml ⎫ iv gtt q12h	
维生素 C　0.2g po tid	

❶ 于防蚊房内隔离至体温正常为止。采取适当的降温措施，室温宜控制在 30℃以下。

❷ 特异性 IgM 抗体在感染后 4 天即可出现，2～3 周内达高峰，可作早期诊断。

❸ 恢复期抗体滴度较急性期有 4 倍以上升高则有诊断价值。

注：1. 治疗原则，予一般治疗和对症处理。

2. 要注意保持口腔清洁，定时翻身、拍背、吸痰，保持皮肤清洁，防止压疮发生。

3. 恢复期及后遗症以功能训练为主。特别是吞咽、语言、认知和肢体的康复训练。可予以理疗、针灸、按摩、体疗、高压氧等治疗。

(二) 重型

长 期 医 嘱	临 时 医 嘱
乙型脑炎护理常规	三大常规
一级护理❶	生化检查
鼻饲饮食	腰穿
口腔护理	脑脊液常规❺
病危通知	血清乙型脑炎病毒 IgM
吸氧	血清乙型脑炎病毒 IgG
吸痰(必要时)	头颅 CT 检查
心电监护	传染病报告
测 BP、HR、P、氧分压、神志 q1h	血气分析
物理降温❷	地西泮 10mg iv(慢)st!
20%甘露醇 250ml iv gtt(20~30min 滴完)q4~6h❸	气管插管或气管切开(必要时)
5%GS 500ml ⎱ iv gtt qd❹ 氢化可的松 300mg ⎰	

❶ 昏迷患者要注意口腔清洁,定时翻身、拍背、吸痰,保持皮肤清洁,防止褥疮发生。重者应输液,成人每天 1500~2000ml 时,并酌情补钾,纠正酸中毒,但输液量不宜过多,以防止脑水肿,可予鼻饲。

❷ 以物理降温为主,药物降温为辅,同时降低室温,使体温控制在38℃,包括冰敷、温水擦浴、冷盐水灌肠等。体温难以降低者可用亚冬眠疗法,氯丙嗪每次 0.5~1mg/kg 肌内注射,每 4~6h 1 次。

❸ 同时可合用肾上腺皮质激素、呋塞米。

❹ 肾上腺皮质激素有抗炎、退热、降低毛细血管通透性、减轻脑水肿作用,对重症和早期确诊的患者可应用。当持续 2 天体温38℃以下,即可逐渐减量,一般不超过 3~5 天。

❺ 脑脊液压力增高,无色透明,病初 1~2 天以中性粒细胞为主,以后则单核细胞增多,蛋白轻度增高,糖及氯化物正常。

注:1. 一般治疗 鼻饲、吸氧、心电监护、定时翻身、拍背、

吸痰及纠正水、电解质和酸碱紊乱。

2. 抗惊厥处理 可使用镇静解痉药物（如地西泮、苯妥英钠、苯巴比妥、水合氯醛）并去除病因。

3. 呼吸衰竭的处理 针对原因给予相应的治疗。脑水肿所致者给予脱水剂；中枢性呼吸衰竭给予呼吸兴奋药；呼吸道堵塞者应清理呼吸道，保持呼吸道通畅，必要时行气管切开。

九、狂犬病

长 期 医 嘱	临 时 医 嘱
狂犬病护理常规❶	血常规
一级护理	生化检查
禁水、禁食❷	脑脊液常规
病危通知	病毒分离
20％甘露醇　250ml iv gtt q4～6h	狂犬病病毒抗原
地西泮　10mg im qd	狂犬病病毒抗体
	传染病报告

❶ 单室严格隔离，由专人护理，安静卧床休息，避免一切光、音、声、水刺激。患者所有物品应焚烧或严格消毒。病床应有护栏，防止患者受伤。

❷ 患者往往有恐水表现，应予以禁水、禁食。

注：1. 一旦发病，病死率几乎100％。主要是对症治疗，保持重要脏器功能。尽可能减少痛苦，延长生命。

2. 重在预防：人被咬伤后用20％肥皂水清洗伤口。暴露人群使用狂犬病疫苗。

十、流行性出血热

（一）一般情况

长 期 医 嘱	临 时 医 嘱
流行性出血热护理常规❶	三大常规
一级护理	生化检查

续表

长 期 医 嘱	临 时 医 嘱
半流质饮食 　或 软食	凝血功能测定
	外周血异型淋巴细胞❷
记 24h 出入量	双肾、肝 B 超检查
利巴韦林　1g ⎫ 5%GS　250ml ⎭ iv gtt q12h	胸部 X 线片
	病毒抗原、抗体❸
	传染病报告

❶ 隔离 10 天。卧床休息。

❷ 外周血分类淋巴细胞增多，并有异型淋巴细胞。

❸ 从患者血液和尿中分离到病毒或检出病毒抗原亦可确诊。

注：治疗原则：抗病毒在病程 3 天内应用，3～4 天；激素降热、减轻中毒症状，早期应用；补充足够液体和电解质，每天 1000～2000ml 静滴；活血化瘀，改善微循环。

（二）低血压期

长 期 医 嘱	临 时 医 嘱
流行性出血热护理常规	三大常规
半流质饮食 　或 软食	凝血功能测定
	肝肾功能
记 24h 出入量	平衡液　300ml iv gtt(快速)❶
病重通知	继 平衡液　1000ml iv gtt
测 BP、HR、神志　q1～2h	5%碳酸氢钠　250ml iv gtt❷
氢化可的松　100～300mg ⎫ 　或 甲泼尼龙　40mg ⎬ iv gtt qd 　5%GS　250ml ⎭	25%白蛋白　10～20g iv gtt❸
	或 血浆　300～400ml iv gtt
	多巴胺　40mg ⎫ iv gtt❹ 间羟胺(阿拉明)　40mg ⎬ (视病情调 5%GS　250ml ⎭ 整滴速)
	毛花苷 C　0.2～ ⎫ 　0.4mg ⎬ iv (缓慢)❺ 5%GS　40ml ⎭

❶ 补充血容量，首次 200～300ml 快速静滴，维持收缩压 100mmHg 左右，再根据血压、血红蛋白、末梢循环调整补液速度和用量。每天不超过 2500～3000ml。

❷ 纠正酸中毒，首选 5％碳酸氢钠溶液，24h 不超过 800ml。

❸ 调整血浆胶体渗透压，输注新鲜血或血浆，每天 300～400ml。

❹ 休克不能纠正时可根据休克类型选用血管活性药物。血管收缩药（去甲肾上腺素 0.5～1mg、间羟胺 10mg、麻黄素 10～20mg 置于 100ml 液体静滴）适用于血管张力降低的出血热休克者。血管扩张药（β受体阻滞药多巴胺 10～20mg、α受体阻滞药酚妥拉明 0.1～0.2mg/kg）适用于冷休克者，多巴胺滴速为 2～5μg/(kg·min)。血管活性药联合应用（血管收缩和血管扩张药合用），如去甲肾上腺素＋酚妥拉明、间羟胺＋多巴胺、去甲肾上腺素＋多巴胺等。

❺ 心功能不全休克者可用毛花苷 C 0.2～0.4mg 加于 5％葡萄糖液 40ml 缓慢推注。

注：治疗原则：积极补充血容量，纠正酸中毒，改善微循环功能；防止 DIC。争取 4h 内血压稳定，先晶胶体后胶体补液。酸中毒时给予 5％碳酸氢钠溶液，根据二氧化碳结合力分次补充，经补液、纠正酸中毒后血压仍不稳定者可应用血管活性药物，如多巴胺和激素。

（三）少尿期

长 期 医 嘱		临 时 医 嘱
流行性出血热护理常规		三大常规
半流质饮食或软食		凝血功能测定
记 24h 出入量		肝肾功能
测血压　q1h		
咖啡因　0.25～0.5g		
氨茶碱　0.25g		
维生素 C　1～2g	iv gtt qd	
普鲁卡因　0.25～0.5g		
氢化可的松　25mg		
10％GS　250ml		

续表

长 期 医 嘱	临 时 医 嘱
呋塞米 20～200mg iv q6～8h❶ 或 依他尼双钠 25mg ┃ iv 缓慢 5%GS 40ml ┃	

❶ 用于功能性肾功能损害。

注：1. 一般治疗：高热量、高维生素半流质饮食，限制液体入量，一般入量为前一日出量加400ml，24h不超过1000ml。应尽量口服。

2. 用丹参抗凝血。

3. 肾实质损害时，采用导泻、透析治疗。

4. 出血时，输血或血小板。

5. 抽搐时，针对病因镇静。

6. 继发感染时，根据病情和药物敏感试验选择抗生素。忌用有肾毒性的抗生素。

（四）多尿期

长 期 医 嘱	临 时 医 嘱
流行性出血热护理常规	尿常规、尿比重
高蛋白、高纤维饮食	凝血功能测定
记24h出入量	肝肾功能
测血压 q1h	心电图
维生素C 0.2g po tid	
10%氯化钾 10ml po tid	

注：治疗原则为补充液体和钾盐，维持水、电解质平衡。

十一、登革热和登革热出血热

长 期 医 嘱	临 时 医 嘱
登革热护理常规❶	三大常规
二级护理	肝肾功能检查
半流质饮食	凝血功能测定

续表

长 期 医 嘱	临 时 医 嘱
口腔护理	血清补体结合试验[2]
	病毒分离[3]
	传染病报告

❶ 患者应卧床休息并置于防蚊设备中,隔离时间不少于5天。

❷ 恢复期单份标本补体结合效价达到1:32以上有诊断价值;双份血清效价上升4倍以上可确诊。

❸ 取早期患者血液,接种于白纹伊蚊细胞株,分离病毒后经免疫学试验以鉴定。

注:1. 该病为自限性疾病,以综合治疗、对症处理为主。

2. 有休克时及时补充血容量,可选用右旋糖苷-40、平衡盐液、葡萄糖氯化钠液,首次300~500ml快速输注;大出血者输新鲜血液;上消化道出血者可服云南白药,或静脉使用质子泵抑制药。严重者冰盐水或去甲肾上腺素稀释后灌胃;有脑水肿者用甘露醇和地塞米松静滴。

十二、传染性单核细胞增多症

长 期 医 嘱	临 时 医 嘱
传染性单核细胞增多症护理常规[1]	三大常规
一级护理	肝肾功能检查
半流质饮食	凝血功能测定
口腔护理	嗜异性凝集试验[2]
	EB病毒抗体测定[3]
	骨髓象检查(必要时)
	传染病报告

❶ 急性期应行呼吸道隔离,其分泌物用漂白粉、氯胺或煮沸消毒处理。

❷ 嗜异性凝集试验的机制是患者血清中含有IgM的嗜异性抗体,可与羊或马红细胞发生凝集。其阳性率可高达80%~90%。凝集效价在1:80以上具有诊断价值。若逐周测定效价上升4倍以

上，则意义更大。

❸ 人体感染 EB 病毒后可产生膜壳抗体、抗膜抗体、早期抗体、中和抗体、补体结合抗体、病毒相关抗体等。各种抗体有其自身出现的时间和各自的意义（表 9-1）。

表 9-1 各种 EB 病毒抗体出现的时间及意义

项目	出现时间	持续时间	意义
膜壳抗体			
IgM 型	出现临床症状时	4～8 周	操作困难
IgG 型	出现临床症状时	终身	终身存在，宜用流行病学调查
早期抗体			
抗-D	发病后 3～4 周	3～6 个月	与病情严重度有关，鼻咽癌者可测到
抗-R	发病后 2 周至数月	2 月至＞3 年	见于 Burkitt 淋巴瘤
病毒相关核抗体	发病后 3～4 周	终身	出现较迟，有助于嗜异性抗体阴性者诊断
补体结合抗体	发病后 3～4 周	终身	出现较迟，有助于嗜异性抗体阴性者诊断
中和抗体	发病后 3～4 周	终身	操作困难

注：急性期卧床休息，有肝损伤或并发肝炎时按病毒性肝炎对症治疗，合并感染时可应用抗菌药物。重症者用短疗程肾上腺皮质激素疗法，发生脾破裂时应及时手术。

十三、恙虫病

长 期 医 嘱	临 时 医 嘱
恙虫病护理常规❶	血常规
一级护理	尿常规
半流质饮食	肝肾功能检查
口腔护理	凝血功能测定
环丙沙星　0.2g iv gtt bid❷	外斐试验❸
或 多西环素　0.2g po qd	免疫荧光试验❹
	传染病报告

❶ 患者不必隔离。

❷ 国内以往多采用氯霉素或四环素，每天 1~2g，3~6 天。现多用环丙沙星、多西环素或罗红霉素。环丙沙星可与食物同服。孕妇、哺乳期妇女及未成年患者禁用。

❸ 外斐试验是最常用的一种血清免疫学试验。效价（1∶80）~（1∶1280）不等。第 3、第 4 周最高。

❹ 用免疫荧光技术测定血清抗体，阳性率较外斐试验高。特异性抗体多在 1 周后出现，2 周末显著增高，3~4 周最高，并可持续数年。

注：恙虫病是由恙虫病立克次体引起的。

十四、白喉

长 期 医 嘱	临 时 医 嘱
白喉护理常规	三大常规
一级护理	肝肾功能检查
半流质饮食	凝血功能测定
口腔护理	心电图
青霉素　80 万 U im（皮试）❶ q8h 　或 红霉素　500mg po qid	鼻咽拭子培养 　或 涂片找白喉杆菌
白喉抗毒素 　（3~5）万 U ｝ iv gtt❷ 5%GS　100ml 　（滴速<1ml/min）	青霉素皮试　st! 传染病报告

❶ 首选青霉素，可抑制白喉杆菌生长，缩短病程和带菌时间，使用 7~10 天，至症状消失或白喉杆菌培养阴性。过敏者选用红霉素，剂量 40mg/(kg·d)，口服或静滴。

❷ 是本病的特异治疗手段。可中和白喉杆菌分泌的游离毒素，对结合毒素无效，因而应早期应用，发病后 3 天内使用效果较好。症状重者予 4 万~10 万 U（皮下注射、肌注或静注），喉白喉和鼻白喉的剂量应适当减少（1 万~3 万 U），注意防止假膜脱落堵塞气管引起窒息。已发病 3 天后方治疗者剂量加倍。24h 后病变扩大者可再以同量肌注一次。静注速度应缓慢，开始<1ml/min，以

后<4ml/min；成人一次不超过 40ml，儿童不超过 0.8ml/kg。

注：1. 必须卧床休息 3 周以上，提供足够热量，注意口腔护理。

2. 合并心肌炎者应绝对卧床休息，过早活动易猝死。予泼尼松 20～40mg/d 口服，每天 4 次，或心肌营养液静滴。

3. 喉梗阻者予气管切开。吞咽困难者应鼻饲。

十五、百日咳

长 期 医 嘱	临 时 医 嘱
百日咳护理常规❶	三大常规
一级护理	肝肾功能检查
半流质饮食	凝血功能测定
口腔护理	心电图
	鼻咽拭子培养或涂片找百日咳杆菌
	百日咳杆菌抗体❷
	传染病报告

❶ 呼吸道隔离自发病开始，为期 7 周。

❷ 双份血清抗体效价递增可予确诊，单份血清抗体 1∶320 可作为确诊依据。

注：1. 抗生素治疗：红霉素 40～50mg/kg，最大剂量 2g/d，每天 3～4 次，口服，7～14 天。或氨苄西林、阿米卡星、复方磺胺甲噁唑，疗程 7～10 天。

2. 对症治疗。

3. 重症者泼尼松龙 15～20mg/d，口服或氢化可的松静脉给药。

十六、猩红热

长 期 医 嘱	临 时 医 嘱
猩红热护理常规❶	三大常规
一级护理	肝功能检查
或 二级护理	肾功能检查
半流质饮食	咽拭子培养

续表

长 期 医 嘱	临 时 医 嘱
口腔护理❷	血培养＋药物敏感试验
青霉素　80万U im（皮试）q6h❸	

❶ 呼吸道隔离应隔离至咽培养3次阴性。

❷ 加强口腔护理，防止合并感染，可用复方硼砂溶液漱口，或溶菌酶含片，每天1次含化。

❸ 为首选药物。早期应用可缩短病程，减少并发症。脓毒型或中毒型，每天200万～400万U，甚至800万～1200万U溶于生理盐水中静滴，每8h或6h1次，10天为1个疗程。

注：1. 化脓病灶与脓肿的处理　除全身应用大剂量抗生素外，应清除局部化脓病灶，切开引流或针吸。

2. 严重中毒症状的治疗　中毒性休克时扩容、纠酸、应用肾上腺皮质激素与血管活性药物。中毒性心肌炎时予适当补液，予心肌营养液。

3. 变态反应并发症的治疗　除延长青霉素疗程至2周以上，应用抗变态反应药。

十七、伤寒

（一）轻型

长 期 医 嘱	临 时 医 嘱
伤寒护理常规❶	血常规、嗜酸粒细胞计数
一级或二级护理	肥达反应❸
床边隔离	血培养＋药物敏感试验❹
半流质饮食❷	骨髓培养＋药物敏感试验
诺氟沙星　0.4g iv gtt qd	肝功能
或 氧氟沙星　0.3g iv gtt qd	心电图
	粪常规＋隐血试验
	粪培养＋药物敏感试验
	血常规、尿常规

❶ 按消化道传染病隔离，临床症状消失后每隔 5～7 天送检粪便培养，连续两次阴性可解除隔离。

❷ 流质或半流质无渣饮食，防止肠出血。

❸ 第 1 周肥达反应阳性不多，第 2 周起阳性率逐渐增高，第 4 周可达 90%，病愈后可持续数月。

❹ 血培养出伤寒杆菌即可确诊。一般 7～10 天阳性率最高。

注：1. 高热者以物理降温为主；便秘者禁用泻药；腹泻者不用阿片类制剂。

2. 毒血症状严重者，在应用足量抗菌药物的同时可短程应用糖皮质激素，但腹胀、腹泻者慎用，以免肠出血或肠穿孔。

3. 本病治疗首选喹诺酮类。其他还有复方磺胺甲噁唑、氨苄西林、阿莫西林、第三代头孢菌素和利福平，不少于 2 周。

4. 并发症治疗见下文。

5. 慢性带菌者治疗予氨苄西林 3～6g/d，分次口服。或丙磺舒 1～1.5g，4～6 周；或复方磺胺甲噁唑 2 片，每天 2 次，口服 1～3 个月；或氧氟沙星每次 300mg，每天 2 次，共 6 周。

(二) 爆发型 (并发肠出血、穿孔)

长 期 医 嘱		临 时 医 嘱
伤寒护理常规		血常规，嗜酸细胞计数
一级护理		肥达反应
床边隔离		血培养＋药物敏感试验
禁食		肝功能
病重		心电图
胃肠减压❶		粪常规＋隐血试验
心电监护		粪培养＋药物敏感试验
测心率、血压、呼吸、神志 q2h		血常规、尿常规
记 24h 尿量		血型、血交叉配合试验
记录便血的次数及量		结肠镜检查(必要时)
维生素 K₁ 10mg im bid		输血(必要时)
NS 46ml	iv gtt	外科会诊
生长抑素 3mg	(泵入)❷ q12h	

续表

长 期 医 嘱	临 时 医 嘱
或 NS 46ml 奥曲肽 0.3mg iv gtt（泵 入）[2] q12h	
云南白药 0.5g po tid[3]	
诺氟沙星 0.4g iv gtt qd 或 氧氟沙星 0.3g iv gtt qd	

❶ 肠穿孔者应禁食、胃肠减压。

❷ 用法参见消化系统疾病的下消化道出血。

❸ 口服止血药，可用于肠出血，不宜用于肠穿孔患者。

注：1. 肠出血是常见的并发症，肠穿孔是严重的并发症之一，两者均多见于病程的第2～3周，好发于回盲部。除轻型的一般治疗和抗菌治疗外，应按急性下消化道出血和穿孔治疗。

2. 应禁食和胃肠减压。

3. 止血，补液，扩容，适当输血。

4. 避免用力、灌肠和使用肾上腺皮质激素。

5. 肠穿孔者可导致腹膜炎，应加强抗感染治疗。可在使用喹诺酮类抗生素的基础上加用第三代头孢菌素类。

6. 肠出血非手术治疗无效者可手术；肠穿孔者则尽早手术治疗。

（三）爆发型（并发心肌炎、肝炎、DIC）

长 期 医 嘱	临 时 医 嘱
伤寒护理常规	血常规、嗜酸粒细胞计数
一级护理	肥达反应
床边隔离	血培养＋药物敏感试验
鼻饲流质饮食	肝肾功能
病重	心电图
心电监护	粪常规＋隐血试验
测心率、血压、呼吸、神志 q1h	粪培养＋药物敏感试验
记尿量	尿常规
右旋糖酐-40 500ml iv gtt qd	凝血象全套

续表

长 期 医 嘱	临 时 医 嘱
诺氟沙星　0.4g iv gtt qd	鱼精蛋白副凝试验(3P试验)
或 氧氟沙星　0.3g iv gtt qd	纤维蛋白降解产物测定(FDP)
10%GS　500ml 三磷腺苷　40mg 辅酶A　100U　}iv gtt qd 维生素C　1.0g	血液透析(必要时) 　或 腹膜透析(必要时)
	输注机采血小板(必要时)
	输注新鲜冰冻血浆(必要时)
5%GNS　500ml 地塞米松　10mg　}iv gtt qd	

注：1. 爆发型伤寒起病急，有明显的毒血症，可伴有中毒性心肌炎、中毒性肝炎、休克、溶血性尿毒综合征，甚至中毒性脑病、DIC，治疗除轻型的一般治疗和抗菌治疗外，应予以积极的抢救措施，如足量抗生素、使用肾上腺皮质激素

2. 中毒性心肌炎予心肌营养药、强心利尿对症治疗。

3. 中毒性肝炎予保肝治疗。

4. 溶血性尿毒综合征和DIC，予输血、补液、抗凝；必要时血透或腹透。参见DIC。

十八、细菌性痢疾

(一) 急性 (普通型、轻型)

长 期 医 嘱	临 时 医 嘱
细菌性痢疾护理常规❶	三大常规
二级护理	粪培养＋药物敏感试验❹
卧床休息	肝功能
流质	肾功能
或 半流质饮食❷	血电解质
诺氟沙星　200mg po tid❸	凝血全套
或 环丙沙星　100mg po bid	传染病报告
或 黄连素　0.3g po tid	山莨菪碱　10mg im st!
或 复方磺胺甲噁唑　2片 po bid	

❶ 应行消化道隔离至急性症状消失，连续两次粪便培养阴性为止。

❷ 宜少渣饮食，忌油性或刺激性食物。高热、频繁呕吐者可暂禁食，予以补液。

❸ 为病原治疗，首选氟喹诺酮类，疗程 7～10 天。

❹ 粪便镜检或培养有助于确诊。

注：1. 急性菌痢治疗以病原治疗为主，视脱水情况给予补液盐口服或生理盐水、葡萄糖氯化钠液静滴，注意水、电解质、酸碱平衡。

2. 对症治疗，如腹痛明显者可加用阿托品或山莨菪碱解痉、止痛。

（二）急性（中毒型）

长 期 医 嘱	临 时 医 嘱
细菌性痢疾护理常规	三大常规
一级护理	粪培养＋药物敏感试验
卧床休息	肝功能
病重	肾功能、电解质
心电、血压、呼吸、氧饱和度监测	凝血全套
持续吸氧	传染病报告
流质	心电图
环丙沙星　200mg iv gtt qd	血气分析
或 5%GNS　500ml ⎫ 　　左氧氟沙星　0.3g ⎭ iv gtt qd	5%GS　500ml ⎫ 氢化可的松　300mg ⎭ iv gtt st!
10%GS　100ml ⎫ iv gtt bid❶ 头孢他啶　2.0g ⎭	5%GNS　500ml ⎫ iv gtt 山莨菪碱　10～30mg ⎭
20%甘露醇　250ml iv gtt q6～8h❷	

❶ 对于急性菌痢毒血症状重者和中毒型菌痢患者，常联用第三代头孢菌素，如头孢他啶、头孢哌酮、头孢曲松、头孢噻肟等。宜静脉使用。

❷ 针对脑型中毒型菌痢患者，应予脱水药，防治脑水肿。

❸ 可短期使用肾上腺皮质激素，有抗炎、抗休克、脱水降颅

压、减轻脑水肿的作用。

注：1. 中毒型菌痢起病急，毒血症状重，可有高热、惊厥，并迅速发展为昏迷、休克和呼吸衰竭。

2. 治疗原则：采取抢救措施，综合治疗，降温，镇静，抗休克，防止脑水肿及呼吸衰竭，强心，纠正水、电解质紊乱。

3. 吸氧、保持呼吸道通畅，可适当使用呼吸兴奋药，必要时需气管插管或切开，呼吸机辅助呼吸。

4. 循环衰竭的治疗

（1）补充血容量，及时纠正电解质紊乱、酸中毒。

（2）在补充血容量的基础上可应用血管活性药物，如山莨菪碱（654-2）改善微循环，成人 10～30mg 静滴，必要时使用多巴胺、阿拉明升压。

5. 防治脑水肿，可用甘露醇脱水及肾上腺皮质激素。

（三）慢性

长　期　医　嘱	临　时　医　嘱
细菌性痢疾护理常规❶	三大常规
二级护理	粪培养＋药物敏感试验
卧床休息	肝功能
流质饮食	肾功能
或 半流质饮食	血电解质
诺氟沙星　200mg po tid	传染病报告
或 环丙沙星　100mg po bid	
小檗碱　0.3g po tid	
地衣芽孢杆菌胶囊（整肠生）　1 片 　po tid❶	
或 双歧三联活菌（培菲康）　1 片 　po tid	
药物保留灌肠　100～200ml qn❷	

❶ 慢性菌痢长期腹泻易导致肠道菌群失调，可补充肠道正常菌群。如地衣芽孢杆菌胶囊（整肠生）或双歧三联活菌（培菲康），宜与抗生素隔开服用，且应温水送服，以避免灭活。

❷ 药物保留灌肠疗法可选用小檗碱或大蒜素液灌肠，每晚一次，10～14 天为 1 个疗程。

注：治疗原则：采用全身治疗及对症治疗，调节肠道正常菌群，并积极治疗并存的慢性疾病；根据药物敏感试验选用 2 种不同类型的抗菌药物，疗程 2～3 周，重复 1～3 个疗程。

十九、霍乱

长 期 医 嘱	临 时 医 嘱
霍乱护理常规❶	三大常规
一级护理	粪细菌培养＋药物敏感试验
或 特级护理	粪便涂片检查
半流质饮食	生化全套
或 流质饮食	心电图
或 禁食	传染病报告
记 24h 出入量	
心电监护	
消化道隔离❷	
诺氟沙星　200mg po tid×(3～5)d	
ORS 液　2 包 po bid～tid❸	

❶ 按患者呕吐情况给予流质饮食或禁食；静脉或口服补液并纠正电解质；对症治疗。

❷ 确诊或疑诊患者应分别隔离，症状消失后，粪便连续两次阴性方可解除隔离。

❸ 适用于轻度脱水、无呕吐患者。第一个 6h，成人每小时 750ml，儿童每小时 15～25ml/kg，腹泻严重可适当增加。以后 6h 为前一个 6h 出液量的 1.5 倍。

注：1. 根据患者呕吐情况给予流质饮食或禁食。

2. 补液是治疗霍乱的关键环节，原则是早期、快速、足量、先盐后糖、先快后慢、适时补碱、及时补钾，输液总量应包括纠正脱水量和维持量。轻度失水补液量 3000～4000ml/d，初 1～2h 快速，5～10ml/min；中度失水输液量 4000～8000ml/d，初 1～2h 快速，待血压、脉搏恢复正常后按 5～10ml/min 速度维持，或改口服补液盐；重度失水每天补液量 8000～12000ml/d，先为 40～80ml/min，以后按 20～30ml/min 速度直至休克纠正。若血压仍未上升时，应予以碳酸氢钠、血管活性药物，以防输液过量致肺水肿。

3. 对症治疗及辅以抗菌药物。

(1) 纠正酸中毒　需根据 CO_2 结合力使用 5% 碳酸氢钠。

(2) 纠正低血钾　可口服氯化钾或静脉补钾，但注意补钾浓度不宜超过 0.3%。

(3) 纠正心力衰竭和休克。

(4) 抗肠毒素治疗　黄连素 0.3g，每天 3 次；氯丙嗪 1～2mg/kg，口服或肌注。

二十、流行性脑脊髓膜炎（流脑）

长 期 医 嘱	临 时 医 嘱
脑膜炎护理常规	血常规
一级护理	肾功能
流质饮食	电解质
或 半流质饮食	腰穿
呼吸道隔离❶	脑脊液常规、生化、细菌培养＋
病重通知	药物敏感试验
心电监护	血培养＋药物敏感试验
吸氧	血或脑脊液脑膜炎球菌抗原
磺胺嘧啶　1.6g po bid	
或 5%GS　500ml　｜iv gtt	
（皮试）青霉素 320 万 U｜q6h	
碳酸氢钠　2.0g po bid	

❶ 呼吸道隔离至症状消失 3 天，不少于发病后 1 周。

注：1. 病原治疗首选磺胺药和青霉素。

(1) 磺胺药在脑脊液中的浓度可达血浓度的 40%～80%。首剂为 40～80mg/kg，分 4 次口服，并加服碳酸氢钠以碱化尿液，保证足量的水分，避免对肾小管的影响。若 48h 后无效，应考虑耐药可能，予及时换药。

（2）青霉素成人每天 20 万 U/kg，儿童 20 万～40 万 U/kg，分次加入 5％葡萄糖内静滴，疗程 5～7 天。氯霉素成人每天 2～3g，儿童 50mg/kg，分次加入葡萄糖内静滴，症状好转后口服。头孢噻肟或头孢曲松成人 2g，小儿 50mg/kg 静滴，每 6h 1 次。

（3）其他，如氯霉素、氨苄西林等均有效。

2. 休克型流脑应尽早应用有效抗菌药物，并抗感染性休克治疗（如扩容）、纠正酸中毒、应用血管活性药物等。

3. 脑膜脑炎型流脑应尽早应用有效抗菌药物，防治脑水肿、脑疝，保持呼吸道通畅，必要时应用呼吸兴奋药及人工呼吸机辅助呼吸。

二十一、早期梅毒

长 期 医 嘱	临 时 医 嘱
梅毒护理常规	血常规
二级护理	心电图
或 三级护理	暗视野显微镜检查
普食	血清不加热的反应素玻片（USR 试验）
苄星西林　240 万 U im qw×(2～3)d ❶	性病研究实验室试验（VDRL 反应）
或 普鲁卡因青霉素　80 万 U im qd×(10～15)d	梅毒螺旋体血凝试验（TPHA）
或 红霉素　0.5g po qid ×15d	荧光密螺旋体抗体吸附试验（FTA-ABS）
或 多西环素　0.1g po bid ×15d	脑脊液常规、生化（必要时）
	脑脊液（VDRL 反应）（必要时）
	心脏彩超检查

❶ 注意雅里希-赫克斯海默反应（Jarisch-Herxheimer reaction，吉海反应），早期梅毒常见。多于首次用药后数小时至 24h 内发生，患者出现头痛、肌痛、皮肤风团等急性发热反应。

注：1. 一经明确诊断梅毒就应进行病因治疗，且越早治疗，效

果越好；要求规则、足量用药。

2. 对早期梅毒的治疗要求为症状消失，尽快消除传染性，血清阴转，预防复发和发生晚期梅毒。

3. 治疗矛盾，经治疗后内脏损害好转，脏器代偿功能一时不能适应，以致治疗后症状不减反而加重，甚至出现黄疸、发热、肝脾肿大、有时危及生命。

4. 治疗期间禁止性交。传染源及其性伴侣需接受检查或治疗。

5. 治疗后要追踪观察，第 1 年每 3 个月检查 1 次，第 2 年每 6 个月检查 1 次，以后每年检查 1 次，早期梅毒应随访 2～3 年，晚期梅毒应随访 3～5 年。

二十二、钩端螺旋体病

长 期 医 嘱	临 时 医 嘱
钩端螺旋体病护理常规	三大常规
一级护理	肝功能
或 二级护理	肾功能
普食（高热量、易消化）	凝血功能测定
卧床休息	血、尿、脑脊液钩端螺旋体培养
青霉素　80 万 U im（皮试）q8h	钩端螺旋体抗体
	心电图
	胸部 X 线片

注：1. 病原治疗　应早期使用。首选青霉素，40 万 U，分 3～4 次肌注，疗程 7 天或待体温正常后 2～4 天。重症每天 120 万～160 万 U，分 4 次肌注，并合用肾上腺皮质激素，以防止雅里希-赫克斯海默反应的发生。其他抗生素有红霉素、多西环素、四环素、庆大霉素、氨苄西林等。

2. 对症治疗　镇静、降温、止血、保护肝功能、水电解质平衡。重症者，应使用肾上腺皮质激素。

3. 支持治疗　卧床休息；给予高热量、易消化的食物；保持水、电解质和酸碱平衡。

二十三、莱姆病

长 期 医 嘱	临 时 医 嘱
莱姆病护理常规	三大常规
一级护理	肝功能
或 二级护理	肾功能
普食	凝血功能测定
青霉素　80万U im（皮试）q8h	莱姆病抗体
	心电图
	胸部X线片
	脑脊液检查（必要时）
	血沉，抗"O"

注：1. 初期青霉素（200～300）万U，肌注，每天2次或3次。对有心脏、神经系统、关节损害的中晚期患者，每天2000万U，分2～4次溶于1000ml生理盐水中静滴；或采用头孢曲松2g/d，静滴，疗程3～4周。

2. 青霉素过敏者可用红霉素，每天40mg/kg，每天4次，口服。或多西霉素0.1g，每天2次，口服。

3. 疗程依病期和病损程度而异。早期仅有皮疹者可口服，疗程10天；如有其他症状第一期患者可用药2～3周。中晚期患者应肌注或静滴给药，用药3～4周，剂量要大。

二十四、阿米巴病

长 期 医 嘱	临 时 医 嘱
阿米巴病护理常规	血常规
一级护理	粪常规＋阿米巴原虫
或 二级护理	粪阿米巴培养＋药物敏感试验
半流质饮食❶	血清阿米巴抗体❹
甲硝唑　800mg po tid❷	肠镜检查
或 氯喹　0.25～0.5g po bid❸	肝胆B超

续表

长 期 医 嘱	临 时 医 嘱
	脑脊液(必要时)

❶ 应予以无渣的流质或半流质饮食。

❷ 阿米巴结肠炎疗程 5～7 天,阿米巴肝脓肿 10～30 天。

❸ 氯喹有杀灭阿米巴滋养体的作用,连用 2 天后减半量再用 20 天为 1 个疗程。但应注意胃肠道反应大,有发生心脏骤停的报道。同时口服喹碘方 0.5g,每天 3 次,连用 10 天,以杀灭阿米巴包囊。

❹ 血清阿米巴抗体检查的阳性率可达 90%,阴性者可排除诊断。

注:1. 抗阿米巴药物首选甲硝唑。治疗不彻底易复发。

2. 肝穿刺抽脓适应于药物治疗 5～7 天后临床症状无明显改善,或肝局部隆起明显伴有压痛者,可在 B 超定位下进行。

3. 外科治疗,适应证如下:适用于抗阿米巴药物治疗及穿刺失败者;阿米巴肝脓肿位置特殊易穿刺损伤邻近器官;脓肿破入腹腔;脓肿继发细菌感染且药物不能控制;多发性脓肿。

4. 阿米巴脑膜炎除抗阿米巴药物治疗外,还应防止脑水肿,控制抽搐。

二十五、疟疾

(一) 普通型

长 期 医 嘱	临 时 医 嘱
疟疾护理常规	三大常规
一级护理	血涂片找疟原虫
或 二级护理	骨髓穿刺涂片找疟原虫(必
病重通知	要时)
半流质饮食	肝、胆、胰、脾 B 超检查
氯喹　1g po qd❶	胸部 X 线片
或 青蒿素琥珀酸　50mg bid×5d	心电图
或 青蒿甲醚　200mg im qd d1	脑脊液涂片找疟原虫(必要时)
(100mg d2～d5)	
伯氨喹啉　1 片 po tid×(5～8)d❷	

❶ 用于控制症状，6h 后再服 0.5g，第 2、第 3 天早晚各服 0.25g，总量 2.5g。

❷ 用于控制复发，有可能引起溶血副作用。

注：1. 治疗原则：主要是抗疟疾药物的使用；对脑型疟疾应控制脑水肿，尽早使用甘露醇和肾上腺皮质激素，镇静，改善脑循环及对症治疗。

2. 本病主要通过蚊虫叮咬传播，因此应注意个人防护，控制传播媒介。

（二）脑型

长 期 医 嘱	临 时 医 嘱
疟疾护理常规	三大常规
一级护理	血涂片找疟原虫（3 次）
口腔护理	凝血酶原时间、纤维蛋白原
病重通知	测定
或 病危通知	肾功能
半流质饮食	20% 甘露醇　250ml iv gtt
测 BP、HR、P、瞳孔、神志　q1～2h	（快速）q4～8h（视病情需要）
记 24h 出入量	血钠、钾、氯
吸氧	血 CO_2 结合力
吸痰（必要时）	
氯喹　0.25g im d1 q6h 　（d2、d3 q12h） 　或 青蒿甲醚　200mg im qd×3d	
5%GNS　250ml 地塞米松　10～20mg ｜ iv gtt qd	
5%GS　500ml 维生素 C　2.0g ｜ iv gtt qd 10%氯化钾　15ml	

注：1. 基础治疗

（1）发作期及退热后 24h 应卧床休息。

（2）要注意水分的补给，对食欲不佳者给予流质或半流质饮食，至恢复期给高蛋白饮食；吐泻不能进食者，则适当补液；有贫血者可辅以铁剂。

（3）寒战时注意保暖，大汗者应及时用干毛巾或温湿毛巾擦干，并随时更换汗湿的衣被，以免受凉；高热时采用物理降温，过高热患者因高热难忍可药物降温；凶险发热者应严密观察病情，及时发现生命体征的变化，详细记录出入量，做好基础护理。

（4）按虫媒传染病做好隔离。患者所用的注射器要洗净、消毒。

2. 病原治疗 病原治疗的目的是既要杀灭红内期的疟原虫以控制发作，又要杀灭红外期的疟原虫以防止复发，并要杀灭配子体以防止传播。控制发作方面可选择以下治疗方法。

a. 首选氯喹（磷酸氯喹）：每片 0.25g（基质 0.15g）。第 1 天 4 片，6h 后再服 2 片，第 2、第 3 天每天 2 片，共计 10 片。部分患者服后有头晕、恶心。过量可引起心脏房室传导阻滞、心律失常、血压下降。禁忌不稀释静注及儿童肌内注射。酸化尿液可促进其排泄。严重中毒呈阿-斯综合征者，采用大剂量阿托品抢救或用起搏器。值得注意的是恶性疟疾的疟原虫有的对该药已产生抗性。

b. 奎宁：本品系金鸡纳树皮中的一种生物碱。抗疟作用与氯喹大致相同，除较迅速杀灭红内期原虫外，还有退热作用。但该药半衰期短（10h），味苦；对中枢有抑制作用，表现为头昏、耳鸣和精神不振；对心脏有全面抑制作用。奎宁稀释至 1～1.5g/L，缓慢滴入，24h 内重复应用不超过 3 次，清醒后改为口服，注意血压骤降。必要时可加肾上腺素同时静滴。该药仅用于抗氯喹的恶性疟疾及重症病例的抢救。

c. 青蒿素：该药作用于原虫膜系结构，损害核膜、线粒体外膜等而起抗疟作用。其吸收特快，很适用于凶险疟疾的抢救。总剂量 2.5g，首次 1.0g，6h 后 0.5g，第 2、第 3 天各 0.5g。因排泄迅速，故易复发。蒿甲醚，肌注首剂 0.2g，第 2～4 天各 0.1g。

d. 其他新药：磷酸咯啶（Pyracrine phosphate）每片 0.1g，首剂 3 片，以后 2 片，2 次/天，疗程 2 天。或磷酸咯萘啶 3～6mg/kg 加灭菌生理盐水 250ml 静滴，或 2～3mg/kg，肌注。

二十六、丝虫病

长 期 医 嘱	临 时 医 嘱
丝虫病护理常规	三大常规
二级护理	血液微丝蚴检查❸
普食	乳糜尿试验
乙胺嗪 50mg(d1、d2) po tid❶	皮内试验(必要时)
续 100mg(d3)	血清抗原、抗体测定(必要时)
续 2mg/kg(d4～d21)	
或 伊维菌素 100～400μg/kg	
po qd❷	
或 呋喃嘧酮 20mg/(kg·d)	
分 3 次×7d	

❶ 首选药物。血微丝蚴阴性者，乙胺嗪 1.5g，晚上 1 次顿服。服药期间可发生关节酸痛、皮疹、淋巴管炎、淋巴结肿痛等。个别喉头水肿和支气管痉挛，暂时性蛋白尿和血尿，肝肿大和压痛，可用抗组胺药、阿司匹林、泼尼松减轻症状或预防。严重心、肝、肾疾病及活动性肺结核、急性传染病，以及 3 个月以内或 8 个月以上孕妇及月经期妇女，应暂缓应用或禁忌。或联合左旋咪唑 150～200mg/d，连服 10～21 天。

❷ 或 200～400μg/kg 合用阿苯达唑 400mg。

❸ 是早期确诊的唯一可靠方法。晚 10 时至次日凌晨 2 时检出率较高。

注：1. 病原治疗为主。

2. 对症治疗。

(1) 急性淋巴管炎、淋巴结炎、精索炎、附睾炎者口服解热痛药即可缓解，有继发感染者应加用抗菌药物。

(2) 乳糜尿发作时卧床休息，少食脂肪，多饮水。药物治疗效果不满意、顽固性乳糜尿患者宜手术治疗。

(3) 象皮肿与淋巴水肿可采用显微外科手术治疗。

二十七、钩虫病

长 期 医 嘱	临 时 医 嘱
钩虫病护理常规	血常规
二级护理	粪常规＋隐血试验
普食	粪涂片钩虫卵计数
阿苯达唑　0.4g po qd❶	网织红细胞
或 甲苯达唑　100～200mg po qd×(2～3)d❷	骨髓穿刺＋细胞学检查
	左旋咪唑涂肤剂
或 双羟萘酸噻嘧啶　10mg/kg po hs×(2～3)d	或 阿苯达唑软膏　外用 bid❸
硫酸亚铁　0.3g po tid	
维生素 C　0.2g po tid	

　❶ 适用于各型钩虫病，成人 400mg，每天 1 次，隔 10 天再服一次。或 200mg，连服 3 天。儿童减半。副作用较轻。

　❷ 可抑制虫卵发育。严重心脏病、肝病患者慎用。

　❸ 用于钩蚴皮炎。皮疹严重者可口服阿苯达唑，可止痒、消炎及杀死皮内钩虫幼虫。

　注：一般治疗：贫血和低蛋白血症是本病的主要表现，给予铁剂和补充高蛋白饮食。一般病例先驱虫后补铁剂，重症者先纠正贫血，输血。硫酸亚铁 0.3g，每天 3 次。加服维生素 C 有利于铁剂的吸收，疗程 2 个月。

二十八、血吸虫病

长 期 医 嘱	临 时 医 嘱
血吸虫病护理常规	血常规
二级护理	粪虫卵计数
普食	肝功能
吡喹酮　30～50mg po tid❶	肝、脾 B 超检查
	血吸虫抗原、抗体检查

续表

长 期 医 嘱	临 时 医 嘱
	直肠黏膜活检（必要时）
	心电图

❶ 吡喹酮是首选药物。成人 15～25mg/kg，分 3 次口服，连服2 天。

a. 慢性血吸虫病：总剂量 60mg/kg，分 2 天，分 4～6 次餐间服。

b. 急性血吸虫病：成人总剂量 120mg/kg，4～6 天，分 2～3次口服。

c. 晚期血吸虫病：总剂量 40mg/kg，分 1 次或 2 次服，1 天服完。

注：1. 以病原治疗为主。

2. 对症治疗

（1）巨脾症　可手术治疗。对急性胆囊炎、胆石症、胆总管炎或胆道梗阻应手术，术后驱虫治疗。

（2）上消化道出血　补充血容量，输血或输血浆。

（3）腹水　利尿，限制水分和钠盐摄入。对顽固性腹水可行腹水回输。

3. 晚期可并发食管下段或食管胃底静脉曲张。

二十九、获得性免疫缺陷综合征（艾滋病）

长 期 医 嘱	临 时 医 嘱
艾滋病护理常规❶	血常规
二级护理	尿常规
普食	T 细胞绝对计数
齐多夫定　200mg po tid❷	CD4/CD8 检查
或 拉米夫定　100～150/d po qd	血尿素氮、肌苷检查
沙奎那韦　600mg po tid❸	艾滋病病毒抗原、抗体测定
或 茚地那韦　800mg po q8h	CD4＋T 淋巴细胞计数
奈非雷平　200mg po qd×14d❹	HIV DNA 定量测定

续表

长　期　医　嘱		临　时　医　嘱
白介素Ⅱ　15mg 5%GS　500ml	iv gtt	胸部 X 线检查
		痰培养（必要时）

❶ 艾滋病无需隔离。

❷ 为核苷类抑制药，抑制 HIV 的复制和转录。

❸ 为蛋白酶抑制药，阻断 HIV 复制和成熟过程中所必需的蛋白质合成。

❹ 为非核苷类抑制药，抑制 HIV 复制，但易产生耐药株。

注：1. 目前尚无特别有效的根治方法，早期抗病毒治疗是关键。

2. 鉴于仅用一种抗病毒药物易诱发并产生耐药性，因而目前主张联合用药。三联或四联，即三类药物的联合或两种核苷类抑制药和一种非核苷类抑制药的联合，两种蛋白酶抑制药和一种核苷类抑制药以及两种核苷类抑制药和一种蛋白酶抑制药。联合治疗的疗程是 HIV RNA 达到检测水平以下后，继而用两种药物持续终生治疗。

3. 机会性感染及肿瘤的治疗

（1）卡氏肺孢子虫肺炎　TMP 15mg/kg＋SMZ 75mg/kg 口服或静滴，疗程 21 天。其他如戊烷脒 3～4mg/kg 静滴或肌注，疗程 14 天。

（2）巨细胞病毒感染　更昔洛韦或膦甲酸钠，也可用阿糖腺苷。

（3）新型隐球菌感染　两性霉素 B 静滴，小剂量开始（0.02～0.1mg/kg），以后每次增加 5mg。达到 30mg/d 后维持，疗程 3 个月。念珠菌感染可用氟康唑 100mg，每天 1 次。

（4）隐孢子虫感染　复方磺胺甲噁唑 0.5～1.0g，每天 2 次；或乙胺嘧啶 50～100mg，每周 2 次。

（5）鸟分枝杆菌感染　阿奇霉素或克林霉素 500mg，每天 2 次；乙胺丁醇 15mg/kg，每天 2 次，为二线药物。第三线药物阿米卡星 7.5～15mg/kg，每天 1 次；环丙沙星 500～750mg，分 2 次给药。利福布丁 300～400mg，每天 1 次。其他有利福平、异烟肼、链霉素等。

（6）弓形虫感染　克林霉素 150～300mg，每 6h 1 次；螺旋霉素 1g，每天 3 次。

(7) 单纯疱疹及带状疱疹病毒感染 可用阿昔洛韦,亦可用阿糖腺苷或膦甲酸钠。

(8) 卡波西肉瘤 多柔比星(阿霉素)$20\sim25mg/m^2$,用生理盐水或50%葡萄糖溶液溶解后静注(浓度不应超过5mg/ml),连用3天,3周重复。亦可连用其他抗肿瘤药。

4. 免疫治疗 白介素Ⅱ15mg加葡萄糖液静滴,3~4周为1个疗程。亦可用其他免疫调节药。

5. 支持及对症治疗 输血和营养支持,补充维生素特别是维生素B_{12}和叶酸。

第十章 理化因子所致疾病

一、阿片类药物中毒

长 期 医 嘱	临 时 医 嘱
内科护理常规	心电图
一级护理	血气分析
流质饮食	洗胃＋导泻❷
病重	血常规
吸氧	肝功能、肾功能
苯甲酸钠咖啡因 0.5g im q2h 或 q4h❶	血钾、钠、氯测定
10%GS 1000ml 5%GNS 1000ml 辅酶A 200U 三磷腺苷 80mg ｝iv gtt qd	纳洛酮 0.4～0.8mg im 或 iv st! 或 丙烯吗啡 5～10mg iv❸ 气管插管术及人工辅助呼吸（必要时）❹

❶ 中枢兴奋药用至呼吸明显改善即可减量或停用，忌用士的宁及印防己毒素，以免引起惊厥（后两者与吗啡对脊髓的兴奋作用有协同作用）。

❷ 用1：2000高锰酸钾液洗胃，洗毕由胃管内注入20g通用吸收解毒剂悬液及20g硫酸钠水溶液（经口中毒），通用吸收解毒剂的组分为：药用炭（活性炭）2份、鞣酸1份、氧化镁1份。

❸ 可反复使用纳洛酮，直至呼吸增快、瞳孔散大、神志清醒即停用，丙烯吗啡5～10mg无效时，可加大剂量至15mg，15～20min用药一次，总量以不超过40mg为宜。

❹ 经用吗啡受体拮抗药（纳洛酮或丙烯吗啡）及中枢兴奋药（苯甲酸钠咖啡因、尼可刹米、洛贝林）治疗后，仍有明显呼吸麻痹征象者，应及时施用插管人工呼吸治疗。

注：1. 阿片类药物有阿片、吗啡、可待因、二醋吗啡（海洛因）、乙基吗啡（狄奥宁）及含吗啡制剂（复方樟脑酊、陀弗散）等。

2. 可收集残留毒物标本或胃液做吗啡、可待因毒物定性分析。

3. 慢性中毒的治疗方法，在2～3周内逐渐撤除药物，同时予以巴比妥类和其他镇静药对症处理。

二、急性巴比妥类药物中毒

长 期 医 嘱	临 时 医 嘱
内科护理常规	留尿液（或胃液）（＞100ml）做毒物定性分析
一级护理	
鼻饲流质	生化全套
病重通知	心电图
吸氧	洗胃＋导泻❷
记24h出入量	5%碳酸氢钠液 100ml iv（慢）❸
测血压、脉搏、呼吸 q30min或q1h	20% 甘露醇 125ml iv gtt（0.5h内滴完）
呋塞米 40mg iv q8h	活性炭树脂血液灌洗（重症）❹
乙酰唑胺 0.25g q6h 胃管内注入	5%GS 10ml iv
5%GNS 1000ml iv gtt qd❶	贝美格（美解眠） 50mg (1/5～10min)（必要时）❺
10%GS 1000ml 葡醛内酯 0.5g 维生素C 3.0g ┃ iv gtt qd 维生素B₁ 100mg 10%氯化钾 20ml	气管插管术及人工辅助呼吸（必要时）❻

❶ 静脉补液每天3000～4000ml（葡萄糖注射液和生理盐水各半），尽量使尿量保持在2500ml以上。

❷ 用1：5000高锰酸钾液或大量清水洗胃，洗毕由胃管内注入20g活性炭混悬液和20g硫酸钠水溶液。导泻忌用硫酸镁，以免镁离子吸收后加重中枢神经抑制。

❸ 用碳酸氢钠旨在碱化尿液，推注后尚可继用维持量，可同时加用乙酰唑胺使尿液最大限度地碱化。

❹ 清除血中毒物时，重症患者首选血液灌流活性炭吸收，无该设备时再考虑血液或腹膜透析，不宜或不能透析时尚可考虑血浆置换治疗。

❺ 中枢兴奋药（如尼可刹米、美解眠）不参与巴比妥类的代谢或排泄，仅在有深昏迷或有呼吸抑制时使用。当患者有以下三种情况之一时才酌情考虑选用中枢兴奋药：深昏迷，处于完全无反射状态；明显呼吸衰竭；积极抢救 48h 仍昏迷不醒。用至出现睫毛反射即可停药。如出现恶心、呕吐、肌肉颤动立即停止注射，过量易引起惊厥，增加机体耗氧量，加重中枢衰竭。如注射数次仍无苏醒迹象，表明中毒较深，可用 200～300mg 加 5% 葡萄糖液 500ml 缓慢静滴，但需严密观察。中枢兴奋药除贝美格（美解眠）外尚可用印防己毒素（3mg 加 0.9% 氯化钠注射液 6ml，以每分钟 1mg 的速度静注。如无反应，则每 15～20min 再静注 3mg）。或戊四氮（10% 溶液 1～2ml 缓慢静注，每 15～30min 1 次）及尼可刹米（可拉明）（每小时静滴 0.375mg×3 支）。但仅可选用一种，用至角膜反射或轻度肌肉颤动即停药。

❻ 呼吸衰竭使用兴奋药无效时，即应行人工机械通气。

三、苯二氮䓬类药物中毒

长 期 医 嘱		临 时 医 嘱	
内科护理常规		洗胃❶	
一级护理		取尿液或血浆 5～10ml 做毒物定性试验	
流质饮食			
病重通知		或 取血 5ml 内容物做紫外光谱吸收测定	
吸氧			
测血压、脉搏、呼吸　q2h		血气分析	
10%GS　500ml	iv gtt qd	肝功能、肾功能	
5%GNS　500ml		血钾、钠、氯测定	
维生素 C　2.0g		25%GS　40ml	iv st
葡醛内酯　0.4g		贝美格（美解眠）50mg	缓慢❷
10%氯化钾　10ml		呋塞米　20mg im st	

续表

长 期 医 嘱	临 时 医 嘱
	申请血液灌流活性炭吸收或血液透析治疗（重症）

❶ 用 1:2000 高锰酸钾液洗胃，洗毕由胃管内注入 15～20g 硫酸钠水溶液。

❷ 美解眠每 2h 静推一次，直至肌张力及反射恢复即停药。

注：1. 本类药物有利眠宁、地西泮、奥沙西泮（舒宁）、硝西泮、氯硝西泮、艾司唑仑（舒乐安定）、氟西泮等。

2. 发生呼吸困难、血压下降及粒细胞减少时应对症处理。

四、吩噻嗪类抗精神病药物中毒

长 期 医 嘱	临 时 医 嘱
内科护理常规	尿液氯丙嗪定性试验
一级护理	心电图检查
鼻饲流质饮食	洗胃❶
平卧	血气分析
病重通知	肝功能、肾功能
吸氧	血钾、钠、氯测定
测血压、脉搏、呼吸　q2h	苯丙胺　10mg im st!
10%GS　500ml	或 哌甲酯　40～100mg im❷
5%GNS　500ml	地西泮（安定）　10mg im 或 iv❸
维生素C　2.0g　iv gtt qd	苯海拉明　20～40mg im❹
葡醛内酯　0.5g	血液灌注治疗（重症）
10%氯化钾　20ml	

❶ 以温清水或生理盐水洗胃，后在 48h 内予 25%活性炭混悬液洗胃，同时胃管内注入 15～20g 硫酸钠水溶液，每 6h 可重复一次。

❷ 中枢兴奋药除苯丙胺外，尚可用利他林 40～60mg 肌注，必要时 0.5～1h 重复 1 次直至苏醒，但禁用戊四氮、士的宁和印防己毒素，以免引起惊厥，凡有惊厥病例，均不可用中枢兴奋药。

❸ 有阵发性全身性抽搐时可用地西泮，另可用异戊巴比妥 0.3～0.5g 溶于葡萄糖氯化钠注射液 20ml，以 1ml/min 的速度缓慢静注，边注边观察（一般 0.1g 即暂停，观察呼吸一次），痉止即停注。

❹ 有肌肉痉挛或肌张力减退者可用苯海拉明。

注：1. 本类药物有氯丙嗪、奋乃静、三氟拉嗪等，仅以氯丙嗪为代表。

2. 血压降低需升压治疗，用间羟胺或去氧肾上腺素（新福林），禁用肾上腺素。

3. 发生震颤麻痹症状可用苯海索（安坦）或丙环定（开马君）。

4. 出现黄疸、剥脱性皮炎及粒细胞减少等应加用肾上腺皮质激素治疗。

五、三环类抗抑郁药物中毒

长　期　医　嘱		临　时　医　嘱
内科护理常规		申请气液色谱检测血浆药物浓度（严重中毒常＞1000ng/ml）
一级护理		
流质饮食		洗胃❶
病重通知		血气分析
测血压、脉搏、呼吸　　q2h		肝功能、肾功能
10%GS　　1000ml	iv gtt qd	肾功能
5%GNS　　1000ml		血钾、钠、氯测定
维生素 C　3.0g		心电图❷
10%氯化钾　　30ml		5%碳酸氢钠　　100ml iv st!
		10%GS　　20ml ⎫ iv st!（慢）❸
		毒扁豆碱　2mg ⎭
		血液灌流活性炭吸收治疗（重症）❹

❶ 用 0.2%～0.5%活性炭洗胃，洗毕由胃管内注入 15～20g 硫酸钠水溶液。

❷ 本类药可引起心肌内传导速度减慢，表现为 QRS 增宽，血药浓度＞1000ng/ml 者，QRS 至少约 100ms，血药浓度逐步降低，QRS 也逐步恢复正常。

❸ 毒扁豆碱可拮抗本类药的抗胆碱能效应并有利于防治心律失常，首次用药后不见好转可隔 20min 左右重复用。神志好转后每 0.5～1h 给 1～4mg 维持。

❹ 本类药透析治疗效果不佳。

注：1. 本类药物有丙米嗪、阿米替林、多虑平等。

2. 有休克者除扩容外选用多巴胺静滴（每分钟 3～5μg/kg），禁用间接作用的交感胺（如间羟胺、美芬丁胺等）。

六、对乙酰氨基酚中毒

长 期 医 嘱	临 时 医 嘱
内科护理常规	血常规
一级护理	肝功能、肾功能
流质饮食	血电解质测定
或 半流质饮食	出凝血时间及凝血酶原时间测定
病重通知	对乙酰氨基酚血药浓度监测
5%GNS　500ml 葡醛内酯　0.4g 维生素 C　3.0g　iv gtt qd 维生素 B$_1$　100mg 维生素 B$_6$　100mg 10%氯化钾　10ml	洗胃❶
	10%GS　250ml N-乙酰半胱氨酸　8.0g　iv gtt❷

❶ 大量清水洗胃，洗毕由胃管内注入 50g 活性炭混悬液。

❷ N-乙酰半胱氨酸是对乙酰氨基酚中毒的特效解毒剂，应尽早应用，超过 24h 则疗效较差。第一次剂量 140mg/kg，以后每 4h 70mg/kg，可用至 48h。用药过程中有条件的可监测对乙酰氨基酚血药浓度，直至降至 25mg/L 或以下。

七、苯丙胺中毒

长 期 医 嘱	临 时 医 嘱
内科护理常规	血钠、钾、氯及 CO$_2$ 结合力测定

续表

长 期 医 嘱	临 时 医 嘱
一级护理	肝功能、肾功能
半流质饮食	心电图检查
病重通知	血肌酶谱
吸氧	洗胃❷
测血压、脉搏、呼吸 q1/2h	地西泮 10mg iv st！
氯化铵片 1.0～2.0g po tid❶	纳洛酮 0.8mg iv st！
5%GS 500ml 维生素 B₆ 100mg 维生素 B₁ 100mg } iv gtt qd 维生素 C 2.0g	血液透析治疗（必要时）

❶ 氯化铵片可酸化尿液，有利于苯丙胺的排泄。

❷ 用 1：5000 高锰酸钾液洗胃，洗毕由胃管注入活性炭混悬液，再予 50%硫酸镁 50ml。

注：血压下降、血压升高时均对症处理；高血压可用钙离子拮抗药；心动过速避免用 β 受体阻滞药。

八、阿托品、颠茄及莨菪碱中毒

长 期 医 嘱	临 时 医 嘱
内科护理常规	心电图
一级护理	血钾、钠、氯、CO_2 结合力测定
暂禁食	乙酰甲胆碱试验❶
病危通知 或 病重通知	洗胃❷
	毛果芸香碱 5～10mg ih❸
新斯的明 10mg po tid	或 毒扁豆碱 1～2mg ih❸
10%GS 500ml 三磷腺苷 40mg 细胞色素 C 30mg } iv gtt qd 辅酶 A 100U 地塞米松 10mg	地西泮 10mg im st❹
	物理降温
	导尿（尿潴留）

❶ 乙酰甲胆碱试验：皮下注射本品 3～10mg，如不出现唾液增多、流泪、出汗、胃肠蠕动亢进等，提示阿托品中毒。

❷ 用 1：5000 高锰酸钾液或 3%～5% 鞣酸溶液洗胃，洗毕由胃管内注入 20g 硫酸镁溶液（经口中毒者）。洗胃困难者，可皮下注射阿扑吗啡 5mg 以催吐。

❸ 严重中毒者予毛果芸香碱，5～15min 1 次，中度中毒者每6h 1 次，直至瞳孔缩小、口腔黏膜湿润及症状减轻为止。毒扁豆碱：根据病情每 15～30min 或 1～2h 1 次。在治疗有机磷农药中毒时引起的阿托品中毒不能用毒扁豆碱、新斯的明等抗胆碱酯酶药，只能用毛果芸香碱。

❹ 对狂躁不安或惊厥者，采用快速短效镇静药，禁用吗啡及长效巴比妥类药物，以免与阿托品类中毒后期的抑制作用相加而增加呼吸中枢的抑制作用。

九、有机磷农药中毒

长 期 医 嘱	临 时 医 嘱
内科护理常规	全血胆碱酯酶活性测定
一级护理	血气分析
暂禁食 24h(中度以上中毒)	肝功能、肾功能
病危通知	血钾、钠、氯测定
或 病重通知	心电图检查
测血压、脉搏、呼吸　q1/2h	清洗皮表
吸氧	或 反复洗胃❶
记 24h 出入量	5% 碳酸氢钠　100ml iv st!
	5%GNS　500ml ⎫
	10%GS　500ml ⎬ iv gtt
	10%氯化钾　20ml ⎭
	特效解毒药❷

❶ 皮肤清洗先用肥皂水，然后用清水冲洗（均为淋浴式），洗胃提倡用 2% 碳酸氢钠，但敌百虫例外。高锰酸钾液忌用于硫代磷酸酯类，难于肯定或毒物不明者，用 1% 食用盐水而不用清水；自

喝引吐物洗胃仅用于现场急救，仅限于神志清楚者，其后仍应插胃管洗胃；插胃管确有困难，且病情紧急者可考虑剖腹胃造口洗胃。洗毕由胃管注入通用吸收解毒剂 20g（经口中毒）。

❷ 特效解毒药中，复能剂仅可选用一种，抗胆碱药先选用阿托品，其后可与中枢作用较强的东莨菪碱交替使用或同时使用，同时使用时每种剂量宜相应减少；特效解毒药使用中应随时观察调整。常用特效解毒药剂及其剂量见表 10-1。

表 10-1　有机磷中毒常用特效解毒药及其剂量

药名	用药阶段	轻度中毒	中度中毒		严重中毒	
			经皮	经口	经皮	经口
阿托品	开始	1~2mg 皮下注射或肌注，每1~2h 1次	2~4mg 静注后每半小时静注1~2mg	3~5mg 静注后每半小时静注2~3mg	4~6mg 静注后，3~5mg静注，每15~30min 1次	5~10mg 静注后，4~8mg静注，每5~10min 1次
阿托品	阿托品化后	0.5~1mg 皮下注射或肌注，每4~6h 1次	1~2mg 静注或肌注，每2~4h 1次	1.5~3mg 静注，每2~3h 1次	2~4mg 静注，每1~2h 1次	3~5mg 静注，1/2~1h 1次
东莨菪碱	开始	—	0.6~1.2mg 静注后，0.3~0.6mg静注或肌注，每半小时1次	0.9~1.5mg 静注后，0.6~0.9mg静注，每半小时1次	1.2~1.8mg静注后，0.6~1.5mg静注，每15~30min 1次	1.5~3.0mg静注后，1.2~2.4mg静注，每10min 1次
东莨菪碱	东莨菪碱化后	—	0.3~0.6mg 静注或肌注，每2~4h 1次	0.3~0.9mg 静注，每2~3h 1次	0.3~1.2mg静注，每1~2h 1次	0.6~1.5mg静注，每1/2~1h 1次
氯磷定	首剂	0.25~0.5g 肌注	0.75~1.0g 肌注或静注（应稀释后缓注）		1.0~1.25g 稀释后缓慢静注	
氯磷定	以后	必要时2h后重复首剂肌注1次	2~3h后重复肌注或静滴0.25~0.75g，共2~3次，或每小时静滴0.25g，共4~6h		0.5h后再肌注或静滴0.75~1.0g，其后每2h重复1次，共2~3次。亦可于首剂后静注，每小时0.25g至少6h，明显好转后减量或停药	
解磷定		按解磷定1.53g约等于氯磷定1g换算剂量用药，仅供静脉稀释后缓注或滴注，不能用于肌注				

续表

药名	用药阶段	轻度中毒	中度中毒		严重中毒	
			经皮	经口	经皮	经口
双复磷	首剂	0.12～0.25g 肌注	0.5g 肌注或稀释后缓慢静注		0.5～0.75g 稀释后缓慢静注	
	以后	必要时2～3h后重复首剂肌注1次	每2～3h 重复肌注或静滴 0.25～0.5g，共2～3次		0.5h 后肌注或静滴 0.5g，以后每2～3h 给 0.25g，明显好转后减量或停药	

注：1. 应重视对症治疗及综合治疗，严重病例可用肾上腺皮质激素防治脑水肿、中毒性心肌病，帮助度过应激期。

2. 胆碱酯酶活性降低，经解毒治疗临床改善不明显者，可采用换血疗法，血透疗效差，血液灌流活性炭吸收的疗效目前也不肯定。

3. 恢复期"反跳"病例重点应注意再吸收（再度用解毒治疗），并发中间综合征或 ARDS（重点转至用人工机械通气、皮质激素和改善肺循环等综合治疗）及中毒性心肌病 Q-T 间期延长伴扭转型室速（用异丙肾上腺素、钾镁盐和右心室临时起搏急救，禁用 β 受体阻滞药，凡有此趋势者均需做心电监护）。

4. 纠正酸中毒可增强抗胆碱药的疗效，首剂使用后根据化验结果再补充使用。

5. 肌注地西泮 5～10mg（注意呼吸抑制的不利影响）和用可乐定 15～30mg，每天2次，对解毒治疗有协同作用，并有助于防止中间综合征及心血管并发症。

十、有机氯农药中毒

长 期 医 嘱	临 时 医 嘱
内科护理常规	肝功能、肾功能
一级护理	血钾、钠、氯、CO_2 结合力测定
流质饮食	心电图
或 半流质饮食	血常规
病重通知	洗胃 ❶
吸氧（必要时）	25%GS　20ml
苯巴比妥钠　0.1g im bid	呋塞米　20mg ｝iv

续表

长 期 医 嘱	临 时 医 嘱
10％GS　500ml 辅酶A　100U　iv gtt qd 三磷腺苷　40mg	
5％GNS　500ml 维生素C　2.0g 维生素B₁　100mg　iv gtt qd 维生素B₆　100mg	

❶ 2％碳酸氢钠洗胃，洗毕由胃管内注入20g硫酸镁。

注：1. 本类农药常见的有八八九、林丹、氯丹、艾氏剂、狄氏剂、毒杀芬等。

2. 本类农药易致反复癫痫样大发作，发作时用异戊巴比妥（0.5g稀释至50ml）或硫喷妥钠（2.5％ 10～20ml）静脉缓慢注射，边推注边观察，痉止即停注。本类农药中毒者对巴比妥类有较大的耐受性，此外，止痉尚可选用10％水合氯醛20ml灌肠或地西泮10mg缓慢静注，但均需注意其对呼吸的不利影响，尤其老年及儿童应谨慎。

3. 反复抽搐常导致体温升高，除物理降温外，尚可用冬眠药物治疗，但禁用吗啡类药物。

4. 本类药可致心脏β受体过敏，急救时忌用肾上腺素。

5. 一般不用阿托品，有心律失常及呼吸抑制做对症处理。

十一、氨基甲酸酯类农药中毒

长 期 医 嘱	临 时 医 嘱
内科护理常规 一级护理	红细胞（或全血）胆碱酯酶活力测定
流质饮食 　或 半流质饮食	心电图 洗胃＋导泻❶
病重通知	阿托品　肌注或静注（剂量见表10-2)❷

续表

长 期 医 嘱	临 时 医 嘱
5%GNS 500ml 维生素C 1.0g 辅酶A 100U iv gtt qd 三磷腺苷 40mg	

❶ 用肥皂水或2%碳酸氢钠清洗体表（经皮中毒）或用2%碳酸氢钠洗胃，然后注入50%硫酸钠50ml导泻（经口中毒）。

❷ 氨基甲酸酯类农药中毒阿托品用法及剂量见表10-2。东莨菪碱对此类农药中毒的治疗效果可能优于阿托品，因其对腺体、睫状肌、虹膜括约肌上的M受体阻滞作用强于阿托品，且小剂量时可兴奋呼吸中枢，防止呼吸衰竭，而大剂量时具有明显的催眠作用，故不易导致惊厥，用法：0.01～0.05mg/kg，静注或肌注，每30min 1次，至症状缓解后减量维持治疗24h。

表 10-2 氨基甲酸酯类农药中毒阿托品用法及剂量

中毒程度	经皮中毒		经口中毒	
	单次用量/mg	重复用药间隔 时间/min	单次用量/mg	重复用药间隔 时间/min
轻度中毒	0.5～1	60	1～2	30
中度中毒	1～2	30～60	2～3	15～30
重度中毒	2～3	15～30	3～5	10～15

注：1. 本类农药有呋喃丹、西维因、叶蝉散、巴沙、混灭威、涕灭威、速灭威等。

2. 本类农药对红细胞中真性胆碱酯酶的亲和力较血清胆碱酯酶为大，被抑制酶可自动复能，肟类复能剂在体内可妨碍自动复能，故中毒者忌用复能剂。

3. 毒性较有机磷类轻，且持续时间短，阿托品使用剂量相对较小，一般无需阿托品化。

4. 禁用吗啡、新斯的明及苄噻嗪类药物。

十二、拟除虫菊酯类农药中毒

长 期 医 嘱	临 时 医 嘱
内科护理常规	心电图
一级护理	洗胃❷
流质饮食 　或 半流质饮食	灭菌 NS　10ml ┃ 硫代硫酸钠　1.0g ┃ iv st!
病重通知	地西泮(安定)　5～10mg im st!❸
吸氧(必要时)	阿托品　0.5～1.0mg ih 或 im❹
10%GS　500ml ┃ iv gtt 复方丹参注射液　20ml ┃ qd❶ 　或 葛根素　300mg ┃ iv gtt qd 　　　10%GS　500ml ┃	血液灌流活性炭吸收治疗(重症)
5%GNS　500ml 维生素 B₆　100mg 维生素 C　1.0g ┃ iv gtt qd 辅酶 A　100U 三磷腺苷　40mg	

❶ 我国研究发现中药丹参及葛根素有协助解毒功效；葛根素是有效的 β 受体阻滞药，有扩张冠状血管及脑血管、抗心律失常作用。

❷ 用 2%碳酸氢钠洗胃，洗净后由胃管注入硫酸镁 20g（经口中毒）。

❸ 本类农药中毒易引起全身肌肉痉挛抽搐，可用地西泮、舒筋灵、美酚生或巴比妥类择其一防治。

❹ 流涎是此类农药中毒最早出现的症状之一，可用阿托品 0.5～1mg 皮下或肌注做对症治疗，切不可过量，以免加重抽搐，亦不宜阿托品化。

注：本类农药有溴氰菊酯（商品农药敌杀死即 2.5%的溴氰菊酯）、速灭菊酯、三氯苯醚菊酯、中西菊酯、氯氰菊酯等。

十三、杀虫脒中毒

长 期 医 嘱	临 时 医 嘱
内科护理常规	血单胺氧化酶测定
一级护理	血高铁血红蛋白测定
流质饮食	血或尿 4-氯邻甲苯胺测定
病重通知	肝功能、肾功能
吸氧	血钠、钾、氯、CO_2 结合力测定
呋喃妥因　0.1g po tid	心电图❷
安络血　5mg po tid❶	洗胃❸
10%GS　500ml 50%GS　60ml 维生素 C　3.0g 辅酶 A　100U ｝iv gtt qd	5%碳酸氢钠　100ml iv❹
	50%GS　40ml 1%亚甲蓝注射液 　5~10ml ｝iv st! （慢，>10~ 15min)❺

❶ 出血性膀胱炎选用安络血。

❷ 发现 Q-T 间期延长者应做心电监护，并补充枸橼酸钾镁盐。

❸ 用肥皂水清洗皮肤（经皮中毒）或用 1%~2%碳酸氢钠洗胃，洗毕由胃管中注入 50%硫酸钠 25g（经口中毒）。

❹ 在输液和利尿的同时用碳酸氢钠碱化尿液，严重中毒血压下降者可用较大剂量碳酸氢钠液静脉推注或滴注。

❺ 必要时亚甲蓝可于 2h 后重复半量使用，每次量不宜超过 200mg，24h 总量不超过 600mg，青紫消失即停药。

十四、杀鼠剂中毒

(一) 敌鼠中毒

长 期 医 嘱	临 时 医 嘱
内科护理常规	血小板计数
一级护理	出血、凝血时间测定
半流质饮食	凝血酶原时间测定
维生素 C　0.2g po tid	压脉带瘀点试验

续表

长 期 医 嘱		临 时 医 嘱
5%GNS 1000ml 维生素 C 3.0g 维生素 K₁ 50mg 地塞米松 20mg	iv gtt qd	洗胃❶

❶ 用 0.2%～0.5%活性炭混悬液洗胃，洗毕由胃管注入硫酸钠 15g。

注：1. 本类农药包括敌鼠、敌鼠钠盐、氯鼠酮、杀鼠灵、克灭鼠等。

2. 本类药可干扰肝脏对维生素 K₁ 的利用，从而降低血液的凝固性，维生素 K₁ 为特效解毒药，轻症患者可用 10～20mg，肌注，每天 2～3 次，每天总量可用至 300mg，严重病例，出血多者可予输血。

（二）磷化锌中毒

长 期 医 嘱		临 时 医 嘱
内科护理常规		血电解质测定
一级护理		尿常规
流质饮食		肝功能、肾功能
吸氧（必要时）		洗胃＋导泻❶
5%GNS 1000ml 维生素 C 3.0g 三磷腺苷 40mg 辅酶 A 100U	iv gtt qd	

❶ 用 0.2%硫酸铜溶液反复洗胃（每次 300～500ml），至洗出液无蒜臭味为止，后用 3%过氧化氢溶液或 1：5000 高锰酸钾溶液洗胃，再注入液体石蜡 100～200ml 及硫酸钠 30g 导泻。禁用硫酸镁或蓖麻油类导泻，因为前者与氯化锌作用生成卤碱而加重毒性，后者可溶解磷而加速吸收；亦不宜用蛋清、牛奶、动植物油类。

十五、刺激性气体中毒

长 期 医 嘱	临 时 医 嘱
内科护理常规	血电解质
一级护理	胸部 X 线片
半流质饮食	心电图检查
或 普通饮食	
病重通知	
吸氧	
盐酸氨溴索片　60mg po tid	
NS　2.0ml 地塞米松　2.0mg　　in hal qd 0.5%异丙肾上腺素　1.0ml	
10%GS　500ml 维生素 C　2.0g 三磷腺苷　40mg　iv gtt qd 辅酶 A　100U 地塞米松　10mg	

十六、一氧化碳中毒

长 期 医 嘱	临 时 医 嘱
内科护理常规	血碳氧血红蛋白定性测定
一级护理	或 分光镜吸收光谱测定
流质饮食	心电图检查
或 半流质饮食	眼底检查
病重通知	申请高压氧治疗
或 病危通知	或 光量子血疗
高流量吸氧(8～10L/min)	细胞色素 C(皮试)
维生素 C　0.2g po tid	50%GS　60ml
维生素 B₁　20mg po tid	维生素 C　0.5g　　iv st!

续表

长 期 医 嘱	临 时 医 嘱
维生素 B₆　20mg po tid	
20%甘露醇　125ml iv gtt q6～8h	
5%GNS　500ml 细胞色素 C　30mg 辅酶 A　100U　iv gtt qd 三磷腺苷　40mg 10%氯化钾　10ml	
5%GS　500ml 地塞米松　20mg　iv gtt qd	

注：1. 治疗一氧化碳中毒的重点是纠正缺氧和防治脑水肿。

2. 深昏迷有窒息可能者早期做气管插管或气管切开，清除分泌物，必要时行人工机械通气。

3. 烦躁、抽搐者用镇静止痉药治疗。

4. 人工冬眠的适应证：昏迷时间在10～20h以上，已经吸氧6～8h仍未见苏醒及好转者；肛温39℃以上者；呼吸超过30次/min或有呼吸衰竭表现者；频繁抽搐或严重烦躁不安者；视网膜呈显著水肿者。

十七、急性硫化氢中毒

长 期 医 嘱	临 时 医 嘱
内科护理常规	血分光镜吸收光谱鉴定硫化血红蛋白
一级护理	
流质饮食 　或 半流质饮食	胸部 X 线片
	心电图检查
病危通知 　或 病重通知	细胞色素 C（皮试）
	10%GS　40ml 细胞色素 C　15～30mg　iv
吸氧	
测血压、脉搏、呼吸　q1h	50%GS　60ml 维生素 C　500mg　iv

续表

长 期 医 嘱	临 时 医 嘱
10%GS　1000ml 维生素 C　2.0g 维生素 B_1　100mg 维生素 B_6　100mg 三磷腺苷　80mg 辅酶 A　200U ⎫⎬⎭ iv gtt qd	
尼可刹米　0.375g im q6～8h❶	
洛贝林　3.0mg im❷	

❶ 与洛贝林交替使用。

❷ 不用于有抽搐者。

注：1. 本中毒主要为对症、综合治疗，用亚甲蓝弊多利少。

2. 较长时间昏迷抑制者可用胞二磷胆碱、乙胺硫脲（克脑迷）或甘油磷酸钠。

3. 躁动不安、高热昏迷者，可采用亚冬眠或冬眠疗法。

4. 及时防治中毒性肺水肿、脑水肿。

5. 呼吸停止者立即行人工呼吸或插管人工机械通气。

6. 眼部受害者用温开水或 2%碳酸氢钠溶液冲洗，继之用 4%硼酸水洗眼，再用抗生素滴眼药液、眼膏，并可用可的松眼药液。

十八、甲醇中毒

长 期 医 嘱	临 时 医 嘱
内科护理常规 一级护理	取胃内容物、残余毒物、血或尿液做毒物分析测定（甲醇、甲酸）
高蛋白及高糖流质饮食 　或 半流质饮食	血酮体测定
	尿酮体测定
病危通知 　或 病重通知	血电解质（钠、钾、氯）测定
	血 CO_2 结合力、pH 测定
双眼戴眼罩避光	眼底检查

续表

长 期 医 嘱	临 时 医 嘱
亚甲蓝 0.1g po tid	心电图检查
碳酸氢钠 2.0g po qid❶	胸部 CT 检查
10%GS 500ml 维生素 B₁ 100mg iv gtt qd 维生素 B₆ 100mg 地塞米松 20mg	洗胃＋导泻❷
	5%碳酸氢钠 250ml iv gtt（快）st!
	5%GS 500ml iv gtt❸ 95%医用乙醇 50ml
	血液透析（必要时）❹

❶ 早期应用碱性药物有肯定疗效，初次用药后再按化验结果计算，补足碳酸氢钠，直至血 pH 恢复正常。

❷ 用 1%～3%碳酸氢钠溶液洗胃，后予硫酸钠 15g 导泻（经口中毒者）。

❸ 乙醇可帮助甲醇解毒，加速其排泄，具体用法有两种。

a. 95%医用乙醇 1ml/kg 稀释于 5%葡萄糖或生理盐水中，配成约 10%的乙醇溶液，30min 内滴完，然后再按 0.166ml/kg 同样稀释后维持。

b. 口服 50%医用乙醇 1.5ml/kg（配成 5%溶液），以后每 2h 按 0.5～1ml/kg 维持，务必使血中甲醇浓度降至 0.5g/L 以下，停止使用乙醇后不再发生酸中毒为止，一般需 4～7d 或更长，也可口服白酒 30ml，以后每 4h 半量口服。但有明显抑制剂不宜用此疗法。

❹ 甲醇血浓度大于 50mg/dl 者，应尽早做血液透析治疗。

注：目前国内经验不多。

十九、急性酒精中毒

长 期 医 嘱	临 时 医 嘱
内科护理常规	抽血测乙醇浓度（重症）
一级护理	洗胃❶
流质饮食	25%GS 20ml iv st! 纳洛酮 0.4～0.8mg
病重通知（重症）	

续表

长 期 医 嘱	临 时 医 嘱
测血压、脉搏、呼吸　q1/2h(必要时)	苯甲酸钠咖啡因　0.25～0.5g im st!
吸氧(必要时)	
10%GS　500ml 50%GS　60ml 普通胰岛素　10U 维生素 B₁　100mg 维生素 B₆　100mg 烟酸　100mg　iv gtt qd	或 利他林　10～20mg im st!

❶ 1%碳酸氢钠或 0.5%活性炭混悬液洗胃（2h 内中毒者）。

注：1. 轻症无须特殊处理，予静卧、保暖及给浓茶、咖啡即可。

2. 伴有意识障碍者不宜催吐和自喝引吐物洗胃，以免误吸。

3. 昏迷时间较长者用抗生素防治感染。

4. 过度烦躁不安、休克、脑水肿和呼吸抑制者做对症处理。

5. 禁用阿扑吗啡、吗啡及巴比妥类药物。

二十、汽油中毒

长 期 医 嘱	临 时 医 嘱
内科护理常规	肝肾功能
一级护理	血钠、钾、氯及 CO₂ 结合力测定
流质饮食 　或 半流质饮食	胸部 X 线片(吸入中毒者)
病重	洗胃＋导泻❶
测血压、脉搏、呼吸　q1/2h	
吸氧	
10%GS　500ml 三磷腺苷　40mg 辅酶 A　100U 葡醛内酯　0.5g　iv gtt qd	

续表

长 期 医 嘱		临 时 医 嘱
5%GNS　500ml		
地塞米松　10mg		
维生素C　2.0g	iv gtt qd	
维生素B₁　100mg		
维生素B₆　100mg		

❶ 植物油或液状石蜡 200ml 先饮入或经胃管注入，后以牛奶或温盐水洗胃，洗毕由胃管注入通用吸收解毒剂及硫酸镁各 20g（经口中毒入量大且短时间内就诊者）。

注：1. 本中毒有吸入、经口两种，主要损害中枢神经系统，尤其是大脑皮质，早期抑制功能失常，后期发生麻醉作用，并可引起吸入性肺炎。

2. 急救治疗中禁用肾上腺素及中枢抑制药。

二十一、苯中毒

长 期 医 嘱		临 时 医 嘱
内科护理常规		申请气相色谱测定呼出气
一级护理		或 血液中的苯浓度
半流质饮食		尿酚测定
病重通知		血小板计数
测血压、脉搏、呼吸　q1/2h		肝功能、肾功能
吸氧		血钠、钾、氯及 CO_2 结合力测定
普萘洛尔　10mg po qid		胸部 X 线片
10%GS　500ml		心电图检查
维生素B₁　100mg		细胞色素 C 皮试
维生素B₆　100mg	iv gtt qd❶	洗胃＋导泻❷
维生素C　2.0g		高压氧舱治疗❸
葡醛内酯　0.4g		尼可刹米　0.375g im(必要时)

续表

长 期 医 嘱		临 时 医 嘱
10%GS 500ml 细胞色素C 30mg 三磷腺苷 40mg 辅酶A 100U	iv gtt qd	

❶ 葡萄糖醛酸可与体内苯的代谢产物酚类结合，生成苯基葡萄糖醛酸酯而起解毒作用。

❷ 用0.5%活性炭或2%碳酸氢钠洗胃，随后注入硫酸钠30g导泻（口服中毒者）。

❸ 高压氧舱治疗一方面可改善缺氧状态，另一方面可加速苯从呼吸道排出。

注：1. 因血压下降或休克者急救时禁用肾上腺素，因可致心室颤动。

2. 注意防治脑水肿，有明显中毒性心肌损害及中毒性脑水肿者均可使用皮质激素。

3. 谵妄、抽搐者用镇静止痉药治疗，但忌用吗啡或其他具有较强烈抑制呼吸中枢作用的药物。

4. 避免使用损害造血系统的药物。

5. 眼损害者，以清水冲洗，滴四环素眼液，涂可的松眼膏。

二十二、二硫化碳中毒

长 期 医 嘱	临 时 医 嘱
内科护理常规	血钠、钾、氯及 CO_2 结合力测定
一级护理	血肌酶谱
半流质饮食	肝功能、肾功能
或 流质饮食	脑电图
病重	心电图
吸氧	肌电图
测血压、脉搏、呼吸 q1/2h	申请高压氧舱治疗❶

续表

长 期 医 嘱	临 时 医 嘱
10%GS　500ml 维生素 C　2.0g 维生素 B_1　100mg　iv gtt qd 维生素 B_6　100mg 10%氯化钾　10ml	20%甘露醇　25ml iv gtt（30min 内滴完）st！
5%GNS　500ml 三磷腺苷　40mg 辅酶 A　100U　iv gtt qd 葡醛内酯　0.5g 地塞米松　10mg	

❶ 高压氧舱治疗最好在早期即 4～6h 内进行，每天 1 次，效果较好。

注：治疗原则主要为促进脑代谢、营养心肌、保肝等对症治疗。

二十三、急性铅中毒

长 期 医 嘱	临 时 医 嘱
内科护理常规	血铅或尿铅测定
一级护理	肝功能、肾功能
半流质饮食	血钠、钾、氯及 CO_2 结合力测定
乳酸钙　2.0g po tid 　或 10%葡萄糖酸钙　10ml iv 　　bid～tid	洗胃＋导泻❷
	阿托品　0.5～1mg im
10%GS　500ml 维生素 B_1　100mg 三磷腺苷　40mg　iv gtt qd 辅酶 A　100U 葡醛内酯　0.5g	
5%GS　250ml 依地酸二钠钙　1.0g　iv gtt qd❶	

❶ 依地酸二钠钙为目前驱铅治疗的首选药物，连续 3 天为 1 个疗程，停药 4 天后再给 1 个疗程，一般用药 2～4 个疗程。

❷ 1%硫酸钠（或硫酸镁）溶液洗胃，洗毕由胃管中再注入硫酸镁 20g（经口中毒者）。

注：应注意防治脑水肿、急性肾功能衰竭、中毒性肝病、周围神经炎及贫血。

二十四、急性汞中毒

长 期 医 嘱	临 时 医 嘱
内科护理常规	血汞或尿汞测定
一级护理	肝功能、肾功能
流质饮食（牛奶、蛋清）	血钠、钾、氯及 CO_2 结合力测定
病危通知	心电图
或 病重通知	洗胃＋导泻❶
测血压、脉搏、呼吸　q1/2h	早期给服磷酸钠及醋酸钠混合
记 24h 出入量	剂（适用于服升汞者）❷
5%GNS　500ml	5%二巯丙磺钠　3.0ml im st!❸
10%GS　500ml	
维生素 B₁　100mg　iv gtt qd	
维生素 B₆　100mg	
维生素 C　2.0g	

❶ 灌服牛奶蛋清或豆浆，再给活性炭 20g 混悬液，随后予 2%碳酸氢钠洗出，再予 50%硫酸钠 40ml 导泻（经口中毒）。若服毒时间较长，或消化道症状剧烈，或呕吐物有咖啡色或血性液体，洗胃应取慎重态度，以免导致胃穿孔，此时宜多次口服牛奶、鸡蛋清，每次 300～500ml，蛋白质既能保护胃黏膜，又能与汞结合阻止汞的吸收。

❷ 磷酸钠及醋酸钠混合剂的配制法：磷酸钠 1～2g 加醋酸钠 1g 溶于半杯温水中，分 4～6 次服。磷酸钠 0.325～0.65g 加醋酸钠 0.324g 可与 0.06g 汞起作用，将升汞还原成毒性低的甘汞。

❸ 急性中毒时的首次剂量为 5%溶液 2～3ml，肌注；以后每 4～6h 1 次，每次 1～2.5ml；1～2 天后，每天 1 次，每次 2.5ml，

一般治疗 1 周左右，必要时可在 1 个月后再行驱汞。

注：1. 急性与亚急性汞中毒驱汞不可过分积极，以免加重肾功能。

2. 积极防治急性汞中毒性肾功能衰竭是抢救本中毒的关键之一。

3. 注意防治汞中毒性皮炎、口腔炎及神经、循环和呼吸（吸入中毒）系统损害。

二十五、急性锰中毒

长 期 医 嘱	临 时 医 嘱
内科护理常规	肝功能、肾功能
一级护理	血钠、钾、氯及 CO_2 结合力测定
流质饮食	粪常规＋隐血试验
硫糖铝　1.0g po qid	洗胃❶
10％GS　500ml 维生素 B_1　100mg 维生素 B_6　100mg　iv gtt qd 三磷腺苷　40mg 维生素 C　2.0g 辅酶 A　100U	

❶ 清水反复洗胃，灌服大量稀释的维生素 C 溶液，口服牛奶、蛋清或豆浆米汤（经口中毒者）。维生素 C 是特效拮抗剂。

注：1. 急性锰中毒常见于口服浓度高于 1％高锰酸钾溶液，浓度为 3％～5％时可发生胃肠道黏膜坏死，5～19g 锰可致命，亦可发生在通风不良条件下行电焊时。

2. 急性锰中毒的驱锰治疗可用依地酸二钠钙，参考"急性铅中毒"。

二十六、急性砷中毒

长 期 医 嘱	临 时 医 嘱
内科护理常规	尿砷或发砷测定
一级护理	肝功能、肾功能

续表

长 期 医 嘱		临 时 医 嘱	
流质饮食(牛奶、蛋清水)		血钠、钾、氯及 CO_2 结合力测定	
病重通知		肝、脾 B 超	
测血压、脉搏、呼吸　q1h		血常规	
记 24h 出入量		心电图检查	
10%GS　500ml	iv gtt qd	洗胃＋导泻❶	
三磷腺苷　40mg		5%二巯丙磺钠　5ml im st!❷	
辅酶 A　100U		25%GS　20ml	iv st!❸
10%氯化钾　10ml		10%葡萄糖酸钙　10ml	
5%GNS　500ml	iv gtt qd		
维生素 B₁　100mg			
维生素 B₆　100mg			
维生素 C　3.0g			

❶ 用温水或 1%碳酸氢钠溶液洗胃后，口服新配制的氢氧化铁解毒剂，每 5～10min 一匙，直至呕吐停止，再予 50%硫酸镁 30ml 导泻。解毒剂配制：12%硫酸亚铁溶液与 20%氧化镁混悬液，两者分别保存，临用时等量混合摇匀。

❷ 5%二巯丙磺钠第 1 天 3～4 次，第 2 天 2～3 次，第 3～7 天 1～2 次，共 7 天为 1 个疗程。

❸ 用于肌肉痛性痉挛者。

注：1. 注意纠正水、电解质失衡，休克时补足血容量和使用血管活性药物。

2. 保护心肌和肝脏，发生中毒性心肌病或急性期后发生剥脱性皮炎者使用皮质激素。

二十七、毒蛇咬伤中毒

长 期 医 嘱	临 时 医 嘱
内科护理常规	肝肾功能
一级护理	出血、凝血时间及凝血酶原时

续表

长 期 医 嘱	临 时 医 嘱
流质饮食 或 半流质饮食	间测定
	尿隐血试验及血红蛋白检查
病危通知	尿常规
测血压、脉搏、呼吸 q1/2h	血钠、钾、氯及 CO_2 结合力测定
记 24h 出入量	心电图检查
抗蛇毒中草药 po 1~2 剂/d❶	抗蛇毒血清及破伤风抗毒素
抗蛇毒蛇药 10 片 po q4~6h❶	（皮试）
灭菌 NS 20ml ⎫ iv q2~3h❷ 抗蛇毒血清 10ml ⎬（于注射地 ⎭塞米松后）	破伤风抗毒素 1500~3000U ih 或 im
氯苯那敏 4mg po tid	5%GS 20ml ⎫ iv 地塞米松 5.0mg ⎭
5%GNS 500ml ⎫ 三磷腺苷 40mg ⎪ 辅酶 A 100U ⎬ iv gtt qd 地塞米松 20mg ⎭	人工机械通气（必要时）
异丙嗪 25mg im qd❸ 续 10%GS 500ml ⎫ 维生素 C 3.0g ⎪ 正规胰岛素 8U ⎬ iv gtt qd 10%氯化钾 10ml ⎭	
右旋糖酐-40 500ml iv gtt qd	

❶ 抗蛇毒药片有上海蛇药片、南通蛇药片、群生蛇药片和广东蛇药片，可根据情况选用，首剂可以加倍，严重病例尚可使用这些抗蛇毒药的注射剂。伤口周围敷中草药及蛇毒片。

❷ 如咬伤在 2h 内，可于伤口周围注射抗蛇毒血清约 5ml，同时口服氯苯那敏。抗蛇毒血清有单价和多价两类，若已弄清蛇毒种类，则针对性使用单价者为好，注射至病情稳定，局部肿胀停止发展为止。

❸ 先肌注异丙嗪，后用胰岛素酶和 2%普鲁卡因于创口近心端

做环套式封闭。

注：1. 蛇咬伤的院外处理

（1）在无医疗条件时，用火柴烧灼伤口，以破坏蛇毒，此法必须在蛇伤后数分钟内进行。

（2）立即于创口近心端肢体上方 2～3cm 处用止血带、软布等缚扎，以阻断静脉和淋巴液回流为度，尽可能于咬伤后 2～5min 内进行，每 20min 放松 1～2min，至伤口彻底处理后解除，一般不超过 2h 为宜。

（3）用 1：2000 高锰酸钾液、3％过氧化氢、5％鞣酸液或茶水洗创口。

（4）负压吸引排毒。

（5）以咬伤牙痕为中心做十字形切开，进一步清创排毒，再次用负压吸引排毒，并予挤压，湿敷。

（6）肢体冷敷，用冰块及喷用氯乙烷降温使血管收缩减少吸收。

（7）咬伤已超过 24h 者，可于肿胀处下端每隔 3.5～6.5cm 用消毒三棱针刺入 2cm 拔出，然后使下肢下垂，并予挤压，此类病例不再用通常排毒法。

2. 注意防治休克、心力衰竭、急性肾功能衰竭和急性呼吸衰竭，肌肉瘫痪者可用新斯的明治疗，每次 0.5～1mg，皮下或肌内注射。

二十八、河豚毒素中毒

长期医嘱	临时医嘱
神经内科护理常规	肝肾功能
一级护理	血钠、钾、氯及 CO_2 结合力测定
流质饮食	心电图检查
病危通知	洗胃＋导泻❸
测血压、脉搏、呼吸　q1/2h	插管人工机械通气（必要时）
吸氧	呋塞米　20mg iv st！
L-半胱氨酸　0.2g im bid❶	士的宁　2mg im 或 H qd❹
东莨菪碱　0.3～0.6mg❷ ｜iv q1/2～ 阿托品　0.5～2.0mg ｜1h 交替	

续表

长 期 医 嘱	临 时 医 嘱
10%GS 500ml 三磷腺苷 40mg 辅酶 A 100U iv gtt qd 地塞米松 20mg	
10%GS 500ml 维生素 C 2.0g 维生素 B₁ 100mg iv gtt qd 维生素 B₆ 100mg	

❶ L-半胱氨酸有可能改变河豚毒素的分子结构，帮助解毒。

❷ 抗胆碱药物有一定的抗毒素作用，用药至阿托品化，呼吸正常稳定。

❸ 用 5％碳酸氢钠洗胃，洗毕由胃管注入通用吸收解毒剂及硫酸钠 20～30g。

❹ 用于已发生肌肉麻痹者。同时予维生素 B₁、维生素 B₆。

注：发生休克及心律失常时，及时对症处理。

二十九、木薯中毒

长 期 医 嘱	临 时 医 嘱
内科护理常规	尿液氰酸盐及硫氰酸盐检查
一级护理	血常规
流质饮食	血电解质
或 半流质饮食	肝肾功能
病危通知	洗胃＋导泻❶
或 病重通知	亚硝酸异戊酯 0.3～0.4ml 鼻腔吸入❷
吸氧	
测血压、脉搏、呼吸 q1/2h	25%GS 20ml 3％亚硝酸钠注射液 iv（慢）❸ 10～20ml

长 期 医 嘱		临 时 医 嘱
5%GNS　500ml		50%硫代硫酸钠　20~40ml iv❶
10%GS　500ml		细胞色素 C(皮试)
三磷腺苷　40mg	iv gtt qd	
辅酶 A　200U		
维生素 C　3.0g		
细胞色素 C　30mg		

❶ 用 10%硫代硫酸钠溶液或 1∶5000 高锰酸钾液或 3%过氧化氢溶液洗胃，再给硫酸亚铁溶液，每 10min 一匙。由于氰化物吸收极快，故可在应用解毒剂后再进行洗胃，忌用活性炭洗胃。

❷ 将亚硝酸异戊酯放在手帕中压碎，口鼻吸入 15s，间隔 2~3min 再吸 1 支，直至静脉注射亚硝酸钠为止，一般连续用 5~6 支。

❸ 注射亚硝酸钠时注意血压，一旦发现血压下降，立即停药。

❹ 必要时可在 1h 后重复注射半量或全量。

注：1. 木薯主要生长在南方，其水解后可释放出氢氰酸，生食不当可中毒。

2. 治疗亦可选用 2,4-二甲基苯酚，为高铁血红蛋白形成剂，轻度中毒可口服 1 片，较重者可用 10% 2,4-二甲基苯酚 2ml 肌注，重症者可在肌注此药同时，再以 50%硫代硫酸钠 20ml 静注，但应用本品后应严禁再用亚硝酸类药物。

三十、白果中毒

长 期 医 嘱	临 时 医 嘱
儿科护理常规	脑脊液常规及生化检查
一级护理	血钠、钾、氯及 CO_2 结合力测定
半流质饮食 　或 流质饮食	洗胃＋导泻❶
病重通知	
吸氧(必要时)	

续表

长 期 医 嘱	临 时 医 嘱
10%GS 500ml 维生素 B₁ 100mg 维生素 B₆ 100mg ｝iv gtt qd 维生素 C 2.0g 葡醛内酯 0.4g	

❶ 用1∶5000 高锰酸钾液洗胃，洗毕由胃管注入活性炭 5～10g 和硫酸镁。白果中毒主要见于儿童，故用药量需按儿童年龄和体重计算和校正。

注：1. 白果含毒成分为银杏酸和银杏酚，主要损害中枢神经系统，目前无特效治疗措施，及时止痉和防治中毒性脑病为急救的关键，止痉可选用 10%水合氯醛灌肠。

2. 民间验方：白果壳 60g 水煮服可帮助解毒。

三十一、夹竹桃中毒

长 期 医 嘱	临 时 医 嘱
内科护理常规	血钠、钾、氯及 CO_2 结合力测定
一级护理	肝功能、肾功能
半流质饮食 　或 流质饮食	心电图
	洗胃＋导泻❶
病重通知	
吸氧	
心电监测	
测血压、脉搏、呼吸　q1/2h	
10%GS 500ml 维生素 C 2.0g 维生素 B₁ 100mg ｝iv gtt qd 三磷腺苷 40mg 辅酶 A 100U	

❶ 用 0.2％～0.5％鞣酸洗胃，洗毕胃管内注入硫酸镁 20g 导泻。

注：1. 夹竹桃的主要成分为强心苷，主要表现为洋地黄中毒症状，常引起心律失常，视情况予氯化钾、苯妥英钠、阿托品、普萘洛尔、利多卡因等。

2. 呼吸衰竭者，应用呼吸兴奋药如尼可刹米、洛贝林、苯甲酸钠咖啡因（安钠咖），并交替使用。

3. 抽搐者，予地西泮 10mg 肌内注射，10％水合氯醛 10～20ml 灌肠。

4. 其他对症治疗，纠正电解质失衡。

三十二、毒蘑菇中毒

长 期 医 嘱	临 时 医 嘱
内科护理常规	所食毒蕈鉴定或残余毒物与胃
一级护理	内容物做毒性试验
流质饮食	血小板计数
或 半流质饮食	肝肾功能
病危通知	尿隐血试验及血红蛋白测定
或 病重通知	出血、凝血时间及凝血酶原时
吸氧（必要时）	间测定
肌苷口服液　10ml po tid	血型鉴定、血交叉试验及备血
或 肌苷片　0.4～0.8g po tid	血 3P 试验
阿托品　0.5～2.0mg im q6h（有	心电图检查
阿托品样症状者不用）❶	洗胃＋导泻❷
5％二巯丙磺钠　5.0ml im bid	金银花　60g 水煎服
5％GNS　　500ml 10％GS　　500ml 三磷腺苷　40mg 辅酶 A　200U　｜iv gtt qd 维生素 C　2.0g 葡醛内酯　0.5g 地塞米松　10mg	5％碳酸氢钠　100ml iv st!
	细胞色素 C（皮试）
	10％GS　40ml 细胞色素 C　15～30mg ｜iv st!❸
	抗蕈毒血清　40ml im（皮试）qd❹

❶ 毒蕈含多种毒素（毒蕈碱、毒蕈溶血素、毒肽、毒伞肽等），对有毒蕈碱样症状者，阿托品用至瞳孔散大、心率增快、病情好转后即可减量和延长间隔时间维持。

❷ 0.2%～0.5%活性炭混悬液或 1：（2000～5000）的高锰酸钾液洗胃，洗毕由胃管注入硫酸钠 20g。

❸ 细胞色素 C 与血清蛋白有较高的亲和力，从而可抑制 α 毒伞肽与蛋白的结合，加速毒素的清除。

❹ 用于绿帽蕈、白帽蕈等毒性很强的中毒患者，注前需做皮肤过敏试验。

注：1. 病者于吐泻后，常有一"假愈期"，其后出现内脏损害和严重神经症状，此期不能放松治疗。

2. 肝损害型病情严重者，应早期防治 DIC。

3. 溶血型病情严重者可予大剂量皮质激素和输新鲜血或做换血治疗。

4. 神经型症状严重者，早期防治中毒性脑水肿，及时控制抽搐与呼吸抑制。

三十三、亚硝酸盐中毒

长 期 医 嘱	临 时 医 嘱	
内科护理常规	血高铁血红蛋测定	
一级护理	或 分光镜吸收光谱鉴定高铁血红蛋白	
半流质饮食		
病重通知	心电图检查	
吸氧	细胞色素 C 皮试	
10%GS 500ml	洗胃＋导泻❶	
50%GS 60ml	50%GS 40ml	iv
维生素 B₁ 100mg　iv gtt qd	10%亚甲蓝 5～10ml	(慢)❷
维生素 C 2.0g		
细胞色素 C 30mg		

❶ 用 1：（2000～5000）高锰酸钾液洗胃，洗毕由胃管注入硫酸镁 20g。

❷ 10～15min 内缓慢静注，如症状仍不缓解，2h 后可重复一次。

注：1. 血压下降、心力衰竭、惊厥等均对症处理。

2. 严重病例可考虑输新鲜血。

3. 紧急情况缺乏抢救条件的可针刺水沟（人中）、涌泉、合谷、迎香、内关、足三里等穴位。

三十四、急性高原病

长 期 医 嘱	临 时 医 嘱
内科护理常规	血气分析
一级护理	眼科会诊查眼底
绝对卧床休息	胸部 X 线片
半流质饮食	心电图检查
病重通知 　或 病危通知	50%GS　40ml 氨茶碱　0.25g ｝iv（慢）
吸氧（必要时用高压氧）	申请光量子血疗（必要时）
二甲基硅油气雾剂　喷雾吸入 q4～6h	苯甲酸钠咖啡因　0.25～0.5g im❶
三溴合剂　10ml po tid	
氨茶碱　0.1g po tid	或 尼可刹米　0.375g im
呋塞米　20～40mg po tid	
10%GS　500ml 三磷腺苷　40mg 辅酶 A　100U 地塞米松　10mg ｝iv gtt qd	

❶ 用于高原肺水肿有呼吸抑制者，或与尼可刹米交替使用。

注：1. 急性高原病，包括急性高原反应、高原肺水肿及高原昏迷三型，前者予静卧、吸氧、镇静药及氨茶碱等治疗，可较快适应并好转，但应高度警惕加重转为后两型。

2. 有心力衰竭者用快作用的洋地黄毒毛花苷 K 或去乙酰毛花丙强心，因缺氧时易产生毒性作用，故剂量应适当减少，必要时可使用吗啡，但呼吸抑制者忌用。

3. 高原昏迷者应使用甘露醇和肾上腺糖皮质激素交替静滴及静注，以减轻脑水肿。尚可加用精氨酸 15～20g 与三磷腺苷联用，以促进钠离子向细胞外流和钾离子向细胞内流，必要时可使用人工冬眠疗法，以减少氧耗，保护脑细胞。

三十五、慢性高原病

长 期 医 嘱	临 时 医 嘱
内科护理常规	血小板计数
一级护理	血细胞比容测定
半卧位卧床休息	血气分析
半流质饮食 　或 普通饮食	胸部 X 线片
	出血、凝血时间及凝血酶原时间测定
吸氧	
测血压　qd	心电图检查
氨茶碱　0.1g po tid	申请光量子血治疗
维生素 B_1　20mg po tid	50%GS　40ml ⎤ iv(慢)
尼可刹米　0.375g im bid～qid	氨茶碱　0.25g ⎦
10%GS　100ml ⎤ iv gtt bid 3%过氧化氢　10ml ⎦	
10%GS　500ml ⎤ 维生素 C　1.0g ⎪ 辅酶 A　100U ⎬ iv gtt qd 三磷腺苷　40mg ⎪ 地塞米松　10mg ⎦	

注：1. 慢性高原病在病情稳定后原则上应转低海拔地区治疗。

2. 慢性高原病中的高原心脏病型可参照慢性肺源性心脏病治疗，高原高血压参照普通高血压病治疗，高原低血压主要用皮质激素治疗。

3. 为抑制红细胞生成素，减少红细胞生成，有人用己烯雌酚治疗（5mg/d，分 3 次），30～40 天为 1 个疗程，以后减为 1～

2mg/d 维持，可供参考。但此药易致恶心，难以耐受，且对内分泌有不利影响。

三十六、减压病

长 期 医 嘱	临 时 医 嘱
职业病护理常规	血小板计数
一级护理	出血、凝血时间测定
流质饮食 　或 半流质饮食	胸部 X 线片
	脑电图检查
病危通知 　或 病重通知	心电图检查
	股骨、胫骨及肱骨 X 线摄片❷
吸氧	理疗科会诊❸
高压舱或高压氧舱行加压治疗❶	
苯甲酸钠咖啡因　0.5g im bid	
肠溶乙酰水杨酸　0.5g po bid	
右旋糖酐-40　500ml ⎫ 烟酰胺　　　　300mg ⎭ iv gtt qd	

❶ 加压治疗是最根本的有效治疗措施，其他均为辅助治疗，故患者应立即送高压舱或高压氧舱治疗。若无此设备，在紧急情况下可在其他健康潜水员的保护下再潜入水中进行加压治疗，但只有病情较轻、意识清楚及体力尚好时可考虑。行高压氧治疗前禁食，加压治疗的基本步骤是先加压（5～10 个附加压），然后在高压下停留（急性患者约 30min，慢性患者适当延长），然后则缓慢降压（共需 13～39h）。

❷ X 线摄片部位包括肩关节、髋关节、膝关节。

❸ 申请热水浴疗、蜡疗、红外线或高频电疗，择其一做理疗。

注：1. 减压病最多见于潜水作业，有急、慢性之分。对某些较重的病例，有人用肝素治疗（50～100mg/d），取得一定疗效，但由于肝素作用机制复杂，又有引起出血的危险，故应慎重。

2. 吗啡易促使减压病者休克，应列为急救或治疗的禁用药物。

三十七、急性放射病

长 期 医 嘱	临 时 医 嘱
内科护理常规	血小板计数
一级护理	出血、凝血时间测定
流质饮食	网织红细胞测定
或 半流质饮食	淋巴细胞绝对计数
病危通知	尿、粪隐血试验
或 病重通知	骨髓常规检查
复合维生素 B　2 片 po tid	血型鉴定、血交叉试验及备血
叶酸　10mg po tid	血钠、钾、氯及 CO_2 结合力测定
肌苷口服液　10ml po bid	病房空气、痰细菌培养及药物
利血生　20mg po tid	敏感试验
鲨肝醇　50mg po tid	外周血淋巴细胞体外培养
10%GS　500ml ┐	染色体畸变及微核率测定
三磷腺苷　40mg │	本胆烷醇酮反应试验（必要时）
维生素 B$_6$　100mg │ iv gtt qd	5%GNS　250ml ┐ iv gtt
维生素 C　1.0g │	白细胞悬液　10～20ml │ st!
辅酶 A　100U │	地塞米松　5.0mg ┘
地塞米松　10mg ┘	

注：急性放射病主要是对症和支持治疗，止血、抗感染、促进骨髓增生、控制消化道及神经系统症状为其主要措施，必要时予输血、换血、输近亲血小板悬液、胎肝移植和同种骨髓移植等治疗，并提倡中西医结合治疗。

三十八、热射病

长 期 医 嘱	临 时 医 嘱
内科护理常规	立即送空调节器降温室
一级护理	物理降温❶

续表

长 期 医 嘱	临 时 医 嘱
鼻饲流质饮食 或 半流质饮食	灭菌 NS　500ml ┃ iv gtt st! 氯丙嗪　25~50mg ┃ (2h 内滴完)
病危通知 或 病重通知	
吸氧	
测血压、脉搏、呼吸　q1/2~1h	
灭菌 NS　1000ml iv gtt qd	
5%GNS　1000ml iv gtt qd	

❶ 物理降温可采用：冰袋置头部、颈部、腋下、腹股沟处，或冷水泼身按摩，或冷水浴（浴后用干毛巾擦皮肤至发红），或酒精擦澡，或冰水灌肠，或 4℃葡萄糖氯化钠液 1000ml 股动脉输入（以 26.7kPa 在 15~30min 内输完）。

三十九、冻僵与冻伤

长 期 医 嘱	临 时 医 嘱
内科护理常规	紧急复温处理❷
一级护理	肝肾功能
流质饮食	微循环与血流变学检查
病危通知	心电图
吸氧	5%GS　500ml ┃ iv gtt❸ 肝素　750~1000IU ┃
右旋糖酐-40　500ml ┃ 三磷腺苷　40mg ┃ 维生素 C　2.0g ┃ iv gtt qd❶ 辅酶 A　100U ┃ 地塞米松　10mg ┃	高压氧治疗

❶ 给冻僵者输液或静脉营养均需加温后方可输注，其方法可用热水逐步加温，然后将输液管通过热水瓶塞进出保温。

❷ 冻僵的复温处理：患者体温在 32~33℃时，可用毛毯或被褥裹好身体，逐渐自行复温；体温<31℃时，应加用热风或用 44℃

热水袋温暖全身，更有效的方法是用 40～42℃的恒温热水，浸泡患者伤肢或全身，15～30min 内要求体温升至正常水平，肢体浸泡至甲床潮红，有温热感。避免四肢单独加温，否则大量冷血回流，造成中心温度下降，损害脏器功能。

❸ 为改善局部血运、减少组织坏死可用肝素，每 6～8h 1 次，有出血倾向时停用。

四十、淹溺

长 期 医 嘱	临 时 医 嘱
内科护理常规	紧急倒水处理❶
一级护理	人工心、肺复苏术(心搏呼吸停止者)
暂禁食	
病危通知 　或 病重通知	心电图
	血生化
1%二甲基硅油气雾剂　喷雾吸入 　（每 1/2h～1h 吸 5min）	血常规
	血气分析
氨茶碱　0.25g 庆大霉素　16 万 U 地塞米松　5mg ｜超声雾化吸入 q2～4h	尿常规
	胸部 X 线片
	细胞色素 C(皮试)
10%GS　500ml 三磷腺苷　40mg 细胞色素 C　30mg ｜iv gtt qd 辅酶 A　100U 地塞米松　10mg	5%碳酸氢钠　100ml iv st!

❶ 紧急倒水处理可按如下方法进行：

a. 患者俯卧，腰部垫高，头部下垂，以手压其背部；

b. 抱住患者两腿，腹部放在急救者的肩部，快步走动。

注：1. 淡水淹溺者，如有血液稀释，宜限制水的摄入并用利尿药及脱水剂。

2. 海水淹溺者如血液浓缩，可静脉输入 5%葡萄糖液、右旋糖酐-40 或血浆，勿用盐水。

3. 注意纠正电解质紊乱。

四十一、电击伤

长 期 医 嘱	临 时 医 嘱
内科护理常规	紧急解脱电源❶
一级护理	人工心、肺复苏术（心搏呼吸停
绝对卧床休息	止者）❷
病危通知	心电图
或 病重通知	血钾、钠、氯、CO_2 结合力测定
心电监护	外科会诊处理局部电灼伤
吸氧	
普萘洛尔　10mg po tid	
10%GS　500ml 三磷腺苷　40mg 维生素C　1.0g　　iv gtt qd 辅酶A　100U 10%氯化钾　10mg	

❶ 紧急解脱电源包括关闭电闸、拔除电源插头及用绝缘体工具拔除或剪断电线，但注意高压电有巨大磁场，不可靠近。

❷ 电击伤患者常有"假死"，人工心、肺复苏术需坚持进行数小时，直至复苏成功或出现尸僵。复苏成功除防治呼吸、心搏再停止外，应立即开始脑复苏。

注：1. 对有心搏存在的患者，一般忌用肾上腺素，但以下情况可以使用：a. 心搏已停止几分钟，经正确心脏挤压几分钟后仍无反应；b. 心电图示心脏处于心室细颤，在继续胸外心脏按压的同时，可以使用，待转为粗颤后再行电除颤；c. 现场无电除颤设备，考虑有室颤可能时，可用肾上腺素和稳定心律的药物（如利多卡因、普鲁卡因酰胺、溴苄胺等）合并使用。

2. 有昏迷和颅内压增高者用脱水剂和皮质激素防治脑水肿，血压下降者用间羟胺等升压，随时注意纠治水、电解质和酸碱平衡，有基底节损害出现多动者用左旋多巴、安坦等治疗。

四十二、晕动病

长 期 医 嘱	临 时 医 嘱
内科护理常规	甲氧氯普胺　10mg im st!
一级护理	血钾、钠、氯测定
普通饮食	
卧位	
美可洛嗪　25mg po tid 　或 苯海拉明　25mg po tid	
多潘立酮　10mg po tid	
5%GNS　1000ml 维生素C　2.0g 辅酶A　100U　｝iv gtt qd 三磷腺苷　40mg 10%氯化钾　10ml	

附录 A 临床常见化验正常参考值

一、血液检查

检查项目(英文缩写)	正常参考值
总血量	60~80ml/kg
比重　全血	男性:1.054~1.062。女性:1.048~1.059
血浆	1.024~1.029
渗透压　血胶体渗透压	2.8kPa±0.4kPa(21±3mmHg)
血晶体渗透压	720~797kPa(280~310mmHg)
血常规	
红细胞数(RBC)	男性:4.0~5.5×10¹²/L(400 万~550 万/mm³)。女性:3.5~5.0×10¹²/L(350 万~500 万/mm³)
血红蛋白(Hb)	男性:120~160g/L(12~16g/dl)。女性:110~150g/L(11~15g/dl)
白细胞(WBC)	4.0~10.0×10⁹/L(4000~10000/mm³)
白细胞分类计数	
中性粒细胞(Neut)	50%~70%(2.0~8.0×10⁹/L)
嗜酸性粒细胞计数(Eos)	0.5%~5.0%(0.02~0.50×10⁹/L)
嗜碱性粒细胞计数(Baso)	0.0~1.0%(0.00~0.10×10⁹/L)
单核细胞计数(Mono)	1%~10%(1.0~10×10⁹/L)
淋巴细胞计数(Lymph)	20%~40%(0.80~5.0×10⁹/L)
血细胞压积(HCT)	0.35~0.55
平均红细胞体积(MCV)	80~99fl
平均红细胞血红蛋白含量(MCH)	27~35pg
平均红细胞血红蛋白浓度(MCHC)	320~360g/L
平均红细胞体积分布宽度(RDW)	11.5%~16.8%
血小板(PLT)	100~300×10⁹/L(10 万~30 万)
平均血小板体积(MPV)	5.4~12.0fl

续表

检查项目（英文缩写）	正常参考值
其他临床血液检查项目	
网织红细胞计数（RET）	成人：0.5%～1.5%
血沉（ESR）	男性：<15mm/h。女性：<20mm/h
血浆硫酸鱼精蛋白副凝试验（3P）	正常：阴性
凝血酶原时间（PT）	11.5～15.0s
国际标准化比值（INR）	0.9～1.1
活化部分凝血活酶时间（APTT）	28.0～40.0s
凝血酶时间（TT）	14.0～21.0s
纤维蛋白原（FIB）	2.0～4.0g/L
D-二聚体测定	阴性

二、尿液检查

检查项目（英文缩写）	正常参考值
尿常规	
尿葡萄糖（GLU）	阴性
蛋白质（PRO）	阴性
比重（SG）	0.015～1.025
潜血（BLO）	阴性
尿胆原（URO）	阴性
酮体（KET）	阴性
胆红素（BIL）	阴性
酸碱度（pH）	4.6～8.0
白细胞（WBC）	阴性
亚硝酸盐（NIT）	阴性
尿沉渣镜检分析	
血细胞成分	RBC：0～5/HP。WBC：0～5/HP
上皮细胞成分	1～3 个/HP
管型	各种管型：0～1 个/全片（随机尿沉渣染色）
尿本周氏蛋白	阴性
尿乳糜定性试验	阴性
尿早早孕	阴性

续表

检查项目（英文缩写）	正常参考值
特殊尿液检查	
尿淀粉酶	Somogyi 法 8～300U
尿胆红素定性	阴性
尿胆原定性	阴性
尿胆素定性	阴性
尿卟胆原定性	阴性
尿丙酮酸定性	阴性
12h艾迪氏计数（Addis）	白细胞＜100 万/12h;管型＜5000/12h;红细胞＜50 万/12h
24h尿蛋白定量	＜0.15g/24h 尿

三、粪常规检查

检查项目（英文缩写）	正常参考值
颜色	棕黄色、黄色
性状	有形软便
隐血试验（OB）	阴性

四、血液生化检查

检查项目（英文缩写）	正常参考值
常用生化检测项目	
总蛋白（TP）	60～80g/L
白蛋白（ALB）	35～55g/L
球蛋白（GLO）	25～35g/L
谷草转氨酶（AST）	＜50U/L
谷丙转氨酶（ALT）	＜50U/L
总胆红素（TBIL）	0～20.0μmol/L
直接胆红素（DBIL）	0～8.0μmol/L
谷氨酰转肽酶（GGT）	＜40U/L
总胆汁酸（TBA）	0～10μmol/L
碱性磷酸酶（ALP）	34～114U/L

续表

检查项目(英文缩写)	正常参考值
肌酐(CREA)	40～135μmol/L
尿素氮(BUN)	3.1～7.4mmol/L
葡萄糖(GLU)	血液:3.0～6.10mmol/L。尿液:0.06～0.83mmol/L。脑脊液:2.2～3.9mmol
尿酸(Ua)	130～430μmol/L
胆固醇(CHO)	3.0～6.2mmol/L
甘油三酯(TG)	0.30～1.80mmol/L
高密度脂蛋白胆醇(HDL-C)	1.00～1.90mmol/L
低密度脂蛋白胆固醇(LDL-C)	1.10～4.10mmol/L
载脂蛋白 A1(APO-A1)	1.00～1.90mmol/L
载脂蛋白 B(APO-B)	0.45～1.10mmol/L
乳酸脱氢酶(LDH)	50～250U/L
α-羟丁酸脱氢酶(HBDH)	50～200U/L
肌酸激酶(CK)	20～200U/L
肌酸激酶同工酶(CK-MB)	0～25U/L
胆碱酯酶(CHE)	5500～13500U/L
淀粉酶(AMY)	血液:20～180U/L。尿液:100～1200U/L
其他生化项目	
糖化血红蛋白(HbA$_1$c)	占血红蛋白的 4.0%～6.0%
葡萄糖耐量试验(OGTT)	峰值不超过 11.1mmol/L;2h 后不超过 7.8mmol/L;3h 可恢复至空腹
肌钙蛋白 I(cTnI)	阴性
内生肌酐清除率(Ccr)	77～125ml/min
电解质	
钾(K)	血清(或血浆):3.5～5.5mmol/L。尿液:25～125mmol/24h
钠(Na)	血清(或血浆):135～145mmol/L
氯(Cl)	血液:96～112mmol/L。尿液:110～250mmol/24h。脑脊液:132mmol/L
钙(Ca)	2.0～2.7mmol/L
二氧化碳(CO_2)	20～29.0mmol/L
阴离子间隙(AG)	8～16mmol/L

检查项目(英文缩写)	正常参考值
磷(P)	血清(或血浆):0.80~1.50mmol/L。尿液:12.9~42.0mmol/24h
镁(Mg)	0.40~1.20mmol/L

五、血气分析和肺功能测定

检查项目(英文缩写)	正常参考值
动脉血气分析	
酸碱度(pH)	7.35~7.45
二氧化碳分压(PCO_2)	35~45mmHg(4.7~6.0kPa)
氧分压(PO_2)	95~100mmHg(12.6~13.3kPa)
剩余碱(BE)	−2.3~2.3mmol/L
缓冲碱(BB)	45~55mmol/L
二氧化碳总量(TCO_2)	成人:23~31mmol/L。儿童:20~28mmol/L
实际碳酸氢盐($NBCO_3$)	22~26mmol/L
标准碳酸氢盐(SBC)	22~26mmol/L
氧饱和度(SaO_2)	95%~100%
血氧饱和度50%时氧分压测定(O_2 Sat)	3.5kPa。吸入空气<2.66kPa;吸入纯氧<6.65kPa;儿童<0.66kPa
动脉氧分压差($AaDO_2$)	年轻人平均为1.06kPa。60~80岁可达3.2kPa(一般不超过4kPa)
呼吸指数(RI)	0.71~1.0
血红蛋白(HB)	男性:120~160g/L。女性:110~150g/L
肺功能测定	
肺活量(VC)	男性:4.36±0.66(L)。女性:3.23±0.48(L)
残气量(RV)	男性:1.52±0.39(L)。女性:1.18±0.29(L)
功能残气量(FRC)	男性:2.5L。女性:2.0L
肺总量(TLC)	男性:5.90±0.81(L)。女性:4.42±0.61(L)

续表

检查项目(英文缩写)	正常参考值
残气/肺总量(RV/TLC)	男性:31%。女性:29%
无效腔	男性:0.128L。女性:0.119L
潮气量(VT)	0.40~0.50L
静息通气量(MV)	男性:6663±200(ml/min)。女性:4217±160(ml/min)
最大通气量(MVC)	男性:135.5±26.2(L/min)。女性:100.1±18.3(L/min)
时间肺活量(TVC)	1s 82%;2s 95%;3s 98%
最大呼气流量(PEF)	男性:8.95±1.58(L/s)。女性:6.43±1.11(L/s)
7min 氧冲洗法　肺泡氮浓度	<2.5%
一次呼气测验法　氮浓度差	<1.5%
一氧化氮弥散量(Dlco)	男性:25.04±5.887[ml/(min·mmHg)]。女性:17.82±3.69[ml/(min·mmHg)]
肺通气/血流比值(V/Q)	0.8

六、肾功能检查

检查项目(英文缩写)	正常参考值
肌酐(CREA)	40~135μmol/L
尿素氮(BUN)	3.1~7.4mmol/L
尿浓缩稀释试验(Mosenthal 法)	夜尿量<750ml。日尿量与夜尿量之比(3~4):1;最高比重>1.018。最高比重之差>0.009
尿渗透压(UOSM)	600~1000mmol/L
尿与血浆渗量比	(3~4.7):1
自由水清除率	男性:124±25.8(ml/min)。女性:119±12.8(ml/min)
内生肌酐清除率(CCr)	90±10(ml/min)
菊粉清除率	2.0~2.3ml/s
肾小球滤过分数(FF)	0.18~0.22
肾血流量(RBF)	1200~1400ml/min
肾血浆流量(RPF)	600~800ml/min

续表

检查项目(英文缩写)	正常参考值
肾小管葡萄糖最大重吸收量(TmG)	250～450mg/min
肾小管酸中毒试验	氯化铵负荷试验:尿液 pH＜5.3。中性硫酸钠负荷试验:尿 pH＜5.5。碳酸氢离子重吸收排泄试验:排泄分数为 0

七、免疫学检测

检查项目(英文缩写)	正常参考值
甲苯胺红不加热血清试验(TRUST)	阴性
梅毒螺旋体抗体血凝集实验(TPPA)	阴性
人免疫缺陷病毒抗体(Anti-HIV)	阴性
EB 病毒 VcA-IgA 抗体	阴性
抗链球菌溶血素"O"(ASO)	＜200U/ml
类风湿因子(RF)	＜20U/ml
C 反应蛋白(CRP)	＜8mg/L
部分肿瘤标志物测定	
甲胎蛋白(AFP)	0～20ng/ml
癌胚抗原(CEA)	0～5ng/ml
CA 19-9	0～37U/ml
CA 125	0～35U/ml
CA15-3	0～28U/ml
前列腺特异性抗原(PSA)	总 PSA:0～4.0ng/ml
肝炎病毒抗体	
乙型肝炎病毒表面抗原(HbsAg)	阴性
乙型肝炎病毒表面抗体(HbsAb)	阴性
乙型肝炎病毒 E 抗原(HbeAg)	阴性
乙型肝炎病毒 E 抗体(HbeAb)	阴性
乙型肝炎病毒核心抗体(HbcAb)	阴性
甲型肝炎抗体(HAV-Ab)	阴性
乙型肝炎核心抗体 IgM(HBcAb-IgM)	阴性
抗 HCV 抗体(Anti-HCV)	阴性
戊型肝炎抗体(HEV-Ab-IgM)	阴性
免疫全套	
血清免疫球蛋白 G(IgG)	7.23～16.85g/L

续表

检查项目(英文缩写)	正常参考值
血清免疫球蛋白 A(IgA)	0.69～3.82g/L
血清免疫球蛋白 M(IgM)	0.63～2.77g/L
血清免疫球蛋白 D(IgD)	1.5～4mg/L
血清免疫球蛋白 E(IgE)	0.1～0.9mg/L
血清补体 C3	0.85～1.93g/L
血清补体 C4	0.12～0.36g/L

八、内分泌激素

检查项目(英文缩写)	正常参考值
下丘脑-垂体激素	
血浆生长激素(GH)	成人:$<3\mu g/L$。8～9am:$<103\mu g/L$
血清促甲状腺激素(TSH)	0.11～0.54$\mu mol/L$(2～10μU/ml)
血浆促肾上腺皮质激素(ACTH)	8am:$<18pmol/L$(80pg/ml)
血清泌乳素(PRL)	男性:0.28～0.72nmol/L。女性:0.24～0.96nmol/L
黄体生成素(LH)	女性:卵泡期 0.46～3.30ng/ml。排卵期 2.47～18.40ng/ml。黄体期 0.34～3.70ng/ml。月经期 0.35～5.60ng/ml
促卵泡激素(FSH)	女性:卵泡期 0.66～2.20ng/ml。排卵期 1.38～3.80ng/ml。黄体期 0.41～2.10ng/ml。月经期 0.50～2.50ng/ml
促甲状腺激素释放激素(TRH)	5～60ng/L
血浆抗利尿激素(ADH)	1.0～1.5pg/ml
甲状腺及甲状旁腺激素	
基础代谢率	-10%～$+10\%$
血清总甲状腺素(TT_4)	65～155nmol/L(5～12μg/dl)
血清游离甲状腺素(FT_4)	9.5～25pmol/L(0.73～1.9ng/dl)
血清总三碘甲状腺原氨酸(TT_3)	1.3～3.4nmol/L(80～220ng/dl)
血清游离三碘甲状腺原氨酸(FT_3)	3.2～8.3pmol/L(210～540pg/dl)
血清反三碘甲状腺原氨酸(rT_3)	0.56～0.88nmol/L(36.4～57.4ng/dl)
甲状腺^{131}I摄取率	3h:0.057～0.245。24h:0.151～0.471。高峰多在 24h 出现

续表

检查项目(英文缩写)	正常参考值
甲状腺微粒体抗体(TMAb)	<0.15
甲状腺球蛋白抗体(TGAb)	<0.30
甲状腺素结合球蛋白(TBG)	15~34mg/L
血清甲状旁腺激素(PTH)	24~36pmol/L(205~305pg/ml)
血清降钙素(CT)	男性:63.5~84.6ng/L。女性:23.4~125.2ng/L
肾上腺激素	
血浆皮质醇(F)	8~9am:165.6~441.6nmol/L。3~4pm:55.2~248.4nmol/L。夜间12时55.2~138nmol/L
尿皮质醇(UFC)	28~276nmol/24h
尿17羟类固醇(17-OHCS)	男性:5~15mg/24h。女性:4~10mg/24h
尿17酮类固醇(17-KS)	男性:10~20mg/24h。女性:5~15mg/24h
尿17生酮类固醇(17-KGS)	男性:5~23mg/24h。女性:3~15mg/24h
血浆醛固酮	卧位:0.03~0.14nmol/L(1~5μg/24h)。立位:0.14~0.42nmol/L(5~15μg/24h)
尿醛固酮	2.8~27.7nmol/24h(1~10μg/24h)
血游离儿茶酚胺	
去甲肾上腺素	615~3240pmol/L(104~548pg/ml)
肾上腺素	<480pmol/L(<88pg/ml)
尿儿茶酚胺	<1655nmol/24h(<280μg/24h)
尿去甲肾上腺素	<590nmol/24h(<100μg/24h)
尿肾上腺素	<82nmol/24h(<15μg/24h)
尿3-甲基4-羟基苦杏仁酸(VMA)	5.0~45.1μmol/d(1~9mg/24h)
性腺	
血雌二醇(E₂)	男性:35~55pg/ml。女性:卵泡期38~57pg/ml。排卵期355~720pg/ml。黄体期153~310pg/ml。绝经期11~15pg/ml
血雌三醇(E₃)	男性:19~107pg/ml。女性:35~132pg/ml

续表

检查项目(英文缩写)	正常参考值
血孕酮(P)	男性:0.31~0.65ng/ml。女性:0.95~3.15ng/ml(排卵期)
血睾酮(T)	男性:621.7~675.5ng/dl。女性:50~57.8ng/dl
其他	
空腹血浆胰岛素(CI)	5~20μU/ml
空腹血浆胰高血糖素	50~120pg/ml
血清 C 肽(C-P)	0.77~1.23ng/ml
尿 C 肽	32~40μg/24h
血浆肾素活性(PRA)	0.4~1.0ng/ml
血浆血管紧张素Ⅱ(AⅡ)	9~29pg/ml
血浆心钠素(ANP)	463~687pg/ml
空腹血清胃泌素	15~105ng/L

九、脑脊液检查

检查项目(英文缩写)	正常参考值
压力(侧卧位)	0.69~1.76kPa(70~180mmH$_2$O)
细胞数	0~8×10^6/L
蛋白定性	阴性
蛋白定量	0.20~0.40g/L
葡萄糖	2.5~4.5mmol/L(45~80mg/dl)
氯化物	120~130mmol/L(700~760mg/dl)
蛋白电泳	白蛋白:55%~69%
	球蛋白 α_1:3%~8%
	球蛋白 α_2:4%~9%
	球蛋白 β:10%~18%
	球蛋白 γ:4%~13%
免疫球蛋白	IgG:10~40mg/L。IgM:0~0.6mg/L。IgA:0~6mg/L

附录 B 处方常用外文缩写表

项目	中文意义	外文缩写	中文意义	外文缩写
给药次数	每日 1 次	qd	每晨 1 次	qm
	每日 2 次	bid	每晚 1 次	qn(on)
	每日 3 次	tid	隔日 1 次	qod
	每日 4 次	qid	每 2 天 1 次	q2d
	每日 5 次	quing id	每小时 1 次	qh
	每日 6 次	sex id	每半小时 1 次	q1/2h
	每周 1 次	qw	每 4 小时 1 次	q4h
	每 2 周 1 次	qiw	每 6 小时 1 次	q6h
	隔周 1 次	qow	每 8 小时 1 次	q8h
给药时间	上午	am	早餐及晚餐	m et n
	下午	pm	疼痛时	dol dur
	今晚	hn	早餐前	aj
	明晨	cm	早餐后	pj
	明晚	cn	中餐前	ap
	立即	st	中餐后	pp
	随意	a dlid	临睡前	hs
	饭前(晚餐前)	ac	用作 1 次	pd
	饭后(晚餐后)	pc	遵医嘱	md
	必要时(长期)	prn		
	需要时(临时)	sos		
给药途径及部位	口服	po	静脉滴注	iv gtt 或 iv drip
	内服	us imt	穴位注射	i adacum
	外用	us ent	一次顿服	pro dos
	灌肠	pr	餐间	ie
	吸入	inhal	顿服	ht
	鼻用	pro nar	肌内注射	im
	眼用	pro o	腰椎注射	iI
	耳用	pro aur	静脉注射	iv
	阴道用	pro vgain	腹腔注射	ia
	皮试	AST(et)	球结膜下注射	isc
	皮下注射	ih;H	胸腔注射	ip
	皮内注射	id		

参考文献

[1] 陈灏珠主编. 实用内科学. 第12版. 北京：人民卫生出版社，2005.

[2] 蔡柏蔷等主编. 北京协和医院医疗诊疗常规——呼吸内科诊疗常规. 北京：人民卫生出版社. 2004

[3] 邓伟吾等主编. 实用临床呼吸病学. 北京：中国协和医科大学出版社，2004.

[4] 胡品津，任明主编. 实用内科医嘱手册. 北京：中国协和医科大学出版社. 2007.

[5] 陆再英，钟南山等主编. 内科学. 第7版. 北京：人民卫生出版社，2008.

[6] 刘乃丰，孙子林，主编. 临床医嘱手册. 第4版. 南京：江苏科学技术出版社，2007.

[7] 施毅，陈正堂主编. 现代呼吸病治疗学. 北京：人民军医出版社. 2002.

[8] 王辰主编. 呼吸与危重症医学 2010-2011. 北京：人民卫生出版社. 2011.

[9] 罗邦尧主编. 新编内科临床诊疗手册. 上海：上海科学技术文献出版社，2004.

[10] 杨跃进主编. 阜外心血管内科手册. 北京：人民卫生出版社，2006.

[11] 孙明主编. 内科治疗学. 第2版. 北京：人民卫生出版社，2006.

[12] 李少波主编. 实用心脏病并发症学. 北京：中国医药科技出版社，2005.

[13] 胡大一主编. 心血管病学实践. 北京：人民卫生出版社，2006.

[14] 梁慧芬主编. MIMS心血管疾病用药指南. 香港：美迪医讯亚太有限公司，2008.

[15] 萧树东主编. 中华胃肠病学. 北京：人民卫生出版社，2008.

[16] Douglas A. Drossman. Gastroenterology，2006，130：1377-1390.

[17] 中华医学会消化病学分会"全国慢性胃炎研讨会共识意见"；胃肠病学，2000，5（2）：77-79.

[18] 郑芝田主编. 胃肠病学，第3版. 北京：人民卫生出版社，2003.

[19] 王海燕主编. 肾脏病学. 第3版. 北京：人民卫生出版社，2008.

[20] 陆凤翔主编. 内科临床处方手册（电子版）. 南京：江苏科学技术出版社，2004.

[21] 万力生，杨卓欣主编. 全科医师临床医嘱速查. 北京：人民军医出版社，2006.

［22］ 《血管紧张素转换酶抑制剂在肾脏病中正确应用》专家协会组. 血管紧张素转换酶抑制剂在肾脏病中正确应用的专家共识［R］. 中华肾脏病杂志, 2006, 22（1）: 57-58.

［23］ Robert S Hillman 等. 临床实用血液病学. 北京: 人民卫生出版社, 2006.

［24］ 中华医学会. 临床诊疗指南-风湿病分册. 北京: 人民卫生出版社发行部, 2005.

［25］ 胡阴奇主编. 风湿性疾病诊治指南. 北京: 中国协和医科大学出版社, 2006.

［26］ 王维治等主编. 神经病学. 第5版. 北京: 人民卫生出版社. 2007.

［27］ 叶任高主编. 内科学. 第6版. 北京: 人民卫生出版社, 2006.

［28］ 李德爱主编. 临床药物手册. 第10版. 北京: 人民卫生出版社, 2007.

［29］ 刘华钢主编. 临床实用药物手册. 北京: 人民卫生出版社, 2009.

［30］ 王拥军主编. 脑血管病临床手册系列-缺血性脑血管病二级预防手册. 北京: 人民卫生出版社, 2009.

［31］ 饶明俐主编. 中国脑血管病防治指南. 北京: 人民卫生出版社, 2007.

［32］ 陈湛主编. 实用心脏病治疗学. 第2版. 北京: 北京科学技术出版社, 2003.